27

Harmoniesystem

in

dualer Entwickelung.

45

Studien

zur Theorie der Musik

von

Dr. Arthur von Oettingen,
ausserord. Professor der Physik an der Kaiserl. Universität Dorpat.

Dorpat und Leipzig.

Verlag von W. Gläser.

1866.

Harmoniesystem

in

dualer Entwickelung.

Studien

zur Theorie der Musik

von

Dr. Arthur von Oettingen,
ausserord. Professor der Physik an der Kaiserl. Universität Dorpat.

Dorpat und Leipzig.

Verlag von W. Gläser.

1866.

Von der Censur gestattet.
Dorpat, den 4. Juli 1866.

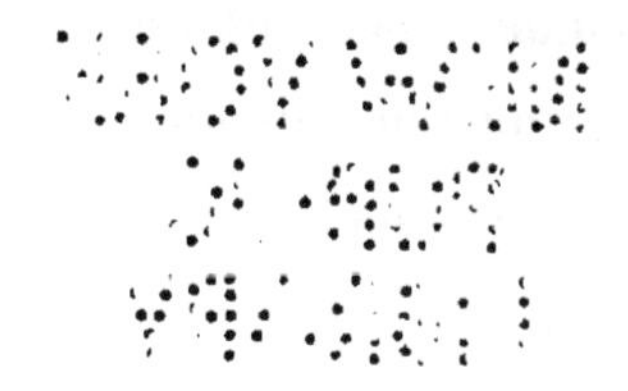

Druck von E. J. Karow, Universitäts-Buchhändler in Dorpat. 1866.

Vorwort.

Wenn ich bei Abfassung der vorliegenden Arbeit den Mangel einer theoretischen, sowie praktischen Ausbildung in der Musik gar oft empfunden habe, so lag eine weitere Schwierigkeit, in dieses Gebiet einzudringen, für mich darin, dass ich, dem einmal erwählten Berufe folgend, meine Zeit vorzugsweise anderen Gegenständen widmen musste. Genöthigt, meine Untersuchungen abzubrechen, und auf jede weitere Bearbeitung zu verzichten, habe ich mich entschliessen müssen, schon jetzt diese „Studien zur Theorie der Musik" zu veröffentlichen, wenngleich die Form der Darstellung noch in vieler Hinsicht unfertig und dem hohen Werth des Gegenstandes lange nicht entsprechend erscheinen dürfte. Möchten Fachmänner das gebotene Material zu weiteren Forschungen benutzen können.

Einige Bemerkungen will ich hier noch vorausschicken. Selbst auf die Gefahr hin, ein philologisch gebildetes Ohr zu verletzen, habe ich, um der Kürze und des prägnanten Gegensatzes willen, einige neue Wortbildungen, — namentlich in der Ueberschrift der beiden ersten Abschnitte, — einzuführen gewagt. Mir ergab sich kein besserer, dem Zweck entsprechender Ersatz. Gelingt es dem Leser, der das Wesen der Sache und die gegebenen Definitionen beachtet, treffendere Ausdrücke und Namen zu finden, so bescheide ich mich gern. In Bezug auf den Titel mache ich darauf aufmerksam, dass das Wort „dual“, obgleich selten als Adjectiv in der deutschen Sprache gebraucht, doch ohne Zweifel ursprünglich ein solches ist. In dem Begriffe der Consonanz unterschied man stets den Gegensatz: Dur und Moll. Die innere Dualität oder Zweifaltigkeit der Harmonie gestattet auch für das Harmoniesystem eine äussere, duale, d. h. zweifältig-gegensätzliche Form der Entwickelung, die in einem symmetrischen Bau aller Tongebilde und Klangfolgen sich kund thut. In diesem Sinne ist das Wort „dual“ auch im Texte häufig angewandt.

Endlich muss ich noch mein Bedauern darüber aussprechen, dass ich zu spät die von Helmholtz in seiner „Lehre von den Tonempfindungen“ mitgetheilten Notizen über die Thätigkeit der Tonic-Solfa-Associations bemerkt habe, um die dort citirten Werke: *„of Vocal Music founded on the Tonic Solfa Method“ by J. Curwen, 19th Edition, London, Ward & Comp.*, und *„The standard Course of lessons on the Tonic Solfa Method“ by J. Curwen. London.*

Tonic Solfa Agency. (43 Paternoster Row) berücksichtigen zu können. Auch habe ich dieselben bis jetzt noch nicht zu Gesicht bekommen. Wenn indess die Engländer den Weg, den ich für den einzig richtigen halte, praktisch bereits betreten haben, so kann es der Sache nimmermehr schaden, wenn, wie ich vermuthen muss, auch eine Theorie von verschiedenen Seiten her gleichzeitig und vielleicht in demselben Sinne entwickelt und erforscht wird. Es kann hiedurch ein Zeugniss mehr für die Wahrheit gewonnen werden.

Dorpat, im Juli 1866.

A. v. Oettingen.

Inhalt.

Seite

Erster Abschnitt.

Tonicität und Phonicität.

Zweiter Abschnitt.

Tonalität und Phonalität.

Dritter Abschnitt.

Modulation und Klangfolge.

Vierter Abschnitt.

Verwandtschaftskreis der reinen Tongeschlechter.

Fünfter Abschnitt.

Die gemischten Tongeschlechter.

Sechster Abschnitt.

Dissonanz und Auflösung.

Einleitung.

Seit der Begründung des Generalbasses durch Rameau, seit den Untersuchungen d'Alembert's über den Bau der Tonarten, und den Arbeiten Euler's über die Eigenschaften der Tonintervalle sind fast alljährlich neue Werke über die Theorie der Musik erschienen. Hierin liegt ein sprechendes Zeugniss dafür, dass die Harmonielehre keineswegs in ihrer Entwickelung einem Abschluss nahe, dass sie vielmehr fort und fort nach neuen Formen ringt. Mit Helmholtz's Forschungen ist aber die Theorie der Musik in ein ganz neues Stadium getreten. In seinem Werke „Die Lehre von den Tonempfindungen als physiologische Grundlage für die Theorie der Musik", Braunschweig 1863, Zweite Ausgabe 1865, ist ein inniges Band um Kunst und Wissenschaft geschlungen. —

Die Elemente der Musik, die physikalischen Eigenschaften der Töne, die Partialtöne des Klanges, die Erscheinungen der Combinationstöne und Schwebungen, — sie waren zwar längst der Wissenschaft bekannt, sie standen aber als isolirte Theoreme der Physik da. Ihre nahe Beziehung zur Harmonie, zur Theorie der Consonanz und Dissonanz war von den grossen Vorkämpfern der Wissenschaft kaum mehr als geahnt. — Man begnügte sich meist mit der Rationalität der Schwingungszahlen consonanter Gebilde.

Helmholtz hat den Begriff der Klangfarbe zum ersten Male erschöpfend untersucht, er hat die Einheit der Ohmschen Regel und des Fourierschen Satzes nach allen Seiten hin experimentell mit Hülfe ganz neuer Methoden dargethan, und nicht blos objektiv die Eigenschaften des Klanges, sondern auch die subjektive Thätigkeit des menschlichen Hörorgans, den Mechanismus des Hörens, auf streng-physikalische Begriffe zurückgeführt.

Im Anschluss an die Theorie der Klanganalyse und an die Funktionen des menschlichen Gehörorgans entwickelt Helmholtz eine Theorie der Dissonanz. Dieser Theil der Untersuchung hat besonders für die Instrumentationslehre hohen Werth, und scheint das Fundament der Aesthetik zu bilden bestimmt. Aber auch die Harmonielehre ist wesentlich gefördert. In dem Prinzip der Verwandtschaft der Klänge, und in der Anschauung, die Accorde als Vertreter von Klängen anzusehen, d. h. im Prinzip der Klangvertretung, — da liegt die geeignete Grundlage für eine rationelle Theorie der Musik. Einmal sind uns diese Prinzipien durch physikalisch-physiologische Thatsachen begründet, dann aber ist uns der Zusammenhang musikalischer Gebilde eröffnet, so dass der ganze Weg sichtbar wird, auf welchem, von den Schwingungsverhältnissen der Töne aus, man vorzugehen habe bis zum Verständniss des Kunstwerkes. Wenn auch die tiefer liegenden psychologischen Probleme noch nicht unmittelbar zu erreichen, so dürfte hier dennoch das Fundament gegeben sein, auf welchem das Gebäude der Aesthetik sich wird aufbauen lassen. Einstweilen aber stehen wir noch auf naturwissenschaftlicher Basis; und so lange es hier noch zu sichten giebt, können wir nicht sicher in jenes Gebiet hineingreifen.

Wenn auch nicht in dem einheitlich umfassenden Zusammenhange, wie bei Helmholtz, so sind doch schon seit Rameau und d'Alembert [1]) ähnliche Grundsätze für das Verständniss der Harmonie ausgesprochen worden. Namentlich hat M. Hauptmann in seinem bekannten Werke: „Die Natur der Harmonik und Metrik", Leipzig 1853 auf den letztgenannten Prinzipien ein System der Musik erbaut. Helmholtz und Naumann haben den Vorwurf ausgesprochen, dass die der Hegelschen Dialektik entsprechende Terminologie dieses Buches dasselbe einem grösseren Leserkreise unzugänglich gemacht habe. Naumann [2]) insbesondere sagt: „Was die an die Spitze derselben gestellten, der Hegelschen Denkweise entsprechenden philosophischen Begriffe anlangt, so scheint es uns, als erschwerten sie nur den Zugang zu dem hier so reichlich fliessenden Quell musikalisch-theoretischer Belehrung. Für Denjenigen, welcher sich mit der Lehre Hegels von der Bewegung der Begriffe durch die drei Momente des ununterschiedenen mit sich Eins-seins, des von sich Verschiedenseins und der, Beides in sich verbunden enthaltenden höhern Einheit nicht befreunden kann, ist es daher mindestens nothwendig, für jene philosophischen Begriffe analoge die gewöhnliche Logik nicht übersteigende Gedanken zu substituiren". Diesem Urtheil, sofern es ein kritisirendes sein soll, kann ich meinerseits nicht beistimmen, denn es darf nicht vergessen werden, dass zur Zeit, als Hauptmann sein Werk schrieb, noch nicht die physikalisch-physiologische Grundlage in ihrer Entwickelung so weit gediehen war, wie jetzt durch Helmholtz's Forschungen. Wohl

---

1) d'Alembert, „Elémens de musique théorique et pratique, suivant les principes de M. Rameau. Nouvelle édition. Lyon. 1766.

2) C. E. Naumann, „Ueber die verschiedenen Bestimmungen der Tonverhältnisse und die Bedeutung des pythagoräischen oder reinen Quintensystems für unsere heutige Musik". Leipzig, 1858. pag. 43.

aber muss ich dem in der letzten Zeile ausgesprochenen Wunsche beipflichten.

Angeregt durch ein eingehendes Studium des Helmholtzschen Werkes, entdeckte ich neue Gesichtspunkte, die eine weitergreifende Spekulation zu gestatten schienen. Die Theorie der Dissonanz, wie Helmholtz sie entwickelt, schien wie vorhin schon angedeutet, mehr als Grundlage für eine Instrumentationslehre, als für den allgemeinen, von jeglicher Klangfarbe unabhängigen und ganz bestimmten Begriff der Dissonanz in der Harmonielehre geeignet.

In dem Prinzip der Verwandtschaft der Klänge gelang es mir, ein, zwar von Helmholtz wohl bemerktes, aber nicht consequent verfolgtes Moment zu finden. Und von hier aus erschloss sich auch für das andere Prinzip, für das der Klangvertretung, ein neuer Standpunkt, von welchem aus der Bau der Tonsysteme, die Verwandtschaft der Tonarten, und die Theorie der Dissonanz und ihrer Auflösung einer neuen Bearbeitung unterzogen werden konnten.

In der Deutung der Harmonieen stimme ich zum Theil mit Hauptmann überein, nur glaube ich, — Dank dem reelleren naturwissenschaftlichen Boden, — in wesentlichen Punkten das System consequenter entwickelt zu haben. Es gelingt wirklich, statt der philosophischen, streng physikalische und physiologische, zum geringen Antheil psychologische Begriffe zu substituiren. — Wenn ich von meinem Standpunkte aus, auf Helmholtz's Prinzipien fussend, Resultate erhielt, die ich zum Theil bei Hauptmann fertig entwickelt vorfand, so lag für mich in diesem Zusammentreffen der höchste Werth.

Es sei mir nun gestattet, in wenigen Worten den Inhalt der vorliegenden Arbeit zusammenzufassen:

Es besteht dieselbe aus sechs Abschnitten. In dem ersten soll eine zweckmässige Buchstabentonschrift hergeleitet werden, die mit Hülfe einer mechanisch leicht einzuprägenden Regel die Schwingungszahlen erkennen lässt. — Hieran knüpft sich eine einleitende Betrachtung über den Wohlklang der Intervalle, in welcher Helmholtz's Forschungen erörtert werden und aus welcher sich ergiebt, dass als Grundlage für die Theorie die von ihm aufgestellten Gesichtspunkte nicht ausreichen können. Auf Grund der von ihm gefundenen Thatsachen wird dagegen versucht ein neues Prinzip aufzustellen, welches im Keim den ganzen Gegensatz dualer Entwickelung in aller Musik in sich birgt. Eine kurze mathematische Behandlung der Schwingungszahlen bezieht sich auf die doppelte Verwandtschaft je zweier Klänge, und lehrt dieselbe finden.

Der zweite Abschnitt behandelt die Construction der normalen Tonsysteme, die Normalcadenzen und consonanten Gebilde.

Im dritten werden die Klangfolge und die Grundsätze der Modulation in nahverwandte Systeme untersucht.

Im vierten Abschnitt wird ein neuer Gesichtspunkt für den Verwandtschaftskreis eines Tonsystems gefunden, und wie in den vorigen Theilen, so auch hier ein consequent duales System aufgebaut. Zwei ihrem Wesen nach grundverschiedene Arten der Verwandtschaft, die wir parallele une reciproke nennen, werden unterschieden, und die Grenze derselben festgestellt.

Im fünften Abschnitte werden die gemischten Tonsysteme behandelt, unter diesen das Mollsystem gefunden und hergeleitet. Es ergeben sich hiebei nur vier haltbare Systeme. Ein Vergleich mit den altgriechischen Tongeschlechtern lehrt, dass im Geiste unserer Theorie, und auf Grundlage der ganzen dual-gegensätzlichen Herleitung unsere vier Systeme jene der Griechen umfassen, ja selbst reicher als jene sind.

Im letzten Abschnitt wird die Theorie der Dissonanz und ihrer Auflösung entwickelt. Dieser Theil der Arbeit sei, ebenso wie der vierte, ganz besonders der Kritik der Musiker empfohlen. Ich bin davon überzeugt, dass viele sich dahin äussern werden, es läge hier nichts Neues vor. Andere werden mit Ungunst meinen, es enthalte das Ganze nur Neues, und Neuerungen sind meist unlieb. Ich bin auf Beides gefasst. Mir lag nirgend daran, zu Recht Bestehendes umzuwerfen. Eine consequente Theorie verbannt alle Willkühr. Der logische Zusammenhang fordert neue Bezeichnungen für längst gewohnte und bekannte Gebilde. Wenn in hergebrachter Weise Moll den absoluten Gegensatz von Dur bezeichnet, so musste ich den Namen Moll, um Verwirrung zu vermeiden, verwerfen. Eine im Geiste des vorliegenden Harmoniesystems begründete zweckmässige Terminologie wird zu den schwierigeren Aufgaben der Zukunft gehören. Nur wenige durch den Gegensatz bedingte Namen, ohne welche die Darstellung hätte leiden müssen, habe ich mir einzuführen erlaubt. Dass die jetzt gebräuchliche Nomenclatur, die an die Begriffe des Fundamentalbasses gekettet ist, nicht lange mehr wird genügen können, das, scheint mir, liegt auf der Hand.

Ob unsere Theorie sich fruchtbar erweist, wird Jedermann im Stande sein zu beurtheilen, wenn er die auffallend einfachen Deutungen solcher dissonirender Gebilde, wie des verminderten Septimenaccordes, des übermässigen Sextenaccordes kennen lernt. Solche Thatsachen, wie die, dass die Septime im Dominantseptimenaccorde eine Umdeutung erfährt, je nachdem der letztere in einen Dur- oder einen Molldreiklang aufgelöst wird, sind Beweis dafür, dass hier ein deductiver Weg vorgezeichnet ist, auf dem man weiter fortzuschreiten vermag.

Der Leser mag es freundlichst entschuldigen, wenn in dem zunächst folgenden ersten Abschnitte manch trockene mathematische Erörterung ihm in den Weg tritt. Um der Vollständigkeit wegen ist dieselbe etwas ausführlicher gegeben, als sich später für nothwendig herausstellt. Wer namentlich die wenigen Zeilen über das Auffinden der Eigenschaften eines Intervalles überschlägt, wird sich desshalb später nicht wesentlich das Verständniss trüben. Allerdings möchte ich aber die Grundzüge der Helmholtzschen Klanganalyse als bekannt voraussetzen. Nur die Hauptsätze derselben werde ich auszugweise zusammenstellen, soweit als zum unmittelbaren Verständniss der Arbeit nothwendig erscheint. Sowohl dem Kritiker, als auch demjenigen, der auf diesem Gebiete die Wissenschaft fördern will, dürfte eine genaue Bekanntschaft mit dem Helmholtzschen Werke unerlässlich sein. —

Erster Abschnitt.

Tonicität und Phonicität.

„Der erste und Hauptunterschied verschiedenen Schalles, den unser Ohr auffindet, ist der Unterschied zwischen Geräuschen und Klängen". „Die Empfindung eines Klanges wird durch schnelle periodische Bewegungen der tönenden Körper hervorgebracht, die eines Geräusches durch nicht periodische Bewegungen [1])".

„Unserem Ohre werden die Erschütterungen, welche von den tönenden Körpern ausgehen, durch Vermittelung der Luft übertragen. Die Lufttheilchen müssen periodisch sich wiederholende Schwingungen ausführen, um in unserem Ohre die Empfindung eines musikalischen Klanges hervorzubringen". Die Lufterschütterungen pflanzen sich fort im Raume, bis sie unser Ohr treffen.

„Klänge können sich von einander unterscheiden durch ihre Stärke, ihre Tonhöhe, und durch ihre Klangfarbe".

I. Ueber die Tonhöhe. Buchstabentonschrift.

„Die Tonhöhe hängt nur ab von der Schwingungsdauer oder, was gleichbedeutend ist, von der Schwingungszahl, d. h. von der Anzahl der Schwingungen, welche der tönende Körper in einer Zeitsekunde ausführt". „Die Klänge sind also desto höher, je grösser ihre Schwingungszahl oder je kleiner ihre Schwingungsdauer ist".

1) Helmholtz, Tonempfindungen, pag. 14. — Alle in den beiden ersten, einleitenden, über Tonhöhe und Klangfarbe handelnden Kapiteln mit Anführungszeichen versehenen Sätze sind wörtliche Citate.

Bei unveränderter Tonhöhe können die Schwingungen stärker oder schwächer sein. Die grösste Entfernung der schwingenden Lufttheilchen aus der Gleichgewichtslage heisst Amplitude der Schwingung. Je grösser die Amplitude bei gleicher Schwingungsdauer. um so stärker der Ton bei unveränderter Tonhöhe.

Wenn ein Ton *c* eine Schwingung ausführt in einer gewissen Zeit, so macht ein Ton, der die höhere Octave bildet, deren zwei, die Duodecime drei u. s. w. — Das Intervall der Quinte wird durch das Zahlenverhältniss 2 : 3 charakterisirt. Führt man zwölf Quintschritte in einer Richtung aus, so gelangt man zu einem Tone *his*, der nicht mit einer höheren Octave von *c* übereinstimmen wird, da eine Potenz von 2 nie einer Potenz von 3 gleich sein kann. Es verhält sich $c : his = 524288 : 531441$

Um in der Praxis mit einer geringen Anzahl von Tönen in einer Octave auszukommen, temperirt man die reinen Intervalle. Man stimmt eine jede der Quinten *g*, *d*, *a* etc. etwas tiefer, so dass das *his* genau gleich *c* wird. Bei diesem System gleichschwebender Temperatur ist die Octave in 12 ganz gleich grosse Tonstufen getheilt.

Die Terz entspricht den Schwingungszahlen 4 : 5.

Diese reine Terz weicht von der pythagoräischen Terz, d. h. dem durch 4 Quintschritte bestimmten Ton *e* ab im Verhältniss von 80 : 81.

Wenn es für die Quinte eine reine (natürliche) und eine temperirte Stimmung gab, so treten hier drei Unterschiede hervor. Wir kennen erstens

eine reingestimmte Terz 4 : 5

eine durch 4 reine Quinten bestimmte $4 : \left(5 . \frac{81}{80}\right)$ pythag.

eine durch 4 temperirte Quint. bestimmte $4 : \left(5 . \frac{127}{126}\right)$.

Nur mit den beiden ersten werden wir es zu thun haben [1]). Die Schwingungszahlen aller übrigen in der Musik gebräuchlichen Intervalle in reiner Stimmung sind durch die vorstehend angeführten Verhältnisse bestimmt.

Um diese Schwingungszahlen und die Stimmung gegebener Zahlen an ihrem Zeichen zu erkennen ersann Hauptmann eine besondere Schreibweise, die später von Naumann [2]), dann auch von Helmholtz [3]) in consequenter Weise verbessert wurde. Da der Gebrauch dieser Zeichen noch nicht allgemein geworden, so werde ich dieselbe hier systematisch darthun. Nur eine geringe Modifikation werde ich einführen, die sich selbst durch ihre Zweckmässigkeit rechtfertigen wird. Da nämlich die verschiedenen Octaven eines und desselben Tones durch grosse und kleine ein und mehrmal gestrichene Buchstaben bezeichnet zu werden pflegen, und es wünschenswerth erscheint, auch mehrstimmige über mehre Octaven gehende Accorde in reiner Stimmung schreiben zu können, so bringe ich folgende Bezeichnung in Vorschlag: Wir gehen von einem festen Tone *c* aus, der, je nach der Tonhöhe in bisher üblicher Weise die Formen $C_{,,}$, $C_{,}$, C, c, c', c'', c''', etc. annehmen kann. Betrachten wir blos die Beziehungen dieses Tones zu andern, ohne Berücksichtigung der absoluten Tonhöhe, so schreiben wir ohne weiteres *c*, und ebenso bezeichnen wir das System reiner Quinten, das von *c* hergeleitet wird, mit kleinen Buchstaben. Setzen wir $c = 1$, so besitzen die Töne dieses Systemes reiner Quinten die Schwingungszahlen $3^n \cdot 2^x$, wo n und x beliebige positive oder negative Zahlen sein können. Denken wir uns ferner zwei andere Systeme unter sich reiner Quinten, fügen aber bei dem einen drunter, bei dem anderen

---

1) Den Unterschied für andere Intervalle s. Helmholtz l. c. pag. 481.

2) Naumann l. c. p. 32.

3) Helmholtz l. c. p. 428.

drüber Horizontalstriche hinzu $\bar{c}$, $\underline{c}$, etc. und setzen fest, dass

$$c : \bar{e} = 1 : {}^{5}/_{4} \text{ und}$$

$$\underline{as} : c = {}^{4}/_{5} : 1, \text{ so sind } \bar{e} \text{ und } \underline{as}$$

reine Ober- und Unter-Terz von c, und die entsprechenden Systeme reiner Quinten besitzen die Schwingungszahlen

$5 \,.\, 3^{n} \,.\, 2^{x}$ und $\dfrac{3^{n} \,.\, 2^{x}}{5}$. —

Nehmen wir in diesem Systeme von irgend einem Tone aus wiederum die reine grosse Terz nach oben, und fügen dem entsprechenden Buchstaben einen neuen Strich hinzu, so befinden wir uns, wenn wir alle Quinten dieses Tones zusammenfassen, wieder in einem neuen Systeme reiner Quinten. Die grosse Terz von $\bar{e}$ wäre hiernach $\bar{\bar{gis}}$, und analog die Unterterz von $\underline{as}$, — $\underline{\underline{fes}}$, die zugehörigen Quintensysteme haben die Schwingungszahlen: $5^{2} \,.\, 3^{n} \,.\, 2^{x}$ und $\dfrac{3^{n} \,.\, 2^{x}}{5^{2}}$. Einem Tone eines beliebigen Systems entspricht also die Schwingungszahl $5^{m}\ 3^{n} \,.\, 2^{p}$, wo m, n und p positive und negative ganze Zahlen sein können. Zeichen und Werth von m bestimmen das System von Quinten, in welchem wir uns befinden. Mögen die Zahlen m, n, p, noch so sehr variiren, niemals kann ein und derselbe Ton durch verschiedene Combinationen dieser Zahlen ausgedrückt werden, da eine jede Zahl nur auf eine Art sich in Primfaktore zertheilen lässt. — Ich lasse eine Tabelle folgen, die übersichtlich die Terzen nnd Quintenverwandtschaft übersehen lässt, die ins Unendliche nach allen vier Seiten ausgedehnt werden kann, und unendlich viele Töne innerhalb einer Octave, trotzdem aber noch lange nicht alle möglichen Töne derselben enthält. — Dieselbe Tabelle ergiebt ohne Weiteres sämmtliche Töne einer höheren oder tieferen Octave, wenn man vertikale Striche zufügt, oder die Tabelle in grossen Buchstaben schreibt:

$5^m\ 3^n$.

n: m	−8	−7	−6	−5	−4	−3	−2	−1	0	1	2	3	4	5	6	7	8
2	c	g	d	a	e	h	fis	cis	gis	dis	ais	eis	his	fisis	cisis	gisis	disis
1	as	es	b	f	c	g	d	a	e	h	fis	cis	gis	dis	ais	eis	his
0	fes	ces	ges	des	as	es	b	f	c	g	d	a	e	h	fis	cis	gis
−1	deses	asas	eses	bb	fes	ces	ges	des	as	es	b	f	c	g	d	a	e
−2	bbb	feses	ceses	geses	deses	asas	eses	bb	fes	ces	ges	des	as	es	b	f	c

1) In jeder Horizontalreihe ist *m* constant, daher die Töne sich nur durch den Werth von *n* unterscheiden. Nebeneinanderstehende Töne bilden das Intervall der Quinte oder deren Umlagerung, der reinen Quarte, oder der Erweiterungen beider, der Duodecime, der Undecime, etc.

as es'' = Duodecime   *as es'* = Quinte

es as' = Undecime   *es' as'* = Quarte

2) In jeder Vertikalreihe ist *n* constant, daher die untereinanderstehenden Töne das Intervall einer reinen grossen Terz, oder deren Umlagerung, der kleinen Sexte, oder deren Erweiterungen, der grossen Decime und der kleinen Tredecime bilden:

des f = grosse Terz   *des f'* = grosse Decime

F Des' = kleine Sexte   *F des'* = kleine Tredecime

3) Da die kleine Terz die Ergänzung der grossen Terz zur Quinte ist, so bilden je zwei in der Diagonale von links oben nach rechts unten stehende Töne das Intervall der reinen kleinen Terz oder deren Umlagerung, der grossen Sexte, oder der Erweiterungen beider, der kleinen Decime und der grossen Tredecime:

g b = kleine Terz   *G b* = kleine Decime

b g' = grosse Sexte   *B g'* = grosse Tredecime

4) Da Quinte und Terz zusammen das Intervall der grossen Septime bilden, so stehen je zwei in der Diagonale von links unten nach rechts oben nebeneinander stehende Töne in dem genannten Verhältniss, oder in dem der Umkehrung, des grossen Halbtones 15 : 16, und deren Erweiterungen. — (In dieser Diagonale finden wir alle auf- und absteigenden Leittöne einer Tonart: $\bar{h}$ c' oder c $\underline{des}$). —

Hiemit wäre die Bedeutung derjenigen acht Töne, die in der Tabelle einen Ton umgeben, in ihrer Beziehung zu diesem letzteren erkannt. — Dem Leser sei es überlassen, die später vorkommenden Intervalle sich auf der Tabelle zu vergegenwärtigen. Ueber die Auffindung der entsprechenden Bezeichnung der Töne, wenn die Schwingungszahlen gegeben, oder umgekehrt, mag folgende Andeutung hier Platz finden: Man denke sich jede Schwingungszahl in ihre Primfaktore zertheilt, welch letztere nur aus den Zahlen 2, 3 und 5 bestehen sollen, zähle von c aus so viel Töne nach rechts, als die Zahl 3 als Faktor vorkommt, und weiter von hier aus so viel nach oben, als 5 als Faktor vorkommt; der Faktor 2 wird nicht berücksichtigt. — Sind die Schwingungszahlen durch Brüche ausgedrückt, immer $c = 1$ vorausgesetzt, so verfährt man ebenso mit dem Nenner des Bruches, suche nun aber von der Rechten zur Linken und von oben nach unten fortgehend den Ton auf. Man suche die Namen der Töne $\frac{15}{8} : \frac{9}{8} : \frac{4}{3}$. Für $\frac{15}{8}$ giebt, von $c = 1$ ausgegangen, 3×5 den Ton $\bar{h}$, für $\frac{9}{8}$ giebt 3×3 den Ton d und $\frac{4}{3}$ den Ton f d. h. eine Quinte zur Linken von c — also $\frac{15}{8} : \frac{9}{8} : \frac{4}{3} = \bar{h}\,d\,f$. — Soll $d\,f\,\bar{a}$ bestimmt werden, so findet man

$$d = 3 . 3,\quad f = \frac{1}{3},\quad \bar{a} = \frac{5}{3}$$

und fügt so oft den Factor 2 oben oder unten hinzu, dass der Accord in die richtige Lage kommt:

also $d : f : \bar{a} = \frac{9}{8} : \frac{4}{3} : \frac{5}{3}$; oder $f : d' : \bar{a}' = \frac{4}{3} : \frac{9}{4} : \frac{10}{3}$. Für $f\ \underline{as}\ c'$ erhalten wir $f = \frac{1}{3}$, $\underline{as} = \frac{1}{5}$, $c' = 1$.

also $f : \underline{as} : c' = \frac{2}{3} : \frac{4}{5} : 1$. —

5) Nehmen wir zu einem Tone die Terz nach oben und die Quinte zur Rechten hinzu, so haben wir einen Durdreiklang, nehmen wir von demselben Tone aus die Terz nach unten, die Quinte nach links hinzu, so finden wir einen reinen Molldreiklang.

$f\ \bar{a}\ e$, $c\ \bar{e}\ g$ Durdreiklang,
$c\ \underline{es}\ g$, $f\ \underline{as}\ c$ Molldreiklang.

Alle reinen consonanten Dreiklänge stehen also in Form rechtwinkliger Dreiecke, deren Hypothenusen sämmtlich in der Mollterzdiagonale liegen. Der Durdreiklang hat den rechten Winkel nach unten gekehrt, der Molldreiklang nach oben.

Ich hätte die durch Hauptmann eingeführte, von Naumann, später wieder von Helmholtz geänderte Notation beibehalten, wenn nicht durch die Symmetrie der hier mitgetheilten Schreibart ein erheblicher Gewinn hervorginge. Dieser Vortheil einerseits, dann auch der Umstand, dass nur wenig bisher Hauptmanns Schreibweise Eingang gefunden, und zudem drei verschiedene Arten mir vorliegen, mögen diese Neuerung rechtfertigen. — Man halte nur die Regel fest: Jede reine grosse Oberterz oder die kleine Unterterz, hat einen Strich oben mehr, als der gegebene Ton, und umgekehrt hat die grosse Unterterz oder die kleine Oberterz einen Strich unten mehr, als der gegebene Ton.

nach Helmholtz	nach meiner Schreibweise
$C\ e\ G$	$c\ \bar{e}\ g$ auch $C\ \bar{E}\ G$ 1 Oct. tiefer in gleicher Stimmung
$C\ \overline{es}\ G$	$c\ \underline{es}\ g$ oder $\bar{c}'\ es'\ \bar{g}'$ in andrer Stimm. u. 1 Oct. höher
$e\ \underline{Gis}\ h$	$e\ \overline{gis}\ h$ oder $E\ \underline{Gis}\ H$ in and. Stimm. u. 1 Oct. tiefer
$F\ \overline{as}\ C$	$f\ \underline{as}\ c$ oder $\bar{f}\ as\ \bar{c}$
$D\ F\ a$	$d\ \bar{f}\ \bar{a}$

Der Vortheil meiner Schreibweise wird noch aus theoretischen Gründen später einleuchten. — Da meistentheils die absolute Tonhöhe gleichgültig, haben wir nur kleine Buchstaben nach meiner Schreibart nöthig.

Nach der soeben erklärten Regel findet man leicht das Schwingungsverhältniss zweier gleicher Buchstaben mit verschiedenen Strichen $e : \bar{e}$.

$$e = 3 . 3 . 3 . 3 \text{ und } \bar{e} = 5 . 2^4$$

also $e : \bar{e} = 81 : 80 =$ pythag. Terzton: reinem Terzton. Das Intervall 80 : 81 heisst „Komma". Ein jeder Strich über dem Buchstaben vertieft denselben um ein Komma, ein Strich drunter erhöht denselben um ebensoviel [1]).

$$\text{Komma} = \bar{\bar{e}} : \bar{e} = 80 : 81 = \bar{e} : e = e : \underline{e}$$

$$\text{Doppelkomma} = \bar{\bar{e}} : e = 6561 : 6400 = \bar{e} : \underline{e} = e : \underline{\underline{e}}$$

Beiläufig sei noch bemerkt, dass da die absolute Tonhöhe nicht immer bemerkt zu werden braucht, alle Intervalle in engster Lage von der Tiefe nach der Höhe hin gedacht werden, wenn keine besonderen Bemerkungen angegeben sind, so dass $h : e$ nicht das Verhältniss $\frac{15}{8} : \frac{5}{4}$, sondern $\frac{15}{16} : \frac{5}{4}$ bedeutet.

---

1) Helmholtz, l. c. pag. 428.

Obgleich Euler schon vor mehr als 100 Jahren die reine Stimmung seinen Untersuchungen zu Grunde legte, und spätere und frühere Forscher dasselbe thaten, — trotzdem werden bis in die neueste Zeit hinein die Harmonielehren ohne Berücksichtigung der Stimmung vorgetragen. Hiermit steht die sorgfältige und richtige Notenschrift, die wenigstens zum Theil die wahren Herleitungen bezeichnet, in grellem Widerspruch. Die Nothwendigkeit eines temperirten Systems für die praktische Ausführung ist ja niemals geläugnet worden, desshalb sind solche Untersuchungen, wie die kürzlich von Drobisch [1]) und Naumann [2]) angestellten, von hoher praktischer Bedeutung. Letzterer vertritt aber die Ansicht, das pythagoräische Quintensystem müsse die Grundlage jeder musikalischen Theorie bilden.

Es wird aus dem Weiteren hervorgehen, weshalb wir uns dem Systeme natürlicher Stimmung anschliessen, womit wir den Standpunkt betreten, auf welchen zuerst Hauptmann sich stellte, und den Niemand, der einigermassen in das Wesen der Helmholtzschen Forschungen eingedrungen ist, wieder verlassen kann.

---

1) Drobisch in Pogg. Ann. Bd. 90.

2) Naumann, l. c. Naumann verräth den Widerspruch seines Standpunktes, wenn er eine Aeusserung Möhring's mit einer andern von Drobisch zusammenstellt, und auf beiden Behauptungen fussend seine Darstellung beginnt. Möhring bezeichnet nämlich das reine Qnintensystem als das „für die praktische Musik allein taugliche", Drobisch aber sagt: „Alle auf der diatonischen Tonleiter mit grosser Terz $\frac{5}{4}$, grosse Sexte $\frac{5}{3}$, und grosse Sept. $\frac{15}{8}$ gebauten Systeme seien für die heutige Musik weder in theoretischer noch in praktischer Beziehung brauchbar, das normative System sei das reine Quintensystem, also das alte pythagoräische". Möhring spricht eben nur von der Praxis — und seine mit dem Contrabass angestellten Versuche über die Intonation scheinen uns so schwierig, dass dieselben, abgesehen von anderen theoretischen Bedenken, nicht entscheiden können. Drobisch's Aussage geht weiter; er will die Theorie der Musik auf dem pythagoräischen Systeme aufbauen.

2. Begriff des Klanges.

„Wenn man nach einander dieselbe Note von einem Claviere, einer Violine, einer Clarinette u. s. w. angegeben hört, so ist trotz gleicher Stärke und gleicher Tonhöhe der Klang verschieden“. „Da die Weite der Schwingung der Stärke, die Dauer derselben der Tonhöhe entspricht, so bleibt keine andere Möglichkeit übrig, als dass die Klangfarbe abhänge von der Art und Weise, wie die Bewegung innerhalb jeder einzelnen Schwingungsperiode vor sich geht“. Man unterscheidet einfache und zusammengesetzte Schwingungen oder Schwingungsformen. Beide Arten der Bewegung haben das mit einander gemein, dass nach einer gewissen Zeit, ganz dieselbe Bewegung von neuem beginnt. Während jeder Schwingungsdauer kann die Bewegung aber eine sehr mannigfache sein. Das Pendel giebt uns ein Bild einer einfachen Schwingung, ein langsam gehobener Hammer, der langsam aufsteigt, schnell niederfällt, um immer von neuem in derselben Art das Spiel zu beginnen, das einer zusammengesetzten periodischen Bewegung.

Auf einer Wasserfläche sieht man oft zwei einfache Wellen sich von verschiedenen Punkten aus fortpflanzen. Da, wo sie sich kreuzen, ist die Bewegung des Wassers gleich der Summe zweier einfacher Bewegungen, d. h. eine zusammengesetzte. — Es können beliebig viele einfache Wellen, wie auf dem Wasser, so auch in der Luft zugleich erregt werden. Jede einfache Welle pflanzt sich ungestört fort. An jeder Stelle aber ist die Bewegung eine sehr complicirte. Sie ist nicht mehr eine bloss hin- und hergehende, auf- und gleichmässig absteigende; doch aber wiederholt sich nach Ablauf einer Schwingungsdauer dieselbe zusammengesetzte Bewegung von neuem.

Die Klangfarbe ist bedingt durch die Schwingungsform. Das Ohr, von periodischen Schwingungen getroffen, „hört bei gehörig angestrengter Aufmerksamkeit nicht nur denjenigen Ton, dessen Tonhöhe durch die Dauer der Schwingungen bestimmt ist, sondern es hört ausser diesem noch eine Reihe höherer Töne, welche harmonische Obertöne genannt werden, im Gegensatze zu jenem ersten Tone, dem Grundtone, der unter ihnen allen der tiefste und in der Regel auch der stärkste ist, und nach dessen Tönhöhe wir die Tonhöhe des ganzen Klanges beurtheilen. Die Reihe dieser Obertöne ist für alle musikalischen Klänge ganz dieselbe":

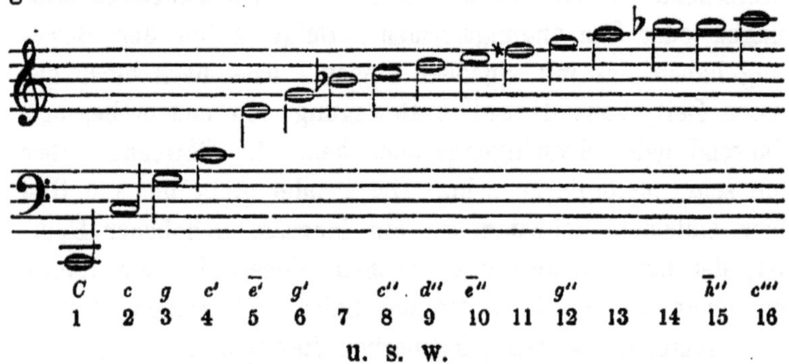

Die Gesammtempfindung einer periodischen Lufterschütterung heisst ein Klang. Es besteht also der Klang aus einer Reihe verschiedenartiger Töne: „Der erste dieser Theiltöne *C* ist der Grundton des Klanges, die übrigen seine harmonischen Obertöne oder Partialtöne. Die Ordnungszahl jedes Partialtones giebt an, wie viel mal grösser seine Schwingungszahl ist, als die des Grundtons". „Die Unterschiede der Klangfarbe beruhen nur auf verschiedenartigen Verbindungen des Grundtones mit verschieden starken Obertönen".

Unter den periodischen Luftbewegungen unterschieden wir einfache und zusammengesetzte. — Wenn von mehreren schallerregenden Quellen gleichzeitig Töne erklangen, so fand stets eine zusammengesetzte Bewegung statt. Nach einer Regel die Ohm angab, besteht die Thätigkeit des Ohres darin, „jede Luftbewegung, welche einer zusammengesetzten Klangmasse entspricht, in eine Summe von einfachen Schwingungen zu zerlegen, und jeder einfachen Schwingung entspricht ein Ton, dessen Tonhöhe durch die Schwingungsdauer der entsprechenden Luftbewegung bestimmt ist“. Nun hat der Mathematiker Fourier ein Gesetz bewiesen, das sich auf die mathematische Darstellung einer gegebenen Bewegung bezieht, und welches auf vorliegenden Fall angewandt, folgendermassen von Helmholtz [1]) ausgesprochen wurde: — „Jede beliebige periodische Schwingungsform kann aus einer Summe von einfachen Schwingungen zusammengesetzt werden, deren Schwingungszahlen ein, zwei, drei u. s. w. Mal so gross sind, als die Schwingungszahl der gegebenen Bewegung“, und zwar kann solch eine periodische Bewegung „nur in einer einzigen Weise und in keiner anderen dargestellt werden als Summe einer gewissen Anzahl einfacher Schwingungen“.

Der Ohmschen Regel und dem Fourierschen Gesetze gemäss zerlegt das Ohr stets jeden vernommenen Klang in eine Summe von einfachen Tönen. Auf welche Weise das geschieht, erklärt Helmholtz durch das Theorem des Mittönens.

„Wenn Körper“, gespannte Saiten oder Membranen, „von regelmässig wiederkehrenden Stössen getroffen werden, von denen jeder einzelne viel zu unbedeutend ist, um eine merkliche Bewegung des schwingungsfähigen Körpers hervorzubringen, so können dennoch starke und ausgiebige Schwingungen des genannten Körpers entstehen, wenn die Periode jener schwachen Anstösse genau gleich ist der Periode seiner eigenen Schwingungen. Wenn aber die Periode der regelmässig sich wiederholenden Stösse

1) Helmholtz, l. c. pag. 56.

abweicht von der Periode der Schwingungen, so entsteht eine schwache oder ganz unmerkliche Bewegung. Dergleichen periodische Anstösse gehen nun gewöhnlich aus von einem andern in regelmässigen Schwingungen begriffenen Körper, dann rufen die Schwingungen des letzteren nach einiger Zeit auch die Schwingungen des erstgenannten hervor. Unter diesen Umständen nennt man den Vorgang Mitschwingen oder Mittönen".

Weiter hat Helmholtz ausführlich dargethan, dass wenn im Klange eines gegebenen Instrumentes gewisse Obertöne vorhanden sind, auch andere schwingungsfähige Körper durch diese zum Mittönen gebracht werden können. Hiermit gelang es ihm, experimentell die objective Existenz der Partialtöne eines Klanges nachzuweisen. Eine Summe von getrennten Empfindungen erscheint uns für gewöhnlich nur als einheitlicher Klang. Der letztere hat in der Musik nur qualitative Bedeutung. Die bewusste Wahrnehmung eines Klanges wird nur durch eine beabsichtigte angestrengte Aufmerksamkeit in eine Summe von Einzelempfindungen aufgelöst. Diese Analyse des Klanges, ist das Fundament der Theorie der Musik.

Die Thätigkeit unseres Gehörorgans wird aber ebenso auf das physikalische Theorem des Mittönens zurückgeführt, auf Grund einer Hypothese über die Beschaffenheit der sog. Cortischen Fasern. —

Die Schwingungsbewegung der Luft theilt sich zunächst unserem Trommelfell mit, und von dort dringt die Erregung bis zum Eingang der Schnecke. In dieser befinden sich die Enden der Hörnerven, „die überall mit besonderen, theils elastischen, theils festen Hilfsapparaten verbunden sind (Cortische Fasern), welche unter dem Einflusse äusserer Schwingungen in Mitschwingung versetzt werden können, und dann wahrscheinlich die Nervenmasse erschüttern und erregen". Helmholtz zeigt, dass es „verschiedene Theile des Ohres sein müssen, welche durch verschieden hohe Töne in Schwingung versetzt werden"; die Cortischen Fasern scheinen gleichsam verschieden gestimmt zu sein, und einer regelmässigen Stufenfolge durch die musikalische Skala hindurch zu entsprechen. Helmholtz schätzt etwa 400 Fasern auf das Intervall einer Octave. Solche Körper, deren Töne, einmal erregt, schnell verklingen, z. B. aufgespannte Membranen, oder leichte Saiten, zeigen ebenfalls die Erscheinung des Mittönens, sie werden aber von ziemlich verschiedenartigen Tönen bewegt. „Wenn ein Ton angegeben wird, dessen Höhe zwischen der von zwei benachbarten Cortischen Fasern liegt, so wird er beide in Mitschwingung versetzen, diejenige aber stärker, deren eigenem Tone er näher liegt". — „Wird nun ein einfacher Ton dem Ohre zugeleitet, so müssen diejenigen Fasern, die mit ihm ganz oder nahehin im Einklang sind, stark erregt werden, alle andern schwach oder gar nicht".

„Wenn ein zusammengesetzter Klang oder ein Accord dem Ohre zugeleitet wird, so werden alle diejenigen elastischen Gebilde erregt werden, deren Tonhöhe den verschiedenen in der Klangmasse enthaltenen einzelnen Tönen entspricht, und bei gehörig gerichteter Aufmerksamkeit werden also auch alle die einzelnen Empfindungen der einzelnen einfachen Töne einzeln wahrgenommen werden können. Der Accord wird in seine einzelnen Klänge, der Klang aber in seine einzelnen harmonischen Töne zerlegt werden müssen".

Die soeben vorgeführte Hypothese über die Funktion der Cortischen Fasern giebt einen sicheren Anhaltspunkt für die Art und Weise, wie man sich die Klanganalyse vorzustellen habe. Im Gegensatz zu dieser Thätigkeit ist das Zusammenfassen der einzelnen Partialtöne in einen Klang von bestimmter Qualität jedenfalls ein psychischer Act, „eine Wahrnehmung"; der Elemente der letzteren werden wir uns nur mit beabsichtigter Aufmerksamkeit bewusst. Helmholtz macht übrigens mit Recht darauf aufmerksam, dass selbst dann, wenn die Hypothese über die Beschaffenheit der Corti-schen Fasern sich nicht bestätigen sollte, der Vorgang beim Hören im Wesentlichen doch kein anderer sein könne, weil unter allen Umständen die Wahrnehmung einzelner Theile einer zusammengesetzten Klangmasse auf der Mechanik des Mittönens beruhen müsse. Zudem ist die Existenz der Partialtöne objectiv und experimentell erwiesen. Ist es doch Helmholtz gelungen, die Klanganalyse der Vocale der menschlichen Sprache auszuführen; und noch mehr, mit Hülfe genau abgestimmter Stimmgabeln konnten die Partialtöne in richtiger Stärke so zu einander combinirt werden, dass ein bestimmter Vocal beim Zusammenklange Aller entstand.

Ich muss jetzt noch kurz der Combinationstöne und Schwebungen Erwähnung thun.

Wir hatten gesehen, dass „die schwingenden Bewegungen der Luft und anderer elastischer Körper, welche durch mehrere gleichzeitig wirkende Tonquellen hervorgebracht werden, immer die genaue Summe der einzelnen Bewegungen sind. Indess giebt es gewisse Erscheinungen, die davon herrühren, dass jenes Gesetz nicht ganz genau zutrifft". Eine derselben ist die der Combinationstöne. Wenn zwei Töne gleichzeitig erklingen, so hört man neben diesen beiden noch einen dritten, einen Combinationston, dessen Schwingungszahl gleich der Differenz der Schwingungszahlen jener beiden Töne ist. So giebt das Intervall der Quinte 2 : 3 den Combinationston 1 d. i. die tiefere Octave des tieferen Tones. Die kleine Sexte 5 : 8 giebt den Combinationston 3, also wenn $\overline{e'} : c'' = 5 : 8$ so ist der Combinationston $g = 3$. Betrachtet man die gesammte Reihe der Obertöne (S. 21), so ersieht man aus dieser sofort die Schwingungszahlen eines gegebenen Intervalles, und dessen Differenzton[1];

---

1) Ueber eine neue Art Combinationstöne, die Helmholtz entdeckte, Summationstöne genannt, s. Helmholtz, l. c. pag. 232.

denn der m^{te} und n^{te} Oberton haben die Schwingungszahlen m und n; der Differenzton ist $= m - n$.

Ertönen statt zweier einfacher Töne zwei an Obertönen reiche Klänge, so entstehen zwischen je zwei Partialtönen des einen und des anderen Klanges Combinationstöne, die im Allgemeinen in dem Maasse schwächer sein werden, als die Ordnungszahlen der Partialtöne grösser sind. Characteristisch für einige Intervalle ist es, dass die Combinationstöne der Grundtöne mit den Bestandtheilen des Intervalles selbst übereinstimmen; so z. B. bei der Octave, der Terz, der Quinte. Bei andern ergänzt sich das Intervall durch den Combinationston zum Durdreiklang; so z. B. bei der kleinen Sexte, kleinen Terz etc. —

Von den Combinationstönen ist die Erscheinung der Schwebungen zu trennen. Werden zwei Töne von nahe gleicher Tonhöhe vernommen, so bemerken wir, dass die Intensität in regelmässiger Folge bald stark, bald schwach ist. Diese Erscheinung beruht objectiv auf der Interferenz der schwingenden Bewegung, subjectiv, nach Helmholtz's Hypothese darauf, dass dieselben Fasern unseres Gehörorgans durch Töne verschiedener Höhe innerhalb gewisser Gränzen erregt werden können. „Die Zahl der Schwebungen in einer gegebenen Zeit ist gleich der Differenz der Anzahl der Schwingungen, welche beide Töne in derselben Zeit ausführen". Die Anzahl kann eine sehr grosse werden bei kleinen Intervallen in höheren Octaven. Man unterscheidet alsdann nicht mehr einzelne Stösse, oder Schläge, sondern man empfindet ein lebhaftes Schwirren.

Sehr wichtig ist der Nachweis, den Helmholtz dafür giebt, dass Combinationstöne und Schwebungen aus ganz verschiedenen Ursachen entstehen, obgleich die Schwingungszahl der ersteren in allen Fällen eben so gross, wie die Anzahl der Schwebungen.

„Die Schwebungen bringen eine intermittirende Erregung gewisser Hörnervenfasern hervor". Eine solche wirkt aber unangenehmer als eine continuirliche. („Ein knarrender Ton ist für die Gehörnerven dasselbe, wie flackerndes Licht für den Gesichtsnerven"). — Wenn zwei Klänge ertönen, so geben deren Obertöne zu vielfachen Schwebungen Veranlassung. —

Nimmt man zu den Begriffen des Klanges die Erscheinungen der Combinationstöne und der Schwebungen hinzu, so bilden diese insgesammt die Grundlage für eine Theorie der Dissonanz.

3. Tonicität und Phonicität.

Die im Vorhergehenden kurz zusammengefassten Resultate wendet nun Helmholtz an zur Untersuchung des Wohlklanges der Intervalle und Accorde.

Ein und dasselbe Intervall bringt verschiedenen Eindruck hervor, je nachdem einander gleiche oder verschiedene Instrumente in allen erdenkbaren Combinationen mit einander verbunden werden, je nachdem dasselbe Intervall in tieferer oder höherer Lage angegeben wird, ja selbst, je nachdem beim Gesange dieser oder jener Vocal erklingt. Helmholtz hat mit Hülfe des Fourierschen Satzes für die Violine die Störungen berechnet, die bei verschiedenen Intervallen durch die Schwebungen der sechs ersten und stärksten Obertöne entstehen. Zwar ist nicht abzusehen, dass bei der Complicirtheit der Aufgabe jemals eine erschöpfende Behandlung derselben, so weit sie den praktischen Anforderungen entsprechen soll, wird ausgeführt werden können, von um so grösserem Werthe sind daher allgemeine Gesetze, die in das Chaos von Specialfällen einen Einblick gewähren. — An diese Untersuchung anknüpfend, bringt Helmholtz eine nach dem Maass der Störung berechnete Reihe für den Wohlklang der Intervalle,

In welchem Sinne das Wort „Wohlklang“ gefasst werden muss, geht indess, wie ich meine, nicht evident aus der Darstellung hervor.

Helmholtz betrachtet nämlich zuerst nur die Obertöne zweier Klänge und berechnet nach gewissen Bedingungen deren Schwebungen. Er gelangt hierbei zu dem werthvollen Satze: „dass ein jedes Intervall durch die Nähe der in der Tonleiter benachbarten Consonanzen gestört werde, und zwar um so mehr, je niedriger und stärker die Obertöne sind, welche das störende Intervall durch ihre Coïncidenz characterisiren, oder was dasselbe sagt, je kleinere Zahlen das Schwingungsverhältniss desselben ausdrücken [1])“. Dieser Satz dürfte vor Allem geeignet sein, das pythagoräische Prinzip von der Rationalität der Schwingungsverhältnisse zu begründen. Hiernach geht Helmholtz über zur Untersuchung der Combinationstöne (pag. 325), und ordnet die Accorde, je nachdem sie mehr oder weniger störende Combinationstöne besitzen. Es ergiebt die bezügliche Untersuchung eine von der vorhergehenden zwar nicht bedeutend, aber immerhin doch merklich abweichende Reihenfolge für den Wohlklang der Intervalle (pag. 330); die grosse Terz wird der grossen Sexte vorgezogen, weil letztere einen Combinationston hat, der nicht mit einem der Intervalltöne übereinstimmt. Endlich auf pag. 332 bis 338 wird der Wohlklang der Accorde mit nur beiläufiger Berücksichtigung der Güte der Intervalle, ausschliesslich durch den Grad der Störung bestimmt, den die Combinationstöne hervorbringen.

Mir scheint in dieser Untersuchung ein zu grosses Gewicht auf die Existenz dieser letzteren, ein zu geringes auf die Schwebungen und die Natur der einzelnen Intervalle gelegt zu sein; dann aber, glaube ich, müssen noch andere Um-

---

1) Helmholtz, l. c. pag. 285.

stände in Betracht gezogen werden, auf die ich sogleich näher eingehen will.

Was zunächst die Combinationstöne betrifft, so hat Helmholtz die Ursache derselben entdeckt, und pag. 233 und 234 seines Werkes erläutert. Einzelne Instrumente heisst es da, liefern besonders starke Combinationstöne. Die Bedingung für ihre Erzeugung ist, dass dieselbe Luftmasse von beiden Tönen in heftige Erschütterungen versetzt wird". „Diess geschieht am stärksten in der Sirene, in welcher die verschiedenen Löcherreihen aus demselben Windkasten angeblasen werden. — Aehnlich der Sirene sind die Verhältnisse bei der Physharmonica". —

Wenn nun subjective Gründe für die Entstehung der Combinationstöne weiterhin angegeben werden (pag. 235), so scheinen doch diejenigen Musikinstrumente, welche einen für alle Töne gemeinsamen Windkasten haben, also auch die Physharmonica, nicht dazu geeignet, den Wohlklang der Intervalle zu prüfen. Die von Helmholtz gegebenen Reihen mögen daher in der That für die Physharmonica gelten, und es werden desshalb auch auf diesem Instrument die Mollaccorde weniger wohlklingend erscheinen als die Duraccorde; für den Gesang aber, bei welchem je ein Ton stets nur aus je einem Windkasten, der Lunge nämlich, dringt, nnd ebenso für alle Streich- und Blaseinstrumente, da werden die Schwebungen der Obertöne mehr in's Gewicht fallen, als die Combinationstöne, die meist sehr schwach, oft garnicht zu hören sind.

Versuchen wir indess, die Obertöne und deren günstige oder ungünstige Lage zum Maassstabe des Wohlklanges zu machen, so begegnen wir einer neuen Schwierigkeit. Erstens sind die, der Theorie nach bei einem gewissen Intervall am meisten störenden Schwebungen, vielleicht garnicht vorhanden, — wenn nämlich die entsprechenden Partialtöne in den Klängen fehlen, oder ihre Intensität lässt sich, wenigstens allgemein, nicht angeben. Zweitens ist der Einfluss der Schwebungen ein verschiedener, je nach der absoluten Tonhöhe. Es können verschiedene Intervalle unter und miteinander garnicht in Vergleich gezogen werden. Beispielsweise sind im Allgemeinen bei gleichbeschaffener Klangfarbe die Schwebungen des fünften und vierten Partialtones von $\overline{e}'$ und g' doppelt so gross als die von $\overline{e}$ und g, weil letztere eine Octave tiefer liegen; der Wohlklang wäre demnach ein verschiedener. Mit welcher von diesen beiden kleinen Terzen soll aber die kleine Decime $\overline{e}\ g'$ verglichen werden? Beachtet man ferner, dass den physiologischen Grundsätzen gemäss einer absoluten Anzahl von Schwebungen, 33, der höchste Grad von Rauhigkeit entsprechen soll, so leuchtet unmittelbar ein, dass auf diesem Wege nicht das Characteristische eines Intervalles getroffen werden kann. Es muss aber zugestanden werden, dass jedem Intervalle seine Eigenthümlichkeit und seine harmonische Bedeutung verbleibt, ob es hoch oder tief gegriffen wird, ob es von diesem oder jenem Instrument ertönt, wie auch Helmholtz wiederholt zugiebt [1]). Das mannigfach variirende Phänomen der Schwebungen und der Combinationstöne wird nicht in harmonischer, sondern nur in instrumentaler Hinsicht Berücksichtigung verdienen. Die Untersuchung erstreckt sich mehr auf einzelne, gesonderte Fälle, und was das Wichtigste ist, auf ein blos negatives, d. h. störendes Moment im Zusammenklange zweier Töne, während wir versuchen müssen, das jedwedem Intervall characteristische positive Element aufzufinden. — Die ganze, diesen Gegenstand betreffende zweite Abtheilung seines Werkes hat auch Helmholtz mit einem negativen Ausdrucke „die Störungen des Zusammenklanges" bezeichnet, es giebt eigentlich keine Consonanz, sondern nur mehr oder

1) Helmholtz, l. c. p. 420.

weniger Dissonanz. Es muss daher ein anderes Prinzip gefunden werden, nach welchem nicht der Wohlklang oder die Rauhigkeit des Intervalles, sondern die harmonische Bedeutung desselben beurtheilt werden kann. Im Prinzipe der Klangverwandtschaft, oder — um sogleich auf den dualen Gegensatz hinzudeuten, — im combinirten Prinzip der Tonicität und Phonicität werden wir das gesuchte positive Element erkennen.

Unter Tonicität eines Intervalles oder Accordes verstehe ich die Eigenschaft desselben, als Klangbestandtheil eines Grundtones aufgefasst werden zu können. Diesen Grundton nenne ich den tonischen Grundton [1]).

Wenn mehre Töne durch das Verhältniss ihrer Schwingungszahlen, und zwar durch ganze Zahlen, die gegen einander relativ prim sind, ausgedrückt werden, so ist stets der Ton 1 der tonische Grundton. Sind die Zahlen nicht relativ prim gegen einander, so haben sie einen gemeinschaftlichen Faktor, der eine jede positive ganze Zahl sein kann. Hieraus folgt, dass mehre Töne, die relativ prim zu einander sind, als Bestandttheile sowohl des tonischen Grundtones 1, als auch eines um eine Octave tiefer liegenden Grundtones autgefasst werden können. Ebenso kann aber ferner die Unter-Duodecime der tonische Grundton des Zusammenklanges sein, u. s. w., kurz die ganze Reihe der von dem tonischen Grundtone 1 nach der Tiefe hin gedachten harmonischen Untertöne [2]) desselben. Beispielsweise hat das Intervall $c - g$, den tonischen Grundton C; dessen harmonische Untertöne sind C_{I}, F_{II}, C_{II}, $\underline{As}_{\text{III}}$, F_{III}, C_{III}, B_{IV}, $\underline{As}_{\text{IV}}$, ... F_{IV}, ... $\underline{Des}_{\text{IV}}$, C_{IV} etc. Alle diese Töne enthalten

1) Von τείνω, ich spanne; τονικός, durch Spannung bewirkt, tönend. Denkt man sich die ganze Klangmasse der Partialtöne eines gegebenen Grundtones, so erscheinen jene gegebenen Töne als hineingefügt, hineingespannt.

2) Harmonische Untertöne nennt man bekanntlich alle diejenigen Töne, die einen gegebenen Ton als Oberton enthalten, s. Helmholtz, pag. 76.

das Intervall *c* — *g* als Obertöne, und dieses wiederum kommt in keinem andern Klange als Bestandtheil vor.

Unter Phonicität eines Intervalles oder Accordes verstehe ich die Eigenschaft desselben, stets irgend welche allen Tönen gemeinsame Partialtöne zu besitzen. Den tiefsten der allen gemeinsam zukommenden Partialtöne nenne ich den coïncidirenden oder phonischen Oberton [1], weil alle den Ton gleichsam singen, d. h. wirklich angeben.

Werden zwei Töne durch Brüche dargestelt, deren Zähler = 1, deren Nenner aber relativ prim gegen einander sind, so ist der Ton 1 selbst der phonische Oberton.

Ist irgend ein Ton gemeinsamer oder coïncidirender Oberton, so sind alle ganzen Vielfache desselben gleichfalls coïncidirende Obertöne, und zwar nur diese letzten coïncidiren mit einander und keine andern, so dass wir in der strengen Wortbedeutung von einem coïncidirenden Klange sprechen können. Betrachten wir wiederum das Intervall *c* — *g*, so ist der phonische Oberton g^{I}; und ebenso alle Obertöne des g^{I}; also g^{II}, d^{III}, g^{III}, $\overline{h}^{III}$, d^{IV}, . . g^{IV}, a^{IV}, $\overline{h}^{IV}$, . . d^{V}, . . . $\overline{fis}^{V}$, g^{V} . . etc. Keine anderen Töne, als diese coïncidiren.

Jedem Intervalle oder Accorde kommen stets beide Eigenschaften, die der Tonicität und der Phonicität, zu, wie gross auch die entsprechenden Schwingungszahlen sein mögen.

Wie man in allen Fällen, — wenn mehre Töne und deren Schwingungsverhältnisse in ganzen Zahlen, ächten oder unächten Brüchen gegeben sind, — sicher und schnell tonischen Grundton und phonischen Oberton finden kann, soll sogleich angegeben werden. Ein Beispiel wollen wir nur vorausschicken, um an demselben zu erörtern, was gesucht wird. Betrachten wir den Dur- und Molldreiklang, so haben wir

---

1) Von φωνέω, ich singe.

1) $c : e : g = 4 : 5 : 6$
2) $c : es : g = 10 : 12 : 15$

Der erste Dreiklang hat den tonischen Grundton $C_{,} = 1$, und den phonischen Oberton $h'' = 60$, der andere Dreiklang hat den tonischen Grundton $As_{,,,} = 1$ und den phonischen Oberton $g'' = 60$. — Dieser letzte liegt wie man leicht sieht, genau ebenso weit (2 Octaven) nach oben von der Quinte g entfernt, wie der tonische Grundton C' von c. Ebenso weit ferner, wie der phonische Oberton h'' von c im ersten Dreiklang entfernt ist, ebenso weit liegt der tonische Grundton As''' von g entfernt; dort nach oben nahe 4 Octaven, hier nach unten genau eben so viel.

Da das Verständniss sämmtlicher Harmonieen und Harmoniefolgen sich auf die genannten Eigenschaften zurückführen lässt, so erscheint es zweckmässig, vorher zu erörtern, wie die entsprechenden Grund- und obern Töne gefunden werden.

Sind zwei Töne durch zwei ganze Zahlen, a und b, ($a < b$), gegeben, und sind dieselben relativ prim zu einander, so ist 1 der tonische Grundton, da a und b Vielfache von 1 sind, keine Zahl aber zwischen 1 und a in beiden zugleich enthalten ist, da sonst letztere nicht relativ prim sein könnten. Jeder Ton $\frac{1}{n}$ kann gleichfalls Grundton sein, wenn n eine ganze Zahl ist, denn macht solch ein Ton eine Schwingung, so ist das obige Intervall durch an und bn ausgedrückt, d. h. durch ganze Zahlen. Von den Untertönen $= \frac{1}{n}$ des tonischen Grundtones 1 sehen wir zunächst ab. Der phonische Oberton von a und b ist offenbar derjenige, der dem ersten gemeinsamen Vielfachen beider Zahlen entspricht, also hier der Ton ab. — Alle coïncidirenden Obertöne sind alsdann ausgedrückt durch $n \cdot a \cdot b$. —

Haben wir mehre Töne a, b, c, d etc., wo letztere positive ganze Zahlen, ohne allen gemeinsame Theiler, so ist offenbar wiederum 1 der tonische Grundton, und die kleinste durch alle theilbare Zahl der phonische Oberton. —

Sind die Schwingungsverhältnisse durch Brüche ausgedrückt $\frac{1}{a}$, $\frac{1}{b}$, $\frac{1}{c}$, $\frac{1}{d}$ etc., so ist unter analogen Bedingungen für a, b, c, d, der Ton 1 der phonische Oberton, denn er ist der a^{te} Partialton vom ersten, der b^{te} vom zweiten u. s. w. — Der tonische Grundton dagegen wird gleich dem reciproken Werthe des Generalnenners.

Sind aber die Schwingungszahlen durch Brüche ausgedrückt $\frac{a}{b}$, $\frac{c}{d}$, $\frac{e}{f}$, die sich auf ein und denselben Ton 1, etwa C beziehen, so können wir die Verhältnisse einmal durch Brüche mit gleichen Nennern, dann auch durch solche mit gleichen Zählern darstellen:

$$\frac{a}{b} : \frac{c}{d} : \frac{e}{f} = \frac{adf}{bdf} : \frac{bcf}{bdf} : \frac{bde}{bdf},$$

$$\text{und auch} = \frac{ace}{bce} : \frac{ace}{ade} : \frac{ace}{acf}.$$

Setzen wir voraus, dass weder b, d, f noch a, c, e allen gemeinsame Factore besitzen, so ist $\frac{1}{bdf}$ der tonische Grundton, $\frac{ace}{1}$ der phonische Oberton. Oder, um es anschaulicher zu machen: $1 : \frac{a}{b} : \frac{c}{d} : \frac{e}{f} = bdf : adf : bcf : bde$. Hier haben wir rechts ganze Zahlen, und 1 ist nach dem früheren der tonische Grundton, d. h. $\frac{1}{bdf} \times C$. Ebenso ist $1 : \frac{a}{b} : \frac{c}{d} : \frac{e}{f} = \frac{1}{ace} : \frac{1}{bce} : \frac{1}{ade} : \frac{1}{acf}$, und 1 ist der phonische Oberton, $= ace \,.\, C$.

Wenn wir uns für die kleinste durch alle Zähler theilbare Zahl den Namen Generalzähler erlauben, so können wir uns jetzt folgendermassen ausdrücken: Enthalten die für die Schwingungszahlen mehrerer Töne gegebenen Brüche keine allen gemeinsame Factore im Zähler, und auch keine im Nenner, so ist der Generalzähler der phonische Oberton, der Generalnennerstammbruch aber der tonische Grundton.

Für die beiden oben betrachteten Dreiklänge stellt sich jetzt die Darstellung einfacher heraus:

$c : \bar{e} : g = 1 : {}^5/_4 : {}^3/_2$, hat den ton. Gr. $\frac{1}{4} = \frac{1}{2^2} C = C_{,}$. weil 4 Generalnenner; der ph. Ob. ist $15 = 3.5.c = \bar{h}'''$, weil 15 Generalzähler; ebenso hat $c : \underline{es} : g = \frac{2}{3} : \frac{4}{5} : 1$ den ph. Ob. $4 = 2^2 . g = g''$, da g der Ausgangston war und den ton. Gr. $\frac{1}{15} = \frac{1}{3.5} c = \underline{As}_{,,,}$.

„Der Generalnenner bezeichnet allemal, der wievielste harmonische Unterton des Ausgangstones 1 tonischer Grundton, der Generalzähler dagegen zeigt, der wievielste harmonische Oberton des Ausgangstones phonischer Oberton ist.

4. Die consonanten Dreiklänge.

Vor einer allgemeinen Untersuchung der Intervalle wollen wir die Eigenschaften der consonanten Dreiklänge erörtern, weil bei diesen bei weitem characteristischer der Gegensatz sich kund thut, als bei zweistimmigen Zusammenklängen. In jedem Dreiklang lassen sich je drei Intervalle unterscheiden. Untersuchen wir diese gesondert, so erhalten wir

Bestandtheile.	Ton. Gr.	Phon. Ob.	Bestandth.	Ton. Gr.	Phon. Ob.
$c : \bar{e}$	$C_{,} = \frac{1}{4} . c$	$\bar{e}'' = 5 . c$	$\underline{es} : g$	$\underline{Es}_{,} = \frac{1}{5} g$	$g'' = 4 g$
$\bar{e} : g$	$C_{,} = \frac{1}{4} . c$	$\bar{h}''' = 15 . c$	$c : \underline{es}$	$\underline{As}_{,,,} = \frac{1}{15} g$	$g'' = 4 g$
$c : g$	$C = \frac{1}{2} . c$	$g' = 3 . c$	$c : g$	$C = \frac{1}{3} g$	$g' = 2 g$
$c : \bar{e} : g$	$C_{,} = \frac{1}{4} . c$	$h''' = 15 c$	$c : \underline{es} : g$	$\underline{As}_{,,,} = \frac{1}{15} g$	$g'' = 4 g$

Es ist zu bedauern, dass die allgemein übliche Bezeichnung der absoluten Tonhöhe nicht eine symmetrische ist, sonst würde man leichter übersehen, dass die phonischen Partialklänge eines Durdreiklanges, wie wir sie nennen können, nämlich $\bar{e}''$, g', $\bar{h}'''$, grade ebenso weit vom Dreiklangsgrundton c entfernt liegen, wie die tonischen Partialklänge $\underline{As}_{,,,}$, C, $\underline{Es}_{,,}$ von der Quinte g des Molldreiklanges. Ebenso sind die drei tonischen C Klänge im Dur-, und die drei phonischen G Klänge im Molldreiklange symmetrisch zu den Accordtönen gelegen.

Nach Allem bisher erörterten lässt sich leicht folgender Satz allgemein erkennen:

„Wird ein Zusammenklang mehrerer Töne durch Brüche oder ganze Zahlen, dargestellt, desgleichen ein anderer Zusammenklang durch die reciproken Werthe jener ersten Zahlen gegeben, so ist bei jenem der Generalnenner eben so gross, wie bei diesem der Generalzähler, und umgekehrt, — d. h. der tonische Grundton des ersten Zusammenklanges liegt ebensoweit von dem Ausgangstone 1 desselben entfernt, wie der phonische Oberton des reciproken Klanges von dessen Ausgangstone 1. Und umgekehrt: der phonische Oberton des ersten Accordes hat dieselbe Lage zum Ausgangstone, wie der tonische Grundton des zweiten Zusammenklanges von seinem Ausgangstone 1." — Dieselbe symmetrische Lage findet für alle partiellen phonischen und tonischen Klänge statt.

Für jedes Tongebilde erhalten wir also ein Spiegelbild, das sich durch die reciproken Werthe der Schwingungszahlen ausdrücken lässt.

Ehe ich weiter Folgerungen über die Eigenschaft der consonanten Dreiklänge ziehe, wird es zweckmässig sein, andere Auffassungen, insbesondere die Hauptmann's und Helmholtz's zu besprechen.

Hauptmann[1]) stellte den Mollaccord durch Brüche dar, $c : \underline{es} : g = \frac{2}{3} : \frac{4}{5} : 1 = \frac{1}{6} : \frac{1}{5} : \frac{1}{4}$ und wies darauf hin, dass die letzteren Verhältnisszahlen sich durch Potenzen mit negativen Exponenten wiedergeben lassen: $6^{-1} : 5^{-1} : 4^{-1}$. Da nun der Duraccord durch eben dieselben Zahlen mit positiven Exponenten in umgekehrter Reihe sich ausdrücken lässt:

$$c : \overline{e} : g = 4^1 : 5^1 : 6^1$$
$$c : \underline{es} : g = 6^{-1} : 5^{-1} : 4^{-1}$$

so fasst Hauptmann den Mollaccord als Umkehrung des Durdreiklangs auf. Den ganzen bezüglichen Abschnitt will ich hier mittheilen:

Pag. 32, § 31. „Die Bestimmungen der Dreiklangsintervalle sind bisher von einer positiven Einheit ausgehend gesetzt worden, von einem Grundtone, auf welchen sich die Quinte und die Terz bezieht. Sie lassen sich auch in einem entgegengesetzten Sinne denken. Wenn jenes sich so ausdrücken lässt: dass ein Ton (*c*) Quint (*g*) und Terz ($\overline{e}$) habe, so würde die entgegengesetzte Bedeutung darin bestehen: dass ein Ton (*g*) Quint (von *c*) und Terz (von $\underline{es}$) sei. Das Haben ist ein activer, das Sein ein passiver Zu-

---

1) Hauptmann, l. c. pag. 34.

stand. Die Einheit, auf welche die beiden Bestimmungen in der zweiten Bedeutung sich beziehen, ist eine leidende: im Gegensatze des Habens der ersten, ist die zweite ein Gehabt-werden. Jenes spricht sich im Durdreiklange, dieses im Molldreiklange aus".

„In diesem letzteren ist das Terzverhältniss zwischen dem mittleren und oberen Tone enthalten, und die Vereinigung beider Accordintervalle findet somit nicht im Grundtone, sondern im Tone der Quint statt. Im Durdreiklange $c\ \bar{e}\ g$ ist $c\ g$ Quint, $c\ \bar{e}$ Terz; im Molldreiklange $\bar{a}\ c\ \bar{e}$ ist $\bar{a}\ \bar{e}$ Quint, $c\ \bar{e}$ Terz. Da aber im letzteren für beide Bestimmungen das gemeinschaftliche Moment im Tone der Quint enthalten, so wird dieser, als ein doppelt Bestimmtes negativ als doppelt Bestimmendes betrachtet werden können, oder als die negative Einheit des Accordes"; wird der Durdreiklang mit I — III — II bezeichnet, „so erscheint die Bezeichnung II — III — I für den Mollaccord nicht unpassend".

Nachdem nun Hauptmann im § 32 seines Werkes das Vorkommen der Dur- und Mollaccorde in der unendlich weit gedachten Reihe der Obertöne eines Klanges bespricht, dann auf die gegensätzlichen Proportionen, wie oben bereits erwähnt, hinweist, fährt er fort § 34:

„So wird die wesentliche Bedeutung des Molldreiklangs, unter jeder Art des Ausdrucks, wenn dieser selbst auf den wesentlichen Inhalt zurückgeführt wird, zum Vorschein kommen müssen. Wir verlassen aber gern," heisst es nun weiter, „diese Bezeichnung durch Zahlen wieder, die zwar ein interessantes Combinationsspiel gewähren, aber für die Natur der Sache keinen nähern Aufschluss bieten und den Begriff nicht erleichtern, ihn vielmehr immer nur verhüllt darstellen kann, denn dieser ist in weit einfacheren und directeren Bestimmnngen enthalten, den allgemeinen der Einheit, ihrer Entzweiung, und dem Gleichsetzen beider als Verbindung". —

Man erkennt deutlich aus dieser Darstellung, dass Hauptmann weniger Gewicht legt auf die mathematische Form der Schwingungsverhältnisse, die ihm „nur ein interessantes Combinationsspiel" darbieten, und „für die Natur der Sache keinen nähern Aufschluss gewähren", ja „den Begriff nur verhüllt darstellen". Das Moment einer negativen Einheit findet er vielmehr in der § 32 entwickelten Bedeutung der den Dreiklang bildenden Töne selbst, und in deren gegenseitigem Verhältniss. — Die Obertöne des Molldreiklangs, die für uns Hauptsache sind, werden von Hauptmann nicht berücksichtigt, ebenso wenig wie der Durdreiklang als Bestandtheil eines Grundklanges angesehen wird. Auch bei diesem, dem Durdreiklange, sucht Hauptmann nur eine Beziehung zwischen den angegebenen Tönen selbst, — und findet sie im „Terz und Quint Haben", beim Molldreiklange im „Terz und Quint Sein". —

Durch die oben von mir dargestellte Anschauung wird das Verhältniss in gewissem Sinne umgekehrt. Die Töne des Durdreiklangs **sind** gemeinsame Bestandtheile eines tonischen Grundklanges, die des Molldreiklanges **haben** einen gemeinsamen phonischen Oberton. Jener, der tonische Grundton stimmt überein mit dem Grundtone c des Dreiklanges, hier stimmt der phonische Oberton mit der Quinte $\bar{e}$ des Molldreiklanges $\bar{a}\ c\ \bar{e}$ überein. Ein neues Moment kommt aber hinzu: Der Durdreiklang $c\ \bar{e}\ g$ hat auch einen phonischen Oberton $\bar{h}$, dieser aber stimmt nicht mit den Bestandtheilen des Accordes überein. (Wir erkennen in ihm den Leitton der c = Durtonart). Ebenso wiederum ist der Molldreiklang $\bar{a}\ c\ \bar{e}$ Bestandtheil eines tonischen Grundtones f, (der in einem ähnlichen Leittonverhältniss zu $\bar{e}$ steht, wie $\bar{h}$ zu c).

Mit Hülfe unseres Prinzipes gewinnen alle die Hauptmannschen philosophischen Begriffsbestimmungen einen reellen Boden. Hier aber erscheint die Frage von grösster Bedeutung, wie weit die physiologische Begründung vorhanden, und in wie weit wir sie als nothwendig anerkennen.

Helmholtz nimmt einen ganz andern Standpunkt ein, als Hauptmann. Helmholtz findet das Verständniss eines Zusammenklanges nicht in der gegenseitigen Intervallbeziehung der Töne, sondern in der Art und Weise, wie dieselben als Bestandtheile eines Grundklanges angesehen werden können, also gerade in dem Prinzip der Tonicität. Die Berechtigung hiezu beruht auf dem Prinzip der Klangverwandtschaft. Wir kennen $c\ \bar{e}\ g$ als Bestandtheile des *C*-Klanges, denn wenn letzterer ertönt, werden allemal, wenn ein an Obertönen reicher Klang unser Ohr afficirt, alle die demselben entsprechenden Fasern unseres Gehörorgans (Cortische Fasern) in Schwingungen versetzt. — Dadurch sind wir im Stande, umgekehrt, wenn mehre Töne erklingen, zu unterscheiden, ob und welchem Grundklange sie angehören. Letzteres Moment, und das ist hier wohl zu beachten, beruht auf einer psychologischen Thätigkeit, „der Erinnerung". Ohne Hinzuziehung dieser wäre in der That jede Erklärung fruchtlos. — Nun aber kann nicht geläugnet werden, dass wir die Intervalle erkennen, auch wenn ganz obertonlose Klänge angegeben werden, und noch mehr: Wir sind im Stande Töne und Melodieen zu denken, ohne dass irgend ein Theil des Gehörorgans durch äussere physikalische Erregungsmittel afficirt werde, und wir können uns Töne in reiner und solche in unreiner Stimmung vorstellen. Das Prinzip der Verwandtschaft der Klänge müssen wir anerkennen in der Art, wie es Helmholtz dargethan, aber es gewinnt eine tiefere Bedeutung, wenn wir es als Grundlage einer nunmehr verständlichen psychologischen Thätigkeit erfassen.

Pag. 420 im Helmholtzschen Werke heisst es: „Wenn der Hörer weiss, dass auf anderen Instrumenten und im Gesange die Terzen und Sexten als natürliche und direct verwandte Klänge hervorgetreten sind, so lässt er sie als wohlbekannte Intervalle auch gelten, wenn sie von einer Flöte oder von weichen Orgelregistern vorgetragen werden". Das „Wissen" beruht auf einer physiologisch motivirten Empfindung, das „Geltenlassen" ist eine psychologische Thätigkeit, zu welcher wir uns mit Hülfe unserer Sinne herangebildet haben.

Nicht ganz kann ich desshalb beistimmen, wenn es weiter a. a. O. heisst: „Doch kann ein in der Erinnerung bewahrter Eindruck nicht dieselbe Frische und Kraft haben, wie ein solcher unmittelbarer Empfindung". Und ferner: „Da die Stärke der Verwandtschaft von der Stärke der gleichen Obertöne abhängt, und die Obertöne von höherer Ordnungszahl schwächer zu sein pflegen, als die von niederer Ordnungszahl, so ist die Verwandtschaft zweier Klänge im Allgemeinen desto schwächer, je grösser die Ordnungszahlen der coïncidirenden Obertöne sind". — Gegen die Bemerkung über die Frische des Eindruckes lässt sich kaum etwas einwenden; gehörte Musik wird lebendiger, wenigstens unmittelbar, empfunden, als gedachte Musik, obgleich der umgekehrte Fall keineswegs undenkbar wäre; was aber den Grad der Verwandtschaft der Klänge anbetrifft, so glaube ich, dass derselbe nicht von der Klangfarbe der einzelnen Instrumente abhängig sein kann, und möchte den Ausdruck „im Allgemeinen" auch wirklich allgemein und überall gelten lassen. Oder wollte man behaupten, dass für die Clarinette und für gedackte Pfeifen, die bekanntlich nur ungerade Obertöne haben [1]), eine nähere Verwandtschaft zwischen Grundton und Duodecime besteht, als zwischen Grundton und

1) Helmholtz, l. c. pag. 158.

Octave? — Bei Orgelpfeifen, die merklich von der reinen Stimmung abweichende Octavenobertöne haben, werden wir ebenso wenig diesen verstimmten Tönen einen nahen Verwandtschaftsgrad einräumen wollen. Diese Beispiele deuten darauf hin, dass wir dem Prinzip der Verwandtschaft der Klänge, auf Grund reiner Obertöne, eine tiefere psychologische Bedeutung zuerkennen müssen.

Kehren wir zur Betrachtung der Dreiklänge, wie Helmholtz sie giebt, zurück. „In einem Duraccorde c — $\bar{e}$ — g können wir g und $\bar{e}$ als Bestandtheile des c-Klanges ansehen, aber weder c noch g als Bestandtheile des $\bar{e}$-Klanges, und weder c noch $\bar{e}$ als solche des g-Klanges. Der Duraccord c — $\bar{e}$ — g ist also ganz eindeutig, er kann nur mit dem Klange des c verglichen werden, und deshalb ist c der herrschende Ton in dem Accorde, sein Grundton, oder nach Rameau's Bezeichnung, sein Fundamentalbass, und keiner der beiden andern Töne des Accordes hat das geringste Recht, diese Stelle einzunehmen."

„Im Mollaccorde c — $\underline{es}$ — g ist g ein Bestandtheil des c- und des $\underline{es}$-Klanges. Es ist also g jedenfalls ein abhängiger Ton. Dagegen kann man den genannten Mollaccord einmal als einen c-Klang betrachten, dem der fremde Ton $\underline{es}$ hinzugefügt ist, oder als einen $\underline{es}$-Klang, dem der Ton c hinzugefügt ist. Beide Fälle kommen vor. Es ist aber die erstere Deutung die gewöhnliche und vorwiegende. Denn wenn wir den Accord als c-Klang betrachten, so finden wir in ihm das g als dritten Partialton, und nur statt des schwächeren fünften Partialtones $\bar{e}$ den fremden Ton $\underline{es}$. Fassen wir den Accord aber als $\underline{es}$-Klang, so ist zwar der schwache fünfte Partialton durch das g richtig vertreten, statt des stärkeren dritten, welcher $\underline{b}$ sein sollte, finden wir aber den fremden Ton c. In der Regel finden wir desshalb den Mollaccord *c* — *es* — *g* in der modernen Musik so gebraucht, dass *c* als sein Grundton oder Fundamentalbass behandelt ist und der Accord einen etwas veränderten oder getrübten *c*-Klang vertritt, aber es kommt der Accord in der Lage *es* — *g* — *c* auch in der *b*-Durtonart vor, als Vertreter des Accordes der Subdominante *es*. Rameau nennt ihn dann den Accord der grossen Sexte und betrachtet richtiger, als die neueren Theoretiker meist thun, *es* als seinen Fundamentalbass" [1]).

Fassen wir den Inhalt der hier citirten Abschnitte zusammen: 3 verschiedene Probleme werden erörtert: 1) die Klangbedeutung des Duraccordes *c* — *e* — *g*. 2) die des Molldreiklanges *c* — *es* — *g*. 3) die des dreistimmigen Accordes *c* — *es* — *g*, oder *es* — *g* — *c* [2]). Lassen wir zunächst das dritte Gebilde bei Seite.

Wenn Helmholtz streng bei dem Prinzip der Tonicität, wie ich es genannt habe, geblieben wäre, so hätte er *as* als Fundamentalbass des Molldreiklanges bezeichnen müssen. Er geht indess hier von der Voraussetzung aus, der Grundbass müsse ein mit den angegebenen Klängen übereinstimmender Ton sein, daher keine andern Töne als *c*, *es*, *g* selbst in Betracht kommen [3]). Tonisch gedacht, ist alsdann allerdings *g* jedenfalls ein abhängiger Ton, während *es* und *c* Grundtöne sein können, aber der Art, dass je der andere Ton als störendes Element des Zusammenklanges auftritt. Eine dieser Art negative Begründung

---

1) Helmholtz, l. c. pag. 451.

2) Helmholtz scheint es hier übersehen zu haben, dass zur gross *B-dur* Tonart, nach seiner Schreibweise, die Secunde gross *C* gehört, und nicht klein *c*, so dass der dort *Es* — *g* — *c* geschriebene Zusammenklang *Es* — *g* — *C* heissen würde, d. h. nach meiner Schreibweise *es* — *g* — *c* oder *es* — *g* — *c*.

3) Uebrigens widerspricht dieser Voraussetzung die Behandlung des Accordes *h d f a* auf Seite 527.

der Mollharmonie, kann unmöglich befriedigend das Verständniss dieses Accordes ausdrücken. Dem Intervall *c* — *g* könnte auf diese Weise jeder beliebige andere Ton, (etwa *dis*), als „störendes Element" beigesellt werden.

Auch d'Alembert betrachtet den Mollaccord *c*—*es*—*g* als einen getrübten *c*-Klang: „*un arrangement, qui n'est pas à la vérité aussi parfait, que le premier* ut, mi, sol; *parceque dans celui-ci les deux sons* mi *et* sol *sont l'un est l'autre engendrés par le son principal* ut, *au lieu que dans l'autre le son* mi♭ *n'est pas engendré par le son* ut: *mais cet arrangement* ut, mi♭, sol, *est aussi dicté par la nature, quoique moins immédiatement que le premier; et en effet l'expérience prouve que l'oreille s'en accommode à peu prés aussi-bien* 1)".

Das positive Element finde ich vielmehr in dem allen drei Tönen gemeinsamen *g*-Klange. *g* ist, wie Hauptmann sich ausdrückt, das bestimmte Element des Accordes, sowie *c* als bestimmendes Moment des Duraccordes auftritt. Meiner Auffassung nach finden wir indess eher im Mollaccorde ein positives Element als in jenem. Denn alle drei Töne des Mollaccordes afficiren in unserem Gehörorgane wirklich ein und dasselbe *g*, und noch mehr: — Wenn klangreiche Töne erklingen, so coïncidiren nicht blos die allen drei Tönen gemeinsamen *g*, sondern noch alle zu diesem letzteren gehörigen Obertöne, (s. p. 32) so dass in der gesammten Masse sich ein vollständiger *g*-Klang wirklich im Gehörorgane geltend macht. Das Intervall *c* — *g* ohne Terz ist unbestimmt, wie alle zweistimmigen Intervalle. Wir können es, wie später ausführlich dargethan wird, als tonischen *c*-Klang, oder als pho-

---

1) d'Alembert, „élémens de musique". pag. 22 und ff. Besonders wichtig ist die Anm. *f*, pag. 23, der zufolge d'Alembert die frühere in der ersten Ausgabe seines Werkes mitgetheilte Auffassung Rameau's widerlegt. Wahrscheinlich hat Helmholtz nur die erste Auflage gekannt, s. Helmholtz l. c. pag. 352.

nischen *g*-Klang auffassen. Die hinzutretende Oberterz $\overline{e}$ läugnet nun den phonischen *g*-Klang; denn kein *g* kann Oberton von $\overline{e}$ sein, dagegen wird das tonische *c* verstärkt in dieser seiner Bedeutung. — Umgekehrt läugnet das hinzutretende $\underline{es}$ in c—$\underline{es}$—g den tonischen *c*-Klang, denn $\underline{es}$ kann nie Bestandtheil von *c* sein, dagegen wird die phonische *g*-Klang Bedeutung vermehrt, stärker und einhellig hervorgehoben. — Dort wird das phonische Element des Quintintervalles im Duraccord getrübt, hier das tonische Element des Quintintervalles. Das reine Quintintervall ist zwar rein, aber doppeldeutig, unbestimmt, ja unbefriedigend. In diesem Sinne nun nenne ich den Molldreiklang einen phonischen Klang, während der Durdreiklang ein tonischer Klang ist. — Genauer aber, hat jeder dieser Accorde ein consonirendes und dissonirendes Element. Der Duraccord c — $\overline{e}$ — g ist tonisch consonant, und phonisch dissonant, der Mollaccord ist phonisch consonant, tonisch dissonant. — Das Consonante in beiden ist das positive, das Verständniss vermittelnde Moment, das Dissonante dagegen wird von anderer Seite her von grösster Bedeutung für die Harmoniefolge; wir haben später die Leitton-Bedeutung, die dem Duraccorde c—$\overline{e}$—g mit seinem phonischen Oberton $\overline{h}$, dem Mollaccorde c—$\underline{es}$—g mit dem tonischen Grundton $\underline{as}$ zukommt, zu erörtern. Fortan sollen im Sinne der vorstehenden Begründung die tonischen Klänge durch ein Kreuz, die phonischen durch eine 0 bezeichnet werden. Wir schreiben den Duraccord c — $\overline{e}$ — $g = c^{+}$, den Mollaccord c — $\underline{es}$ — $g = g^{0}$, der erstere ist ein tonischer *c*-Klang, der letztere ein phonischer *g*-Klang.

Von höchstem Interesse ist nun, nach Feststellung dieser Begriffe, die Auffassung Hauptmann's p. 34 und 35.

„Der Molldreiklang, als ein umgekehrter Durdreiklang, wird in der Bedeutung, dass man ihn von einer negativen Einheit ausgehend betrachtet in einer Rückwärtsbildung bestehen müssen. Auf die Einheit *c* bezogen, ist der Durdreiklang

$$\begin{array}{ccccc} I & & & & II \\ c & — & \overline{e} & — & g \\ I & & III & & \end{array}$$

der Molldreiklang derselben Einheit *c*, als einer negativen, als Grundton und Terz bestimmender Quint, ist

$$\begin{array}{ccccc} II & & & & I \\ f & — & \underline{as} & — & c \\ & & III & & I \end{array}$$

was dasselbe ist, als wenn wir setzen

$$\begin{array}{ccccc} f & — & \underline{as} & — & c \\ I & & & & II \\ & & I & & III. \end{array}$$

Im Durdreiklange ist die Einheit das positiv Bestimmende, im Molldreiklange ist sie das positiv Bestimmte.

Nach unserer Auffassung ist analog

$c — \overline{e} — g$ ein tonischer *c*-Klang also $= c^+$

$f — \underline{as} — c$ ein phonischer *c*-Klang $= c^0$.

Mit demselben Recht, wie wir oben das Prinzip der Verwandtschaft der Klänge verallgemeinerten, und dasselbe nicht von der reellen Existenz der Obertöne abhängig sahen, müssen wir jetzt auch den Mollaccorden in allen Fällen ihre phonisch consonirende Eigenschaft zuerkennen. Die ursprünglich aus physiologisch begründeten Phänomenen entwickelte Auffassung wird jetzt bei den Mollaccorden sogar verständlicher, denn der phonische Oberton existirt reell, der tonische existirt nicht, oder, — um an die in der Optik gebräuchlichen Begriffe zu erinnern, — der tonische Grundton ist ein virtueller, der phonische Oberton ein reeller Klang. — So giebt andererseits der tonische Dreiklang $c—\overline{e}—g$ einen reellen $\overline{h}$-Klang zu erkennen, denn *c* —

$\bar{e}$ — g ist $= c^+$ und $= \bar{h}^0$, während der tonische Grundton $\underline{as}$ in c — $\underline{es}$ — g nur virtuell existirt. Wenn er aber erklingt, so hören wir reell c — $\underline{es}$ — g als Bestandtheil des Klanges $\underline{as}$. Solch eine Dualität der Accorde finden wir in allen Gebilden der Dur- und Molltonarten als vollkommen ausgebildeten, symmetrisch gestalteten Gegensatz. Allerdings müssen letztere wesentlich anders, als in den modernen Theorieen üblich, aufgefasst werden [1]).

Vorher aber müssen wir noch nachträglich die tonischen und phonischen Eigenschaften der zweistimmigen Intervalle kurz characterisiren.

5. Tonicität und Phonicität der Intervalle.

Dem von Helmholtz entwickelten Prinzip von der Verwandtschaft der Klänge, liegt, wie bereits erwähnt wurde, ein Moment psychologischer Thätigkeit zu Grunde: das der Erinnerung. Wenn ein Ton bald nach seinem Verschwinden von Neuem erklingt, so erkennt man ihn als denselben wieder. Wird statt eines einfachen Tones ein Klang vernommen, so ist jeder Partialton des Klanges nachher ein im Gedächtniss vorhandener Ton. Verwandt werden endlich je zwei Klänge sein, die gemeinsame Partialtöne besitzen.

---

1) Erst nachdem die letzte Zeile der vorliegenden Arbeit geschrieben, bin ich mit einer im Jahre 1852 erschienenen Schrift: „Der accordliche Gegensatz und die Begründung der Skala“ von Otto Kraushaar bekannt geworden. In der Einleitung zu seiner Harmonik bespricht Hauptmann diese Schrift, und weist darauf hin, dass vor längeren Jahren Herr Kraushaar einen musikalisch-theoretischen Cursus bei ihm gehört, und in Folge dessen dasjenige, was in der Entwickelung des Tonsystems mit Hauptmann übereinstimme, auch nur letzterem angehöre. Obgleich sehr kurz, so ist doch Kraushaar's Darstellung in einigen Punkten consequenter, als die Hauptmanns Was aber die negativen Eigenschaften und die Klangbedeutung der Molldreiklänge betrifft, dürfte unzweifelhaft die Priorität Hauptmann, wenn nicht etwa Rameau gebühren. Ich behalte mir vor, später, bei der Construction der Tonleitern und der Cadenzen auf Kraushaars Tonsystem zurück zu kommen.

Ertönen die beiden Klänge nach einander, so vermitteln die gemeinsamen Obertöne die Verwandtschaft. In diesem Sinne sagt Helmholtz:

„Verwandt im ersten Grade nennen wir Klänge, welche zwei gleiche Partialtöne haben; verwandt im zweiten Grade solche, welche mit demselben dritten Klange im ersten Grade verwandt sind“ [1]).

Diese Definition der Verwandtschaft ersten Grades in der dualen Bedeutung der Intervalle, wird nur in der Form des Gedankens, verändert, wenn wir sagen:

Verwandt im ersten Grade nennen wir Klänge, welche entweder zwei gleiche Partialtöne haben, oder welche Partialtöne eines und desselben Grundtones sind. — Soweit die erste Definition in der letzteren enthalten, hat auch Helmholtz das physiologische Element an dem Prinzipe der Phonicität in seinem Buche erörtert [2]). Soweit aber der Unterschied und die gleichzeitig vorhandene tonische und phonische Bedeutung eines jeden Intervalles in Betracht kommt, vermissen wir auch bei ihm die systematische Einheit, so wie den vollendet symmetrischen Gegensatz.

Die Identität der beiden letzten Begriffsbestimmungen leuchtet aus folgenden Sätzen hervor, die wir früher schon angedeutet. Jedes Intervall können wir darstellen durch zwei Brüche $\frac{a}{b}$, $\frac{c}{d}$, wo weder a und c, noch b und d gemeinsame Factore haben. Beide Töne $\frac{a}{b}$ und $\frac{c}{d}$ sind Bestandtheile ein und desselben tonischen Grundtones $\frac{1}{bd}$, und beide haben ein und denselben phonischen Oberton $\frac{ac}{1}$. Nun

1) Helmholtz l. c. pag. 420.

2) Namentlich pag. 279 l. c.

ist aber der Abstand des tonischen Grundtones von dem einen der beiden gegebenen Töne

$$= \frac{1}{bd} : \frac{a}{b} \text{ d. h. } = \frac{1}{da},$$

und der Abstand zwischen dem anderen Tone und dem phonischen Oberton

$$= \frac{c}{d} : \frac{ac}{1} \text{ d. h. } = \frac{1}{da}$$

d. h. aber ton. Gr. und ph. Ob. liegen stets symmetrisch [1]) zum gegebenen Intervalle. Oder wenn wir das Intervall durch $\frac{a}{b} : \frac{b}{a}$ ausdrücken, — was immer möglich ist, wenn auch nicht in ganzen oder rationalen Zahlen a und b, — so ist der tonische Grundton $\frac{1}{ab}$, der phonische Oberton $\frac{ab}{1}$. Das gegebene Intervall $\frac{a}{b} : \frac{b}{a}$, sowie ton. Gr. und ph. Ob. liegen also symmetrisch zum Ausgangstone 1. Wir erkennen hieraus den allgemein geltenden Satz: Der Verwandtschaftsgrad zweier Töne ist tonisch und phonisch ein und derselbe.

Das Intervall $\bar{e} : g = 5 : 6$ kann beispielsweise als 5ter und 6ter Partialton des tonischen Grundton $C_1 = 1$ angesehen werden, und ebenso ist der phonische Oberton $\bar{h}'' = 30$ der 6te Partialton von $\bar{e}$ und der 5te von g.

$$C_1 : \bar{e} : g : \bar{h}'' = 1 : 5 : 6 : 30 = \frac{1}{30} : \frac{1}{6} : \frac{1}{5} : 1$$

$$= \frac{1}{5} : 1 : \frac{6}{5} : 6 = \frac{1}{6} : \frac{5}{6} : 1 : 5$$

$$= \sqrt{\frac{1}{30}} : \sqrt{\frac{5}{6}} : (1) : \sqrt{\frac{6}{5}} : \sqrt{\frac{30}{1}}$$

---

1) Die Symmetrie ist bei den Schwingungszahlen der Intervalltöne stets eine geometrische und nie eine arithmetische, s. Euler „tentamen novae theoriae musicae“ pag. 103.

In all diesen Verhältnisszahlen ist blos der willkührliche Ausgangston 1 verändert, und der tonische Grundton liegt stets ebensoweit von dem einen Intervalltone entfernt, wie der ph. Ob. vom anderen.

Hieraus folgt unmittelbar, dass, wenn der tonische Grundton mit einem Intervalltone nur um ganze Octaven auseinander liegt, dasselbe zwischen dem ph. Ob. und dem anderen Intervalltone stattfindet.

Setzen wir nun für alle folgenden Fälle voraus, die Schwingungszahlen seien einmal durch positive ganze Zahlen, die relativ prim zu einander sind, ausgedrückt, dann dieselben Schwingungsverhältnisse durch ächte Stammbrüche, denn jedes Intervall $a : b$ kann auch geschrieben werden $\frac{1}{b} : \frac{1}{a}$, und behalten wir stets diese beiden Schreibweisen vor Augen so dass entweder der untere Intervallton mit a, der obere mit b, oder jener mit $\frac{1}{b}$ dieser mit $\frac{1}{a}$ bezeichnet wird, so lassen sich noch folgende Fälle unterscheiden:

1. Mit dem unteren Intervalltone stimmt der ton. Gr., und mit dem oberen der phon. Ob. nur dann überein, wenn der tiefere Ton a oder im andern Falle der Nenner a des zweiten Tones eine Potenz von 2 ist. — Hierher gehören also

die Octave $1 : 2 = \frac{1}{2} : \frac{1}{1}$,

die Quinte $2 : 3 = \frac{1}{3} : \frac{1}{2}$,

die grosse Terz $4 : 5 = \frac{1}{5} : \frac{1}{4}$,

die grosse Sexte $8 : 9 = \frac{1}{9} : \frac{1}{8}$,

die grosse Septime $8 : 15 = \frac{1}{15} : \frac{1}{8}$,

und viele andere Intervalle, sowie alle Erweiterungen um eine oder um mehre Octaven.

2. Im umgekehrten Falle, d. h. wenn der Zähler des höheren Tones b, oder in der anderen Schreibweise der Nenner des tieferen, $\frac{1}{b}$, eine Potenz von 2 ist, findet eine Coïncidenz statt zwischen ton. Gr. und oberem Intervallton, und andererseits gleichzeitig zwischen ph. Ob. und tieferem Intervallton. Hierher gehören wiederum die Octave $1 : 2 = \frac{1}{2} : 1$,

dann: die Quarte $3 : 4 = \frac{1}{4} : \frac{1}{3}$,

die kleine Sexte $5 : 8 = \frac{1}{8} : \frac{1}{5}$,

der grosse Halbton $15 : 16 = \frac{1}{16} : \frac{1}{15}$. u. s. w.

In all diesen Intervallen, wird die Anzahl von Octaven, um welche die entsprechenden Töne von einander entfernt sind, durch den Exponenten der Potenz von 2 bestimmt. z. B. der ton. Gr. der kleinen Sexte $5 : 2^3$ liegt 3 Octaven vom oberen, und der ph. Ob. eben soweit vom unteren Intervalltone entfernt.

Wenn die soeben vorausgesetzte Beziehung in den Schwingungsverhältnissen nicht statt hat, so stimmen weder ton. Gr. noch ph. Ob. mit irgend einem der Intervallbestandtheile überein.

3. Setzen wir voraus, dass die Schwingungszahlen a und b nur die Faktoren 2, 3 oder 5 enthalten, so folgt ferner: Bei allen Intervallen, in denen a und b die Faktoren 3 und 5 resp. nur einmal enthalten, und keiner der Töne alle beide oder einen derselben zwei oder mehrmal, kann das Product ab nur eine Potenz von 2 multiplicirt mit dem Product 3×5 enthalten. — d. h. Der tonische Grundton ergänzt das Intervall zum Durdreiklang, der phonische Oberton zum Molldreiklang. Hierher gehören die

kleine Terz und ihre Umkehrung, die grosse Sexte, und alle Erweiterungen beider:

Intervall.	Bezeichnung.	Schwingungsverhältniss.	Ton. Gr.	Phon. Ob.
kleine Terz	$\overline{e} - g$	5 : 6	$1 = C,$	$30 = \overline{h}''$
grosse Sexte	$g - \overline{e}'$	3 : 5	$1 = C$	$15 = \overline{h}''$
kleine Decime . . .	$\overline{e} - g'$	5 : 12	$1 = C,$	$60 = \overline{h}'''$
grosse Tredecime . .	$g - \overline{e}''$	3 : 10	$1 = C$	$30 = \overline{h}'''$
oder kleine Terz	$\overline{e} - g$	$\frac{1}{6} : \frac{1}{5}$	$\frac{1}{30} = C,$	$1 = \overline{h}''$
kleine Decime . . .	$\overline{e} - g'$	$\frac{1}{12} : \frac{1}{5}$	$\frac{1}{60} = C,$	$1 = \overline{h}'''$

u. s. w.

In ähnlicher Weise könnte leicht weiter untersucht werden, welche Beziehungen zwischen ton. Gr. und phon. Ob. und den gegebenen Intervalltönen bestehen, wenn höhere Potenzen von 3 und 5 in den Schwingungszahlen vorkommen. Allein weder für praktische noch für theoretische Gesichtspunkte würde ein erheblicher Vortheil aus der Untersuchung der weiterliegenden Gebilde erwachsen. Die besonderen Eigenschaften complicirterer Intervalle betrachten wir deshalb nur in jedem speciellen Falle, dem wir im Laufe der Untersuchung begegnen.

Es leuchtet nun von selbst ein, dass innerhalb der Verwandtschaft ersten Grades ein Unterschied durch die bezüglichen Ordnungszahlen der in Frage stehenden Partialtöne entsteht. Helmholtz sagt: „Je stärker die beiden übereinstimmenden Partialtöne sind im Verhältniss zu den übrigen Partialtönen zweier im ersten Grade verwandter Klänge, desto stärker ist die Verwandtschaft.“ Aus dem bereits früher angegebenen Grunde möchte ich aber auch hier von der Existenz reell angegebener Klänge ganz absehen. Zugegeben, dass die Frische des Eindruckes einen Einfluss auf den Zuhörer ausübt, so sind doch die Töne des Intervalles

c — $\overline{\overline{e}}$ z. B. ebenso nah verwandt, ob ich sie von einer Violine angeben höre, oder ob ich mir die Töne blos vorstelle. Wir sagen desshalb allgemein: Der Verwandtschaftsgrad wird bestimmt durch diejenigen Ordnungszahlen der Partialtöne eines gegebenen Intervalls, welche den ph. Ob. bilden oder, durch diejenigen Ordnungszahlen, welche dem Intervall in Beziehung auf den tonischen Grundton zukommen. Welche funktionelle Beziehung zwischen den Ordnungszahlen der coïncidirenden Obertöne einerseits und dem Verwandtschaftsgrade andrerseits besteht, geht aus der Helmholtzschen Definition nicht hervor, dürfte aber auch sehr schwer zu finden sein[1]). Es handelt

---

1) Nur anmerkungsweise erlaube ich mir die Resultate einer Speculation mitzutheilen, die mir noch zu wenig begründet, und in gewissem Sinne zu vage erscheint, um befriedigen zu können. Ich darf dieselbe nicht ganz mit Stillschweigen übergehen, weil ich hoffe, dass es vielleicht Anderen gelingen wird, auf diesem Wege zuverlässigere Gesichtspunkte zu finden, und weil der Gegenstand mir durchaus wichtig erscheint. Es handelt sich hier nicht etwa um den „Wohlklang" eines Intervalles, denn für ein bestimmtes Intervall kann der Wohlklang nicht constant sein. Wohl aber ist das der Fall mit der harmonischen Bedeutung eines Intervalles, und diese letztere wird um so entschiedener sein, d. h. die tonische oder phonische Bedeutung wird um so klarer hervortreten, je grösser die Verwandtschaft. Wie finden wir aber ein Maass für die letztere? Das Moment der Coïncidenz des tonischen Grundtons und phonischen Obertons mit den Intervallbestandtheilen allein kann hier nicht entscheiden. Denn eine solche findet selbst bei sehr engen Intervallen statt wie z. B. bei 15 : 16 = $\overline{h}$: c oder 125 : 128 = $\overline{\overline{gis}}$: $\underline{as}$. Offenbar aber wird wohl die Entfernung des tonischen Grundtones oder des phonischen Obertones von den Intervallbestandtheilen von Einfluss sein. Am natürlichsten scheint es, das Product beider Schwingungszahlen als Maass anzunehmen, derart, dass je kleiner dasselbe, um so näher und stärker die Verwandtschaft. Diese Annahme findet darin ihre Begründung, dass die Stärke der Partialtöne in ihrer hypothetischen oder ursprünglichen Erscheinung umgekehrt proportional ist der Ordnungszahl. Je weiter der phon. Oberton abliegt, um so schwächer ertönt er, und analog sagen wir weiter, um so viel schwerer ist es, diesen Ton als Bestandtheil jenes Grundtones zu erkennen. Das Maass der Verwandtschaft zweier Töne a und b (in ganzen Zahlen) wäre demnach $\frac{1}{ab}$. Wir werden aber sogleich erkennen, dass diese Anschauung nur so lange gültig sein kann, als die Verwandtschaft eindeutig, als das Intervall ein consonantes ist. Wird sie mehrdeutig dadurch, dass neben der Verwandtschaft ersten Grades stärkere Beziehungen zweiten Grades herrschen, so ist jener Ausdruck $\frac{1}{ab}$ nicht mehr genügend. — Dieses findet allemal

sich um eine consequente und logisch verständliche Begriffsbestimmung, die zwar nie a priori, ohne ein durch das Gehörorgan vermitteltes Urtheil, doch aber von feststehenden Prinzipien aus gewonnen werden kann. Treffend sagt Weitzmann: (Geschichte des Septimenaccordes Berlin 1854) „Die Ansichten vom Wohlklange waren von jeher sehr wechselnd, oft widersprechend; es hat deshalb auch zu keiner Zeit eine unfehlbare, feststehende und allein gültige musikalische Grammatik gegeben. Der Sinn kann irre geleitet, das Ohr verwöhnt werden, und der Verstand allein wird einmal die Gesetze eines positiven Wohlklanges ergründen und feststellen.“ Ein weites Gebiet der Forschung liegt hier den Theoretikern offen.

---

statt, wenn *a* oder *b* die Faktore 3 und 5 zugleich oder einen von ihnen mehrmal enthalten. Wir erhalten aber für die consonanten Intervalle, d. h. diejenigen Zweiklänge, deren Schwingungszahlen nur einer Terz- oder Quint-Generation angehören, folgende Werthe, wenn wir uns auf die Combinationen innerhalb zweier Octaven beschränken:

Intervalle	Schwingungsverhältniss	Producte der Schwingungszahlen
Octave	1 : 2	2
Duodecime	1 : 3	3
Doppeloctave	1 : 4	4
Quinte	2 : 3	6
gr. Decime	2 : 5	10
Quarte	3 : 4	12
gr. Sexte	3 : 5	15
gr. Terz	4 : 5	20
Undecime	3 : 8	24
gr. Tredecime	3 : 10	30
kl. Terz	5 : 6	30
kl. Sexte	5 : 8	40
kl. Decime	5 : 12	60
kl. Tredecime	5 : 16	80

Wie man sieht, stimmt diese Reihe gut überein mit den hergebrachten Ansichten über den Wohlklang der Intervalle. Ich versuchte weiter zu gehen, und für die Dur- und Molldreiklänge einen ähnlichen Versuch anzustellen, denn offenbar wird die tonische und phonische Bedeutung mehrstimmiger Accorde von der Lage der Stimmen abhängen. Bildet man die Producte der Schwingungszahlen je zweier Töne, so geben deren Summen folgende Ordnung für das Verständniss der Dur- und Molldreiklänge.

Die Nothwendigkeit auf empirische Thatsachen zu bauen und das Experiment zu Hülfe zu nehmen, nicht aber die theoretische Musik rein philosophisch herzuleiten, wurde

Maasszahlen:	31	43	47	52	56	74	79	82	83	106	134	152
Reihenfolge:	1	2	3	4	5	6	7	8	9	10	11	12
Reihenfolge nach Helmholtz: (Combinationst.)	1	3	2	7	4	8	5	6	9	10	11	12

Wie man sieht, weicht die von Helmholtz gegebene Reihe nicht sehr von der obigen ab. In hohem Grade ist das der Fall, wenn man die Molldreiklänge berechnet, für welche Helmholtz nachwies, dass nur in drei Lagen mehr als ein unharmonischer Combinationston vermieden werden kann. Fragen wir aber nur nach der phonischen Bedeutung eines solchen Gebildes, so erhalten wir dieselben Maasszahlen wie soeben, wenn wir nur das Spiegelbild der vorstehenden Reihe niederschreiben.

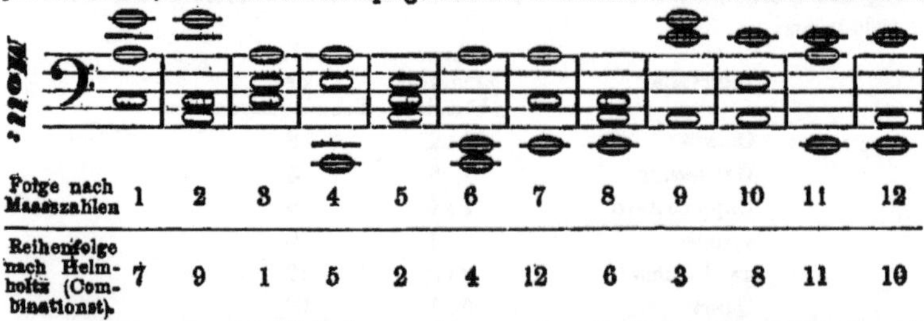

Folge nach Maasszahlen	1	2	3	4	5	6	7	8	9	10	11	12
Reihenfolge nach Helmholtz (Combinationst.)	7	9	1	5	2	4	12	6	3	8	11	10

Ich muss ausdrücklich daran erinnern, dass die Reihenfolge nicht etwa an der Physharmonica, wo die Combinationstöne jeden Molldreiklang unleidlich machen, geprüft werde. Ich lege keineswegs einen hohen Werth auf die von mir aufgestellte Ordnung, es lag mir nur daran, für den Wohlklang der Mollaccorde einzutreten, die meines Erachtens, von Helmholtz zu sehr in ihrer Güte beeinträchtigt werden. Nur einzelne Fälle will ich näher besprechen. Man könnte mit Recht mir vorwerfen, dass die Hypothese, von der aus ich den Wohlklang beurtheile nicht genügend begründet sei. Dagegen kann ich nichts erwidern; nur aber erinnern muss ich daran, dass bei Helmholtz der Accord 11 einen niederen Rang wegen dreier störender Combinationstöne einnimmt, welch letztere aber beim gesungenen Accorde sehr wenig hörbar sind. Dass diese den Wohlklang bestimmen sollten, erscheint mir eine viel gewagtere Hypothese zu sein. In der That ist der Accord 11 schlecht angethan, einen phonischen $\bar{e}$-Klang zu repräsentiren, was er doch soll, bereits von d'Alembert erkannt. In der Einleitung zu dem bereits früher citirten Werke befindet sich folgende interessante Stelle:

„*Au reste, en destinant cet ouvrage à éclaircir la théorie de la musique, et à la réduire en un corps de science,*

---

denn der Ton $\bar{e}$ liegt tief unten, und c, dessen fünfter Oberton erst $= \bar{e}$, liegt hoch oben. Der beste Accord nach meiner Reihe hat die natürlichste Lage, $\bar{e}$ möglichst hoch, c tief und das $\bar{a}$ in der Mitte. Bei Helmholtz ist dieser Accord erst der siebente. Nur der neunte Accord (nach Helmholtz der dritte) scheint mir in der That einen höheren Rang zu verdienen, und lässt die Vermuthung offen, ob die Maasszahl 60 für die kleine Decime nicht zu hoch ist. Vor allem ist aber Helmholtz's Auffassung gegenüber daran zu erinnern, dass die Mollaccorde phonisch consonant sind, und die dissonirenden Obertöne des Duraccordes einen weit schlimmeren Einfluss auf den Wohlklang ausüben dürften, als die an Zahl geringen und im Allgemeinen, wenigstens beim Gesange, sehr schwachen Combinationstöne.

Auch auf Vierklänge habe ich die Hypothese geprüft, und je nach den Summen der Maasszahlen aller Intervalle eine Reihenfolge hergestellt. Die Schwingungszahlen sind aber alsdann stets auf $c = 1$ bezogen, so dass die Octave $\bar{e} - \bar{e}' = 50$ und $g - g' = 18$ gesetzt wurde.

Es giebt 36 verschiedene Lagen innerhalb zweier Octaven. Von diesen führt Helmholtz nur die besten an, 11 an der Zahl. — Da je nach dem Grundtone der Eindruck eines vierstimmigen Accordes sich durchaus ändert, so werde ich die allgemeine Reihenfolge in Zahlen angeben und die zwölf Dreiklänge von den zwölf Sext- und den zwölf Quartsextaccorden trennen:

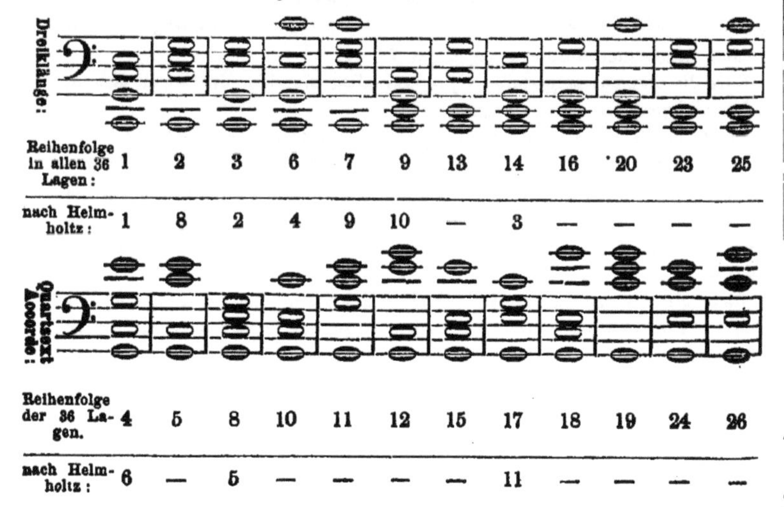

plus complet et plus lumineux qu'on avait fait jusqu'ici, nous devons avertir ceux qui liront ce traité, de ne se point faire illusion sur la nature de notre objet, et sur celle de notre travail. — Il ne faut point chercher ici cette évidence frappante, qui est le propre des seuls ouvrages de Géometrie, et qui se rencontre si rarement dans ceux, où la Physique se mêle. Il entrera toujours dans la théorie des phénomènes musicaux une sorte de Métaphysique, que ces phénomènes supposent implicitement, et qui y porte son obscurité naturelle; on ne doit point s'attendre en cette matière à se qu'on appelle d é m o n s t r a t i o n; *c'est beaucoup que d'avoir réduit les principaux faits en un systême bien lié et bien suivi, de les avoir déduits d'une seule expérience, et d'avoir établi sur ce fonde-*

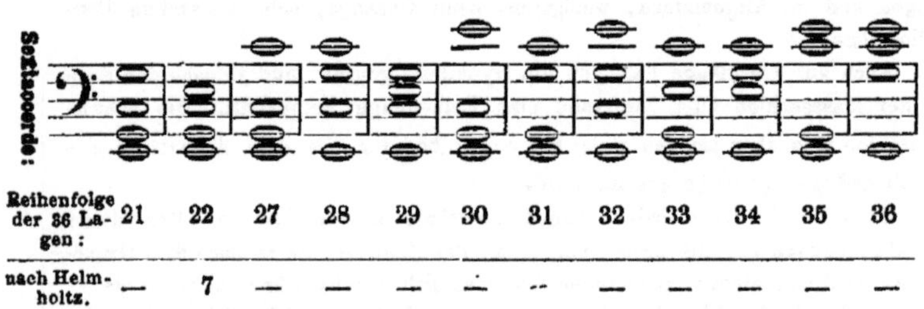

Reihenfolge der 36 Lagen:	21	22	27	28	29	30	31	32	33	34	35	36
nach Helmholtz.	—	7	—	—	—	—	—	—	—	—	—	—

Die von Helmholtz auserwählten Accorde sind nahezu auch nach unserer Hypothese die besten, so die ersten sechs und besonders der Accord 1. Die letzte Gruppe ist die schlechteste, und hat auch Helmholtz nur einen aufgenommen. Die meisten haben hier Verdoppelungen der Terz $\bar{e}$.

Dass die von uns aufgestellte Hypothese nicht hinreicht, dürfte aus mehren Beispielen nachgewiesen werden können.

Aehnliche Versuche über Anordnung aller Septimenaccorde wage ich vollends nicht mitzutheilen. Zu erwähnen wäre nur noch, dass die Reihenfolge für das Verständniss eines vierstimmigen phonischen $\bar{e}$-Klanges sich unmittelbar durch die Umkehr der obigen Harmonieen ergiebt. Kehrt man das Blatt um, und denkt sich wiederum den Bass-Schlüssel gegeben, so ist die Reihe von rechts nach links zu nehmen. —

Dass die dissonanten Intervalle anders beurtheilt, und zwar durch eine complicirtere Funktion der Schwingungszahlen dargestellt werden müssen, leuchtet ein. Beispielsweise hätte das Intervall $\bar{e}:d = 5:9$ die Maasszahl 45, käme also zwischen kl. Sexte (40) und kl. Decime (60) zu stehen. Offenbar unterliegt hier die Verwandtschaft zweiten Grades, die doppelte Quintgeneration, einer besonderen Beurtheilung.

ment si simple les règles les plus connues de l'Art musical. Mais d'un autre côté s'il est injuste d'éxiger ici cette persuasion intime et inébranlable, qui n'est produite que par la plus vive lumière; nous doutons en même tems qu'il soit possible de porter sur ces matières une lumière plus grande."

Dem letzten Ausspruch zufolge hält d'Alembert das Problem für ein erschöpft beantwortetes. In der Fortsetzung jener Einleitung kommt er noch ein mal auf dieselbe Frage zurück, und ich kann nicht umhin, den ganzen hierhergehörigen Absatz aufzunehmen, zumal da er den Uebergang bilden wird zu dem Gegenstande, der uns sogleich beschäftigen soll:

„*On ne sera point étonné après cet aveu, que parmi les faits qui se déduisent de l'expérience fondamentale, it y en ait qui paraissent dépendre immédiatement de cette expérience, et d'autres qui s'en déduisent d'une manière plus éloignée et moins directe. Dans les matières de Physique, où it n'est guère permis d'employer que des raisonnements d'analogie et de convenance, il est naturel que l'analogie soit tantôt plus, tantôt moins sensible: et ce serait, nous osons le dire, le caractère d'un esprit bien peu philosophique, de ne savoir pas reconnaître et distinguer cette gradation et ces différantes nuances. Il n'est pas surprenant, que dans un sujet ou l'analogie seule peut avoir lieu, ce guide vienne à manquer tout-à-coup pour l'explication de certains phénomênes. C'est ce qui arrive aussi dans la matiére, que nous traitons; et nous n'avons pas dissimulé qu'il est certains points (quoiqu 'en petit nombre), où le principe parait laisser quelque chose à désirer.*"

Also ein kleiner Theil der Theorie der Musik soll doch noch unerklärt sein, und sehen wir genauer zu, welcher Theil im Folgenden insbesondere bezeichnet wird, so sind es gerade diejenigen Momente, die im Gegensatz zu dem von d'Alembert angewandten Tonicitätsprincipe sich durch das der Phonicität erklären lassen werden. — Unmittelbar weiter heisst es:

„*Telle est, par exemple, la marche diatonique de l'échelle du mode mineur en descendant; la formation de l'accord appellé communément accord de sixte superflue; et quelques autres faits moins importants, dont nous ne pouvons guère jusqu'ici alléguer, de raison satisfaisante que l'expérience seule.* ..... *On parviendra peut-être par de nouvelles recherches à réduire ces Phénomènes au principe; ou bien, l'harmonie a peut-être quelqu'autre principe inconnu.....*

Zweiter Abschnitt.

Tonalität und Phonalität.

1. Tonleiter der reinen Systeme.

Zu einem Systeme gehört eine Gruppe nahverwandter Töne. Soll das Ohr einen Maassstab für die Beziehungen der Töne gewinnen, so muss ein Ton als Centrum des Systemes gegeben sein.

Sehen wir von der Octave ab, so sind die beiden Quinten die nächsten Verwandten. *f* und *g* stehen zu *c* in dieser nahen Beziehung. *c*, durch seine beiden Quinten bestimmt, würde Centrum des Systems *c*, *f*, *g* sein. Diesen Namen kann indess die vorliegende Zusammenstellung noch nicht beanspruchen, weil in derselben noch kein Dreiklang möglich. Nach dem Prinzip der Klangvertretung, das wir hier aufrecht zu erhalten haben, ist jeder Zweiklang von unbestimmtem Character. — Wir hätten im vorliegenden Falle zwar unzweideutig in der Folge der beiden möglichen Zweiklänge *c* als Centrum zu erkennen, weil

$$f - c = f^{+} \text{ und } = c^{o}$$
$$c - g = c^{+} \text{ und } = g^{o}$$

aber jeder Zweiklang für sich ist zweideutig. Ohne Hinzunahme von Terzen ist daher ein System nicht denkbar. Nun wissen wir aber, dass die Art der Klangvertretung eine wesentlich verschiedene ist, je nachdem die unteren oder oberen Terzen genommen werden. Fügen wir dem Intervall $f - c$ eine Unterterz von *c* hinzu, so erhalten wir unzweideutig c^{o}. Nehmen wir die Oberterz von *f*, so verschwindet die Bedentung c^{o}, dagegen entsteht deutlich ein f^{+}.

Versuchen wir statt der Töne *f, c, g* — deren Klänge zu einem System aufzubauen, so können wir zwei verschiedene Wege einschlagen. Man verstand bisher unter Tonalität den Grundsatz, demgemäss „die ganze Masse der Töne und Harmonieverbindungen in enge und stets deutliche Verwandtschaft zu einem frei gewählten Tone zu setzen sei, dass aus diesem sich die Tonmasse des ganzen Satzes entwickele und in ihn wieder zurücklaufe [1].“ Diesen Ton nannte man die Tonica des Systems. Ich möchte nun die vorstehende Definition für das allgemeine Prinzip eines Tonsystemes gelten lassen, und das Wort Tonalität blos auf den einen Fall beschränken, wo die gesammte Tonmasse durch tonische Klangvertretung entstanden. Den Schwerpunkt des tonischen Systems nenne ich Tonica. Als dualen Gegensatz gegen das Prinzip der Tonalität stelle ich das der Phonalität auf. — Unter Phonalität aber verstehe ich dasselbe oben ausgesprochene Prinzip, dem zufolge die gesammte Masse der Töne aus einer phonischen Klangvertretung entsprungen. Den Schwerpunkt des Systems nenne ich die Phonica. Beide Arten der Klangvertretung können gleichzeitig angewandt werden. Wir erhalten alsdann gemischte Tonsysteme. Bleiben wir zunächst bei den reinen stehen. Nach dem Prinzip der Tonalität bilden wir die Klänge: f^+, c^+, g^+ und nach dem der Phonalität: f^0, c^0, g^0. Wenn *c* Tonica, so haben wir die Dreiklänge

$f - \bar{a} - c = f^+$, $c - \bar{e} - g = c^+$, $g - \bar{h} - d = g^+$

und wenn *c* Phonica

$b - \underline{des} - f = f^0$, $f - \underline{as} - c = c^0$, $c - \underline{es} - g = g^0$.

Die ersten drei Dreiklänge sind aufsteigend, die letzteren absteigend gebildet. Stellen wir die Bestandtheile je dreier Dreiklänge nach der Tonhöhe zusammen, so erhalten wir folgende zwei diatonische Tonleitern:

---

1) Helmholtz l. c. pag. 383.

$$c - d - \bar{e} - f - g - \bar{a} - \bar{h} - c$$
$$c - \underline{des} - \underline{es} - f - g - \underline{as} - b - c.$$

Die erstere ist die Durtonleiter, die in entsprechender Weise von jeher dargestellt worden, die zweite dagegen ist die dorische Tonleiter der Griechen (phrygische Kirchentonart). — Keine der beiden Leitern ist symmetrisch in sich gestaltet, wohl aber ist die zweite der vollkommene Gegensatz der ersten. Da wir von *c* ausgehend, untere und obere Quinte in beiden Leitern gemeinsam annahmen, nun aber die Klänge einmal ganz und gar nach der Höhe, dann ganz und gar nach der Tiefe aufbauten, so wurde jeder Accord genau die Umkehrung des entsprechenden der anderen Leiter. $c = 1$ gesetzt, werden die Schwingungsverhältnisse beider Leitern sich durch reciproke Werthe darstellen lassen, und alle Intervalle, die in der einen Leiter vorkommen, werden wir symmetrisch gelegen in der anderen finden. Da bei tonischen und phonischen Dreiklängen die Intervalle nicht gleich, sondern symmetrisch zu einander geordnet sind, so werden alle tonischen Eigenschaften eines Zusammenklanges in einem der beiden Geschlechter sich stets ebenso gestalten, wie die phonischen Eigenschaften des anderen Geschlechtes, und umgekehrt. Beispielsweise wird der Zusammenklang $d\,f\,\bar{h}$ dieselbe Lage der tonischen Grundtöne zur Tonica *c* haben, wie die phonischen Obertöne des symmetrisch gelegenen Accordes $\underline{des} - g - b$ zum oberen *c*, der Phonica, und ebenso die phonischen Obertöne jenes Accordes dieselbe Lage, wie die tonischen Grundtöne des letzteren. Ein Blick auf die Schwingungsverhältnisse der Töne beider Leitern wird mit Rücksicht auf die Seite 36 entwickelten Gesetze die Wahrheit dieser Behauptung beweisen. Nennen wir die erstere Leiter die tonisch-*c* oder *c*-dur-Leiter, die letztere die phonisch-*c*-Leiter, und nehmen wir für die Schwingungszahlen der ersten das untere $c = 1$, für die der anderen das obere $c = 1$ an, so folgt:

$$\longrightarrow$$

$$c - d - e - f - g - \bar{a} - \bar{h} - c$$

$$1 - \frac{9}{8} - \frac{5}{4} - \frac{4}{3} - \frac{3}{2} - \frac{5}{3} - \frac{15}{8} - \frac{2}{1}$$

$$c - \underline{des} - \underline{es} - f - g - \underline{as} - b - c$$

$$\frac{1}{2} - \frac{8}{15} - \frac{3}{5} - \frac{2}{3} - \frac{3}{4} - \frac{4}{5} - \frac{8}{9} - 1$$

$$\longleftarrow$$

Längst hatte man bemerkt, dass die letzte Leiter die Umkehr der ersteren [1]) sei, nicht aber den consequenten Gegensatz, der sich im ganzen Bau und in allen Harmonieen kund thut. So wie der tonische *c*-Klang in der ton. Leiter $c - \bar{e} - g$ ist, so ist $f - \underline{as} - c$ als phonischer *c*-Klang der Mittelpunkt des zweiten Systems, und nicht $c - \underline{es} - g$, wie bisher irrthümlicher Weise in der dorischen Leiter angenommen wurde. Wie der Bau der Accorde im tonischen System ein aufsteigender, im phonischen ein absteigender ist, so lese man auch alle phonischen Tonfolgen von rechts nach links, wie der Pfeil andeutet. Viele haben die Schreibweise für das dorische Geschlecht umgekehrt, ich finde aber dass eine der Klaviertastatur entsprechende Schreibweise bei weitem zweckmässiger und anschaulicher ist.

Das Prinzip der Tonalität ist, wie bereits erwähnt, im Wesen einerlei mit dem der Phonalität. Beide sind in aller Musik herrschend gewesen, obgleich ersteres bisher allein erkannt, und wie Helmholtz [2]) berichtet, namentlich von Fétis untersucht worden ist. Die Behandlung der Dur-

---

1) Helmholtz l. c. pag. 468.

2) Helmholtz l. c. p. 367. Ich habe leider der für meine Untersuchung dringend wichtigen „Bibliographie universelle des musiciens" von Fétis nicht habhaft werden können.

tonleiter, auf Grund des Rameauschen Fundamentalbasses war stets eine consequente, wenigstens in allen tonischen Gebilden, während unser modernes Mollsystem stets schwankend und unbestimmt blieb, weil das Prinzip der Phonicität, zwar für das einzelne Molldreiklanggebilde erkannt oder angedeutet, doch nicht auf alle Dur- und Mollharmonieen ausgedehnt wurde, und weil die Bedeutung der Phonalität für das Gesammttonsystem von jenem der Tonalität verdunkelt ward. Keineswegs blos die Bestandtheile der Tonleiter, sondern alle Regeln der Modulation und Stimmführung hängen hiemit innig zusammen. Der Bau grösserer Kunstwerke, sowie namentlich der homophone Gesang sind Zeugnisse eines unbewusst herrschenden Sinnes für Phonalität.

Nennen wir, wie bisher üblich, im tonischen Geschlechte *c* Tonica, *f* Unterdominante, *g* Oberdominante, so müssen analoge Bezeichnungen für dieselben Töne im anderen Geschlechte gegeben werden. Ich nenne
c die Phonica, *f* Unterregnante, *g* Oberregnante.

Das Wort Regnante erschien nothwendig, um mit demselben einerseits die Beziehung zu einer Phonica nach dem Prinzip der Phonalität, andererseits die phonische Bildung des Klanges, nach dem Prinzip der Phonicität, anzudeuten. (Das Prinzip der Phonicität bezieht sich auf die phonischen Eigenschaften jedes einzelnen Zusammenklanges, jenes dagegen, das Prinzip der Phonalität, bildet den Zusammenhang aller Klänge und Töne eines geschlossenen Tonsystems). Wir haben demnach folgende Accorde: Den der

Unterdominante *f*	Tonica *c*	Oberdominante *g*
$f - \bar{a} - c$	$c - \bar{e} - g$	$g - \bar{h} - d$
Unterregnante *f*	Phonica *c*	Oberregnante *g*
$b - \underline{des} - f$	$f - \underline{as} - c$	$c - \underline{es} - g$

Bemerken wir sogleich, dass in jedem Durdreiklange die phon. Bedeutung des Quintklanges zwar durch die Oberterz ($\bar{e}$) geläugnet, aber doch noch zum Theil durch das Quintintervall vertreten und ebenso, dass in jedem phon. Klange die tonische Bedeutung zwar durch die Unterterz (*as* in *f as c*) geläugnet, aber doch im Quintintervall *f* — *c* noch enthalten ist, betrachten wir demnach in der tonischen Leiter *g* als [Phonica], wo die Klammer die Unterordnung der Phonicität und Phonalität bedeuten soll, ebenso in der phonischen *c* = Leiter *f* als [Tonica], so erhalten wir folgendes Schema der Gebilde:

	b	*f*	*c*	*g*	*d*
ton. *c*		Unterdom.	Tonica [Unterregn.]	Oberdom. [Phonica]	[Oberregn.]
phon. *c*	[Unter-Dom.]	Unterregn. [Tonica]	Phonica [Ober-Dom.]	Oberregn.	

In der ersten Leiter haben *c* und *g* Doppelbedeutung, in der andern *c* und *f*, in jener ferner *f*, in dieser *g* eine einfache Hauptbedeutung, ferner *d* in jener, *b* in dieser Nebenbedeutung. — Das Gegenbild der Tonica und [Unter-Regn.] ist die Phonica und [Ober-Dom.] — Der Bedeutung von *g* als Ober-Dom. entspricht hier *f*, die Unterregnante. So wie man unter Dominante ohne weiteren Zusatz die Oberdominante versteht, wollen wir die Unterregnante schlechtweg Regnante nennen.

Nun übersieht man leicht, dass die phon.-*c*-Leiter die um eine Quint versetzte absteigende *f*-moll Tonleiter ist. Die wesentlichere Bedeutung einer Unter-Regnante ist bei der modernen Molltonleiter der untergeordneten einer [Tonica] gewichen. Durch diese Versetzung des Anfangstones ist der erste Schritt gegen das Prinzip der Phonalität gethan. Ein weiterer führt immer mehr zur Vermengung beider Prinzipien, so namentlich in der Construction der aufsteigenden Leiter

f — *g* — *as* — *b* — *c* — *des* — $\bar{e}$ — *f*

die Einführung eines aufsteigenden tonischen Leittones $\overline{e}$, dann die eines tonischen *b*-Dreiklanges $b - \overline{d} - f$ in der aufsteigenden Leiter $f - g - \underline{as} - b - c - \overline{d} - \overline{e} - f$, endlich sogar in der absteigenden Leiter die Verwandlung des Tones $\underline{es} = \frac{3}{5}$ in $es = \frac{16}{27}$, d. h. in die Unterquint von b, ja sogar die von $\overline{d} = \frac{5}{9}$ in $d = \frac{9}{16}$. Dadurch wurde dem *f*-moll-Systeme oder unserem phon.-*c* der Accord der Ober-Regnante geläugnet, und statt dessen die untergeordnete Bedeutung einer [Unt.-Dominante] *b* so weit bevorzugt, dass sie noch die Stimmung des nach unten hin gelegenen *es* bestimmte. So verfährt Hauptmann [1], indem er die harmonische Grundlage für die Stimmführung in der absteigenden *c*-moll Tonleiter untersucht, ebenso Naumann [2], und nur Helmholtz führt den Ton $\underline{es}$ als reine kleine Oberterz von *c* ein [3]. Hauptmann hat gewiss Recht, wenn er sagt (§ 80): „dass hier von einem willkührlichen Erhöhen oder Vertiefen nicht die Rede sein kann.“ Um so wichtiger ist deshalb eine strenge Systematik, die uns die Töne genau kennen lehrt, und zwar genauer, als es mit Hülfe einer experimentellen Ermittelung möglich wäre. Auf eine solche ist übrigens Niemand zurückgegangen, Hauptmann und Naumann legen systematische Gesichtspunkte ihrer Betrachtung

---

1) Hauptmann l. c pag. 61 und auch Drobisch (Pogg. Ann. 90 p 356).

2) Naumann l. c. pag. 7.

3) Helmholtz l. c. pag. 459 und früher. Hauptmann und mit ihm Naumann behandeln die *c-moll* Tonleiter, d. h. nach meiner Darstellung die phon.-*g* Leiter. Daher findet man dort den Ton $c = 1$ gesetzt:

$$c - d - \underline{es} - f - g - \overline{as} - b - c, \text{ und } g = 1 \text{ gesetzt, gäbe } g - \overline{as} - b - c,$$
$$\frac{4}{3} \quad \frac{3}{2} - \frac{8}{5} - \frac{16}{9} - 2 \qquad\qquad 1 \quad \frac{16}{15} - \frac{32}{27} - \frac{4}{3}$$

also $b = \frac{32}{27}$ statt $\underline{b} = \frac{6}{5}\, g$.

Hiermit in Widerspruch steht die Herleitung der mit *C-moll* verwandten Tonarten auf Seite 195; s. das Schema, das vollkommen phonisch gebildet ist.

zu Grunde. Der ganze Aufbau des Mollsystems ist aber ein solcher, wie ich ihn nicht anerkennen kann. Naumann namentlich will die Unterdominant-Seite, wie er sich ausdrückt, in Folge „einer Art harmonischen Gerechtigkeit", beim Absteigen eben so bevorzugen, wie solches mit den Bestandtheilen der Oberdominantseite in der aufsteigenden Tonleiter geschehen ist. Diese Ausdrucksweise kennzeichnet das Willkührliche des Verfahrens. Anders Hauptmann, der den vermittelnden Fundamentalbass zwischen *f* und *es* sucht und denselben in dem Tone *b* finden will [1]). Wir dagegen haben es in der phonischen Leiter mit derselben Schwierigkeit zu thun, die der Ton $\bar{a}$ auf der sechsten Stufe der Durleiter bereitet. d'Alembert [2]) ist in denselben oder richtiger in den analogen Fehler verfallen, wenn er statt $\bar{a} = {}^5/_3$, den Ton $a = {}^{27}/_{16}$ als Quint von *d* einführte, wie schon Helmholtz mit Recht rügt [3]), vom Prinzip der Tonalität aus muss gewiss die nähere Verwandtschaft des $\bar{a}$ betont werden. In Betreff der Stimmung des Tones *d* oder $\bar{d}$ der aufsteigenden Leiter begegnen wir eben solch einer Differenz der Meinungen; Helmholtz und Hauptmann leiten diesen Ton verschieden ab [4]).

Um näher die Beschaffenheit unserer beiden gegensätzlichen Geschlechter zu untersuchen, transponiren wir das phonische um eine grosse Terz. Die ton.-*c* und die phon.-$\bar{e}$ Leiter sind nur in einem Tone von einander unterschieden:

---

1) Hauptmann pag 61. Ueberall ist hier der Ton *B* in der *C-moll* Tonleiter gemeint. Darum schreibt Hauptmann absteig.: *C B as G F es D C.* — *B* ist die Quinte von *F*. Dadurch entsteht aber ein neues Gebilde in der absteigenden Leiter, nämlich *GBD*, oder nach meiner Schreibweise *g b d*, ein pythagoräischer Molldreiklang, den Hauptmann nicht weiter beachtet.

2) d'Alembert l. c. pag. 39. (Anm. (o).

3) Helmholtz l. c. pag. 426 bes. die Anm.

4) Helmholtz l. c. pag. 426. Anm.

$$\begin{array}{lccccccccc} \text{ton. } c : & c & - d - & \bar{e} & - f - & g & - \bar{a} - & \bar{h} & - c \\ & 1 & \frac{9}{8} & \frac{5}{4} & \frac{4}{3} & \frac{3}{2} & \frac{5}{3} & \frac{15}{8} & 2 \end{array}$$

$$\begin{array}{lccccccccc} \text{phon. } \bar{e} : & \bar{e} & - f - & g & - \bar{a} - & \bar{h} & - c - & \bar{d} & - \bar{e} \\ & \frac{1}{2} & \frac{8}{15} & \frac{3}{5} & \frac{2}{3} & \frac{3}{4} & \frac{4}{5} & \frac{8}{9} & 1 \end{array}$$

Dort haben wir den Ton $d = \frac{9}{8} . c = \frac{9}{10} . \bar{e}$

hier $\bar{d} = \frac{8}{9} . \bar{e} = \frac{10}{9} . c$

im Uebrigen sind alle Töne einander ganz gleich. Beide Leitern erscheinen schon durch die Leichtigkeit, mit der sie intonirt werden können, als solche, die dem Gehör am unmittelbarsten verständlich, die erstere aber leichter aufsteigend, die letztere absteigend. Die tonische Leiter ist zwar in der heutigen Musik auf und ab so oft gebraucht und gehört, dass, meinem Gefühle nach, sie auch unmittelbar absteigend leicht intonirt wird. Anders mit jener, die, wenn vorher keine Cadenzen angegeben sind, die dem Gehör schon die einzelnen Stufen vorgeführt haben, schwieriger zu treffen ist. Man versuche nur, nachdem man die phon.-$\bar{e}$ Leiter gesungen, einen anderen Ton als Phonica anzunehmen, und von diesem aus aufsteigend die phon. Leiter zu intoniren, und man wird deutlich eine Unsicherheit bei jedem Schritte merken. Anders abwärts. Die Intonation gelingt leicht und sicher von jeder Phonica aus [1]). Erst bei einiger Uebung wird die Intonation der aufsteigenden phonischen Leiter ebenso leicht und sicher gelingen,

---

1) Anderweitige in hohem Grade interessante Bemerkungen über den absteigenden Character des phonischen Dreiklanges, die uns hier zu weit führen würden, findet man in dem werthvollen, umfangreichen Werke von C. L. Merkel „Physiologie der menschlichen Sprache“ Leipzig, bei Otto Wiegand 1866. pag. 356 und 370. In letzter Stelle verspricht der Verfasser, auf das „Naturgesetz“, das in der Mollterz liege, später zurück zu kommen; leider vergisst er aber sein Versprechen.

wie die der absteigenden tonischen oder Durleiter. Die phonische Leiter ist keineswegs einer versetzten Durleiter gleich. Die Stimmung, Bedeutung und Beziehung des Tones *d* oder $\bar{d}$ ist eine andere. Der Gang

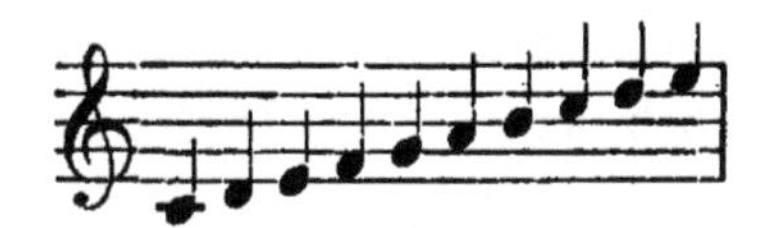

wird hin und zurück das $d = \frac{9}{8}\,c = \frac{9}{10}\,\bar{e}$ haben, wenn die Tonica *c* und das *c*-Dursystem uns vorschwebt. Wenn aber der phon. $\bar{e}$-Accord vorher erklang, so wird, namentlich beim umgekehrten Gange

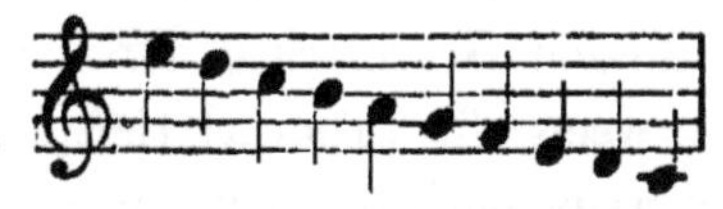

das $\bar{d} = \frac{10}{9}\,c = \frac{8}{9}\,.\,\bar{e}$ intonirt werden, und bei einiger Uebung hört man selbst den Unterschied. Ja bei dem einfachen Gange

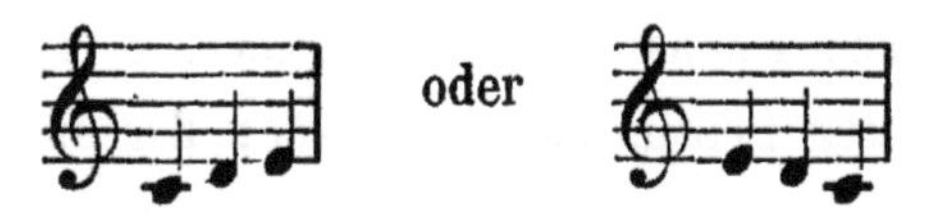

merkt man an der durchgehenden *d*-Note einen Unterschied der Bedeutung und Intonation, jenachdem man *c* als Tonica oder $\bar{e}$ als Phonica sich vorstellt.

2. Cadenzen der reinen Tonsysteme.

Die drei Hauptaccorde

$$\begin{array}{lccc} & \longrightarrow & \longrightarrow & \longrightarrow \\ \text{sind in phon.-}c: & c - \bar{e} - g, & f - \bar{a} - c, & g - \bar{h} - d \\ \text{in phon.-}\bar{e}: & \bar{a} - c - \bar{e}, & \bar{e} - g - \bar{h}, & \bar{d} - f - \bar{a}. \\ & \longleftarrow & \longleftarrow & \longleftarrow \end{array}$$

Versuchen wir dieselben zu einer Cadenz zusammenzustellen, so bemerkt man einen Mangel im Gegensatz und zwar einen solchen, der als Hauptursache der gewöhnlichen unsymmetrischen Harmoniedarstellungen sich geltend gemacht hat. Ob dieser Mangel ein gesetzlich begründeter, oder ob er nicht vielmehr, wenigstens zum grossen Theil, Folge einer Verwöhnung unseres Gehörorganes, ist sehr schwer zu entscheiden. Es zeigt sich nämlich, dass bei den Durharmonieen zum vollständigen Schluss bei mehrstimmigen Accorden der tonische Grundton im Bass liegen muss, während jeder beliebige Bestandtheil des Dreiklanges als oberste Stimme erklingen kann. Gegensätzlich sollte man nun nach der umgekehrten Herleitung des phonischen Geschlechts erwarten, dass allemal der phonische Oberton in der obersten Stimme liegen, und der Bass unbestimmt bleiben müsse. — Indess empfinden wir auch in diesem Geschlechte nur dann einen befriedigenden Schluss, wenn die [Tonica] tiefster Ton, während die Phonica keineswegs höchster Ton zu sein braucht.

Nehmen wir, vorgreifend, — die nähere Begründung gehört in die Theorie der Dissonanz, — zur Bildung der Cadenzen auch statt des Dominantdreiklanges den Dominant-Septimenaccord, so erhalten wir als Gegensatz im phonischen Geschlecht einen Regnant-Septimenaccord, d. h. einen ganz analog gebildeten Septimenaccord unter der Regnante $\bar{a}$

$$\xrightarrow{\qquad\qquad}$$

also in ton. $c : g — \bar{h} — d — \underline{f}$

in phon. $\bar{e} : \bar{h} — \bar{d} — f — \bar{a}$.

$$\xleftarrow{\qquad\qquad}$$

Behalten wir ferner den vollständigen Gegensatz bei, so dass in ton. c die Tonica, Dom. und Unter Dom. im Bass, in phon. $\bar{e}$, Phon., Regn. und Ober-Regn. im Discant erscheinen, so haben wir:

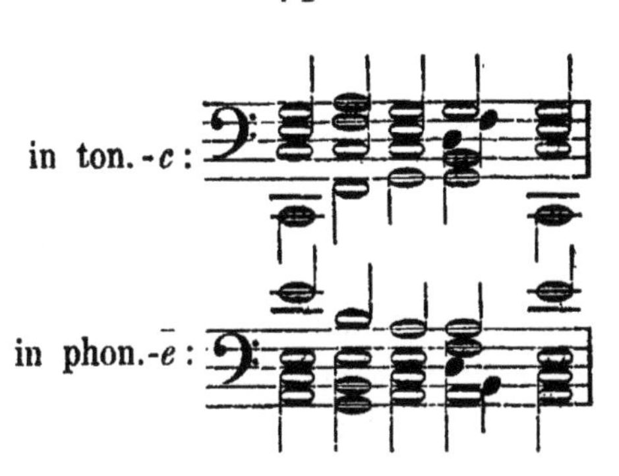

Die zweite Cadenz ist der vollkommene Gegensatz der ersten. Die Septime auf *g* und die Septime unter $\bar{a}$ im je vierten Accorde kann als durchgehende Note betrachtet werden. Wenn die erste Cadenz mit einer Generalbassschrift angedeutet würde, so liesse sich durch dieselben Zahlen eine Generaldiscantschrift für die andere Cadenz aufstellen:

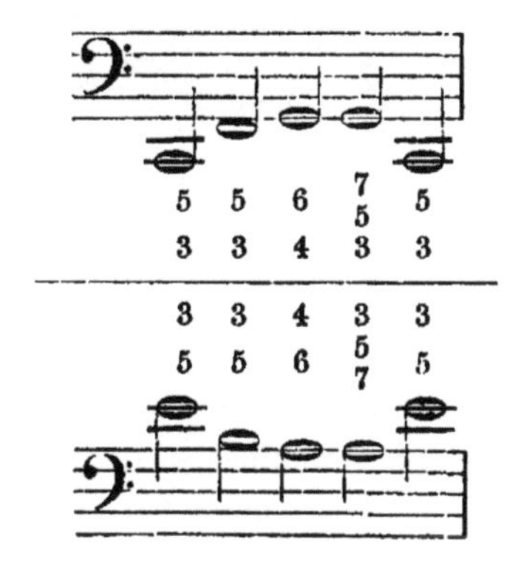

$\begin{smallmatrix}5\\3\end{smallmatrix}$ bedeutet dort Terz und Quint überm Grundton, hier $\begin{smallmatrix}3\\5\end{smallmatrix}$ Terz und Quint unter dem Melodieton. — Ich habe absichtlich den *F*-Schlüssel gewählt, weil dieser das in unserer Schreibweise allein symmetrisch gelegene *d* auf der Mittellinie hat. Da nämlich, ohne Erhöhungs- und Erniedrigungszeichen nur die den weissen Tasten unserer Pianoforte entsprechenden Töne auf und zwischen den Linien notirt werden, also in Beziehung auf diese Tastatur sowohl, als auch auf die für alle Instrumente gebräuchliche Notenschrift blos der Ton *d* symmetrisch liegt, so bietet nur der hier angewandte Schlüssel eine vollkommene Symmetrie dar; auf und ab sind sämmtliche Stufen gleich gross. Denkt man sich einen Spiegel senkrecht auf der Ebene des Papiers und parallel den Notenlinien aufgestellt, so ist eine jede der beiden Cadenzen das vollkommene Spiegelbild der anderen. Nicht blos die Tonzeichen, auch sämmtliche Schwingungszahlen treten im Bilde richtig hervor.

Sobald wir in der ersten Cadenz den letzten Accord nicht in die Quintenlage (d. h. die Quinte in den Discant) setzen, erscheint das Gegenbild meist nicht befriedigend; zwar deshalb nicht dissonirend, aber man empfängt nicht den Eindruck eines vollkommenen Schlusses. Folgende Cadenz z. B.

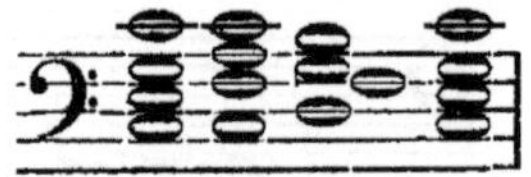

würde im analogen Gegensatze heissen:

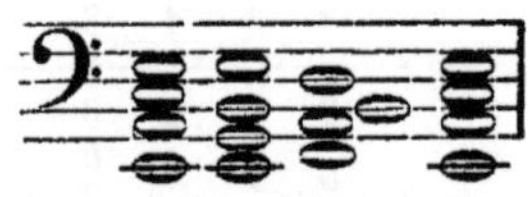

und die Quartsextenlage des letzten Accordes lässt das Bedürfniss eines weiteren Schlusses empfinden. So lange wir keine leiterfremden Töne anwenden, muss allemal für den Ganzschluss die [Tonica] $\bar{a}$ im Bass liegen, während im Discant keineswegs die Phonica $\bar{e}$, sondern ebensowohl die Töne $\bar{a}$ und *c* sich befinden können. Diese Thatsache, die, soweit ich auch nach anderer Personen Urtheil annehmen darf allgemein anerkannt wird, ist offenbar hauptsächlich Veranlassung zur Versetzung der phonischen Leiter um eine Quint gewesen. Es ist der Sinn für die Tonalität, der sich hier geltend macht.

Nehmen wir statt des phon. $\bar{e}$-Klanges den tonischen $\bar{e}$-Klang, also statt $\bar{e}$—$\bar{a}$—c—$\bar{e}$, den Accord $\bar{e}$—$\bar{\bar{gis}}$—$\bar{h}$—$\bar{e}$, so finden wir vollkommene Befriedigung. Doch ist mit diesem Accord die [Tonica] $\bar{a}$ ganz verlassen und statt dessen die Phonica $\bar{e}$ tonisch ausgedrückt worden, was, wie wir später sehen werden, durchaus eine Modulation genannt werden muss in ein mit dem phonischen sehr nahe verwandtes System. Bekannt ist diese Cadenz unter dem Namen „phrygischer Kirchenschluss", dorische Cadenz. Letzteren Namen verdient sie ganz und gar nicht, weil der Ton $\bar{\bar{gis}}$ nicht in das Tonsystem hineingehört, eine dorische Cadenz kann nur streng im dorischen System sich bewegen, und eine solche ist die obenan gestellte normal phonische Cadenz, die übrigens auch im *a*-Mollsystem bekannt ist unter dem Namen „Plagalschluss mit durchgehender Sexte." Weil die Hauptbedeutung derselben, wie wir sie oben fanden, nie erkannt wurde, finden wir auch die widersprechendsten Urtheile bei den Theoretikern. Während der Name Kirchenschluss schon darauf hinweist, dass derselbe in feierlichen und erhabenen Gesängen Anwendung fand, begegnet man oft der Behauptung, diese Cadenz sei namentlich „in der modernen sentimentalen" Musik beliebt. Dieses Urtheil scheint mir genau in demselben Maasse unberechtigt, wie wenn man die tonische Normal-Cadenz trivial und blos für Tänze geeignet halten wollte.

Ob nun die Forderung, die [Tonica] $\bar{a}$ im Bass zu hören, für den Schlussaccord wirklich physikalisch und physiologisch begründbar, oder ob es nur Folge einer Verwöhnung unseres Ohres ist, scheint sehr schwer zu entscheiden. Hauptmann ist der Meinung [1]), der „völlig schliessende" Abschluss werde immer nur aus einem Dominantaccorde in

1) Hauptmann l. c pag. 210.

den tonischen Dreiklang und zwar in dessen Dreiklangslage führend, den Sinn ganz erfüllen können; als Schluss erscheinen daher die dreistimmigen Accordfolgen

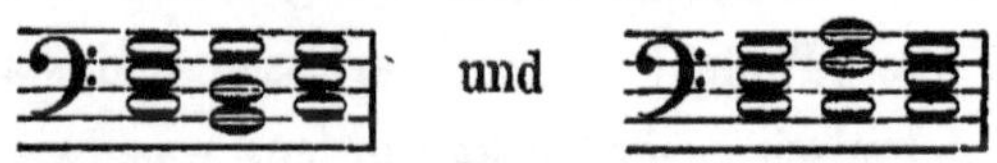

als die normalen und völlig befriedigenden. Wir setzen nun als Gegensatz für das phonische System

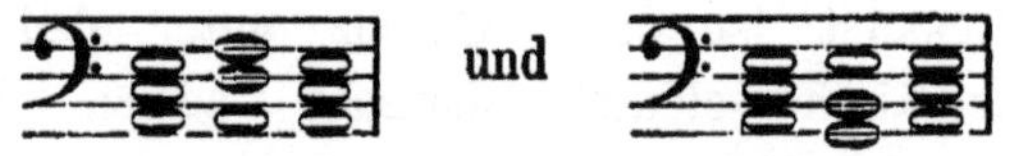

In allen vier Fällen hat hier der Schlussaccord die Haupttöne in normaler Lage; dort nämlich Tonica *c* unten, [Phonica] *g* oben, hier [Tonica] $\overline{a}$ unten, Phonica $\overline{e}$ oben. Analog erhalten wir bei der Combination beider:

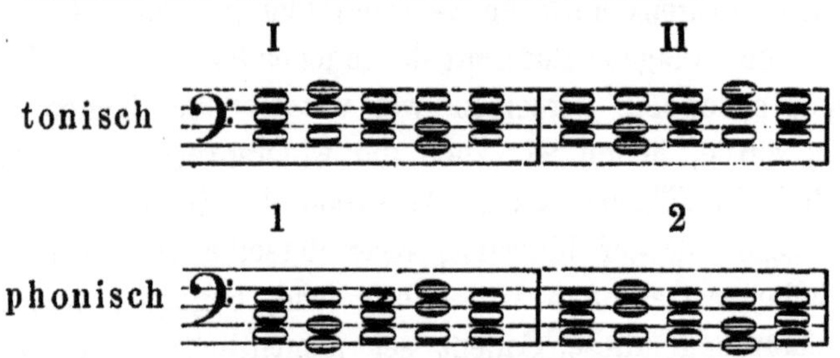

Das modern gebildete Ohr verlangt hier zuletzt $\overline{gis}$ statt *g*, d. h. man fasst den vorletzten Accord in letzter Cadenz als Dominantaccord von $\overline{a}$-moll auf, hier aber ist er Oberregnantaccord unter $\overline{h}$. Wenn man längere Zeit im phonischen System modulirt, dabei keinen leiterfremden Ton anwendet, so wird man bemerken, dass die Schlusscadenz mit $\overline{\overline{gis}}$ durchaus, wenn auch an sich wohlklingend, doch als dem System nicht eigen empfunden wird, ja ich behaupte, und möchte namentlich Musiker von Fach auffordern, das Experiment anzustellen, ich behaupte, das eigenthümliche des *g* schwindet, je mehr man sich an diese Harmoniefolge unter 2 gewöhnt, so dass schliesslich die Anwendung des

$\overline{\overline{gis}}$ als Inconsequenz, ja als Schwäche empfunden wird. — Bezeichnen wir in bereits üblicher Weise die Cadenz I mit normal tonischem Ganzschluss, II mit normal tonischem Plagalschluss, nun aber analog 1 mit normal phonischem Ganzschluss, 2 mit normal phonischem Plagalschluss, so wird demgemäss der bisher stets als untergeordnet betrachtete Schluss sub 1 von grosser Bedeutung. Zu dieser Unterscheidung eines Ganz- und Halbschlusses berechtigt der einseitige Bau jedes Tongeschlechts, wenn man es für sich betrachtet. Namentlich hat Hauptmann diese Beziehung im tonischen Geschlecht, d. h. die rückwärtsgehende Beziehung zur Unterdominantseite, treffend dargestellt. Der tonische *f*-Klang hat schon ein (phonisches) Element des *c*-Klanges in sich, während die Oberdominantseite gar kein *c* enthält, im Gegentheil der Ton *g* ein (phonisches) Element des *c*-Klanges ist. — Umgekehrt liegt im phonischen System die rückwärtsgehende Bildung auf der oberen Seite. Der $\overline{h}$-Klang enthält bereits (tonisch) den $\overline{e}$-Klang, während der phonische $\overline{a}$-Klang keinerlei $\overline{e}$ enthält[1]). Wenn nun beim vierstimmigen Satz ein Schlussaccord $c - \overline{e} - g - c$ vollkommen befriedigt, dagegen im phon. System $\overline{e} - \overline{a} - c - \overline{e}$ in keiner Accordfolge einen befriedigenden Schluss zu bezeichnen scheint, so möchte ich daraus noch nicht schliessen, dass die letztere Lage absolut verwerflich wäre, wir haben es hier vielleicht mit angewöhnten „Fesseln eines Grundbasses zu thun" [2]), während wir keine solche für den Discant der tonischen, ja nicht einmal für den Discant der phonischen Cadenzen besitzen. Ein zweistimmiger Satz befriedigt vollkommen,

1) Später werden wir sehen, dass im Mollgeschlecht die Hauptmodulation in der Sonate nicht nach der oberen (Dominant-), sondern nach der unteren (Regnant-) Seite geschieht.

2) s. Weitzmann, Gesch. des Sept. Acc. pag. 20.

sowohl tonisch als phonisch, wenn im Schlussaccord weder im ersten Fall die Tonica *c*, noch im zweiten die untergeordnete [Tonica] $\bar{a}$ in der untern Stimme liegt, z. B.

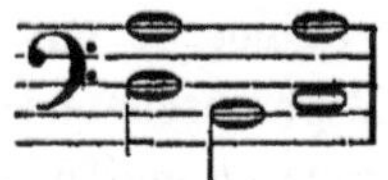

die Phonica $\bar{e}$ fehlt ganz, aber trotzdem ist die Sexte $c—\bar{a}$ $= \bar{e}^0$. Eine Verwechselung mit dem sonst noch möglichen f^+ verhindert der Zusammenhang.

In kirchlichen Gesängen ist der normal tonische Schluss, wo die [Phonica] *g* in der Oberstimme liegt, vielleicht der häufigste [1]). Eine ähnliche Fessel wie wir sie für den Grundbass thatsächlich besitzen, hat sich für die oberste Stimme nie geltend machen können, weil die Freiheit der Melodie dadurch beengt worden wäre. Ist im gewissen Sinne der Grundbass über Gebühr gefesselt, so fehlt andrerseits der höchsten Stimme eine gewisse Schranke. Diese ihre Freiheit kann unter Umständen von allergrösster Bedeutung werden. Es ist zuweilen grade die Quinte, ein anderesmal grade die Terz eines Dreiklangs, die geeignet ist, den obersten Schlusston zu bilden.

Indess scheint mir, kann dieses Bedürfniss einer bestimmten Schlussart für die Harmoniefolge des ganzen Systemes und besonders für seinen innern Bau und Zusammenhang nicht maassgebend sein. Dieses muss trotzdem mit seinen leitereigenen Bestandtheilen bearbeitet werden, viele in diesem alt dorischen Systeme geschriebenen Kunstwerke entbehren auch wirklich vollkommen der grossen Oberterz der Phonica, die gewöhnlich nur im Schlusstacte vorkommt. Wir sehen deshalb im Folgenden ganz von diesen hier ob-

---

1) Bei Marx, Compositionslehre Bd. I pag. 495, lese ich z. B. dass eine Melodie auch mit einem anderen Tone als der Tonica anheben, sogar mit einem andern (mit der Terz der Tonica) schliessen kann, wenn gleich das Letztere sich nur ausnahmsweise findet.

waltenden Schwierigkeiten ab, zumal da wir später Gebilden begegnen werden, bei denen der Grundbass garnicht einmal bestimmbar ist.

Als Klangbestandtheile finden wir in unseren Systemen ausser den drei Hauptgebilden noch vier andere vor: In

tonisch c	phonisch $\overline{e}$
$\overline{a}$ — c — $\overline{e}$	c — $\overline{e}$ — g
$\overline{e}$ — g — $\overline{h}$	f — $\overline{a}$ — c
d — f — $\overline{a}$	g — $\overline{h}$ — $\overline{d}$
$\overline{h}$ — d — f	$\overline{h}$ — $\overline{d}$ — f

Die beiden ersten Accorde in jedem Systeme sind uns schon bekannt. Es tritt im ton. c-System ein $\overline{e}^0$- und ein $\overline{h}^0$-Klang, ein phonischer Oberterz- und Leitklang, wie wir sie nennen wollen, auf. Analog im phon. $\overline{e}$-System ein c^+- und ein f^+-Klang, also ein tonischer Unterterz- und ein Leitklang zur Phonica $\overline{e}$.

Behalten wir die für die Moll- und Dursysteme übliche Bezeichnung „Paralleltonart" für das ton. c- und phon. $\overline{e}$-System bei, so dass je zwei Paralleltonarten stets um eine grosse Terz von einander abstehen. Alle Töne sind in beiden Systemen identisch, nur der innerhalb dieser grossen Terz gelegene Ton hat verschiedene Stimmung. Jedes der beiden Tonsysteme hat ausser seinen drei Dreiklängen, zwei der Paralleltonart angehörende Accorde, und zwar je den Hauptaccord der andern, sowie den auf der Nebenseite liegenden Dreiklang. Wenn wir vorhin den Dominantaccord g — $\overline{h}$ — d Hauptseite des tonischen und analog den Regnantaccord $\overline{d}$ — f — $\overline{a}$ Hauptseite des phonischen Systems nannten, so ist es sehr bemerkenswerth, dass grade diese beiden Gebilde beziehlich in der Paralleltonart fehlen. Statt derselben finden wir zwei andere dissonirende Dreiklänge d — f — $\overline{a}$ und g — $\overline{h}$ — $\overline{d}$, vor. Den ersteren nannte

Hauptmann einen verminderten Dreiklang, und berücksichtigte ihn in ganz besonderer Weise in seiner Harmonik; selten haben spätere Theoretiker dem Anerkennung gezollt [1]. — Der Dreiklang $g - \overline{h} - \overline{d}$ ist offenbar ebenso dissonant, wie jener $d - f - \overline{a}$. Er ist bisher gänzlich übersehen worden, weil der Ton g der absteigenden $\overline{a}$-moll Tonleiter nie in seiner wahren Bedeutung erkannt wurde.

Das zweite Paar von Gebilden war

$$\overline{h} - d - f \text{ und } \overline{h} - \overline{d} - f$$

$$\frac{15}{16} : \frac{9}{8} : \frac{4}{3} \qquad \frac{3}{4} : \frac{8}{9} : \frac{16}{15}$$

welche beide keineswegs identisch sind.

Wollte man die beiden Töne der pythagoräischen kleinen Terz als Verwandte ersten Grades gelten lassen, so erhielten wir im tonischen System zwei tonische f-Klänge und im phonischen zwei phonische $\overline{h}$-Klänge, deren tonische Grundtöne und phonische Obertöne sehr weit von den Accordbestandtheilen entfernt lägen (27×32). In dieser Weise ergäbe der Accord $d - f - \overline{a}$ den von Rameau abgeleiteten Sextaccord mit dem Fundamentalbass f:

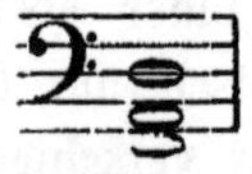

Das Gegenbild wäre ein Sextaccord unter $\overline{h}$:

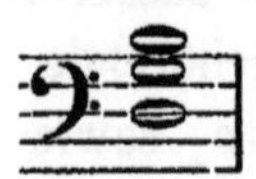

Beide Accorde in ihren Systemen sind aber dissonant, und müssen desshalb anders behandelt werden.

---

1) s. Bellermann „Der Contrapunkt", Berlin 1862. S. 8. Der Verfasser rügt die Ansicht Simon Sechters, derzufolge „der Dreiklang auf der zweiten Stufe im Dursystem unreiner als die übrigen, und wie eine Dissonanz zu behandeln sei". Hauptmann's Harmonik scheint dem Verfasser nicht bekannt zu sein.

Die Verwandtschaft ersten Grades stellt uns, so lange wir sie als solche wahrzunehmen im Stande sind, nur consonirende Klänge dar. Weil die vier letzten Accorde innerhalb ihrer Systeme als dissonante auftreten, müssen wir die soeben ausgesprochene Deutung verwerfen. Wir bleiben zunächst bei den fünf consonanten Accord-Klängen jedes Geschlechts stehen, und werden im nächsten Abschnitt von diesen aus die Klangfolge und die Verwandtschaft mit anderen Tonarten untersuchen.

3. Historische Bemerkungen über das phonische Geschlecht.

Nicht blos im Alterthum, sondern auch bis in die neueste Zeit hinein, nimmt das phonische Geschlecht bei denjenigen Völkern, die einen homophonen Gesang besitzen, den ersten Rang ein. Nur aus der europäischen harmonischen Musik ist es verbannt worden, und zwar sowohl von Theoretikern, als auch von den Musikern, ja unter diesen ganz besonders auch von den Classikern. Ich will nur einige Bemerkungen hierüber mir erlauben, und namentlich darauf hinweisen, dass schon von verschiedenen Seiten her der Versuch gemacht worden ist, auf die phonische Leiter zurück zu gehen. Wenigstens fehlt es nicht an der Erkenntniss, dass das Moll-Geschlecht schwankend ist, und nicht als Fundament der Harmonielehre gelten kann.

Fortlage [1]) sagt: „Nach einstimmigem Zeugniss erklärte das Alterthum die dorische Skala für das Fundament und das zum Grunde liegende Maass seiner Musik". Aus der Notenschrift der Griechen geht hervor, dass sie diese Leiter als eine absteigende darstellten, wie Boeckh, Fortlage

1) Fortlage: „Das musikalische System der Griechen in seiner Urgestalt". Leipzig 1847. pag 50 und 102. — So auch in H. Bellermann: „Der Contrapunkt" pag. 43, das Citat aus der Schrift des Joannes Bona: „De divina psalmodia": „Primam sedem ordine et dignitate tenet Dorius. Hic a Platone et Aristotele caeteris omnibus praefertur", desgl. Plutarch, de musica cap. XVII.

und Bellermann[1]) nachgewiesen haben. Nach unserer Auffassung sind *e*, *a* und *h* die Haupttöne der Leiter und nicht, wie in der modernen *a*-moll Tonleiter *a*, *d* und *e*. So auch bei den Griechen. Dafür zeugt die Verbindung zweier Tetrachorde *e — f — g — a* und *h — c — d — e*, die verbunden die Leiter

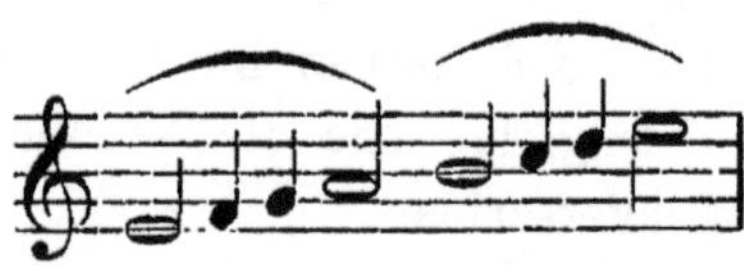

gaben[2]). Ebenso finden wir diese Leiter als erste unter den Tongeschlechtern der Indier[3]) und Araber[4]) angegeben. Auf das Vorkommen des phonischen Geschlechts im Volksgesange unserer Zeit, werde ich bei Gelegenheit der Harmonisirung zurück kommen.

Dass unser Mollsystem lange nicht einer strengen Systematik zu entsprechen im Stande ist, war längst erkannt; sogar Marx, der sonst streng auf seiner der Natur entnommenen Darstellung der Grundgebilde aller Harmonie, fussen will, sagt „der Molldreiklang und das ganze Mollgeschlecht

1) Die Werke von Fortlage l. c. und F. Bellermann. „Die Tonleitern und Musiknoten der Griechen" Berlin 1847, bezeugen dieses der Art, dass auch kein Schatten von Zweifel übrig bleiben kann. Ambros in seiner „Geschichte der Musik" vom Jahre 1862 stellt diese Frage noch unentschieden hin. S. 367. Anm. 1 und 2.

2) Ambros l. c. Bd. I, pag. 363.

3) Vorausgesetzt nämlich, dass auch hier eine absteigende Leiter gedacht war, demnach die uns durch Jones mitgetheilten Leitern unten durch die Octave ergänzt werden müssen. Die Tonleiter Bhairava lautet nach Jones „Ueber die Musik der Indier", übersetzt von Dalberg Erfurt 1802:

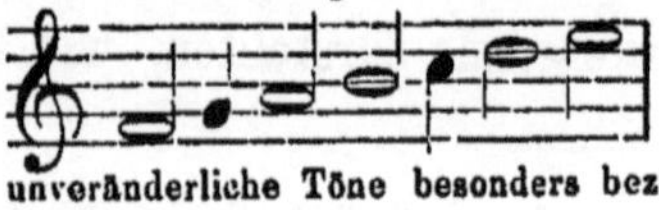

wo *f*, *a*, *h*, *d* und *e* als unveränderliche Töne besonders bezeichnet sind. s. auch Ambros l. c. Bd. I, pag 55.

4) Helmholtz pag. 434 führt sämmtliche Haupttonleitern der Araber auf. Die Leiter Buselik ist, da *c*, *f* und *b* feste Töne sind· *F ges as b c des es f*, also richtig wie dort bemerkt, *F* Dorisch, aber nicht *F* Tonica, sondern *F* Phonica.

habe keinen Ursprung in der Natur des Tonwesens“, sondern sei „als Gegensatz gegen das Durgeschlecht aus ihm und nach seinem Vorbilde vom Geist und Bedürfniss der Kunst geschaffen worden [1]“. Auch Helmholtz hat das Mollgeschlecht, namentlich das dorische System ganz anders als wir aufgefasst. Auch er geht von der *a priori* keineswegs feststehenden Annahme aus, in der Skala von *e* bis *e* sei *e* die Tonica und desshalb *e* — *g* — *h* — *e* der tonische Accord, desshalb verlangt er zur Festsetzung der Tonart den Dominantaccord *h* — *dis* — *fis*, (der aber gar nicht zum Tonsystem gehört), um wie er sagt [2], nicht den Eindruck herrschend werden zu lassen, dass *a* die Tonica und *a* — *c* — *e* der tonische Accord sei. — Aber dieses ist gerade im dorischen System der Fall, *a* ist wirklich [Tonica] und *a* — *c* — *e* der tonische Accord, nur hat der letztere blos in untergeordneter Weise diese Bedeutung, während gleichzeitig *e* Hauptton und Phonica und *a* — *c* — *e*. einheitlich phonischer Accord ist. Das reine dorische Geschlecht *e* bis *e* kennt garnicht den Accord *h* — *dis* — *fis*. Darin scheint mir Marx [3] vollkommen Recht zu haben, dass man leiterfremde Töne nicht gebrauchen kann ohne den Weg einer Modulation, oder mindestens einer Ausweichung zu betreten. Bei der Behandlung der absteigenden Tonleiter begegnet aber Marx derselben Unmöglichkeit einer befriedigenden Harmoniebildung. Von der Leiter *a* bis *a* sagt er: „es trete entschieden die Unhaltbarkeit dieser Tonreihe als Tonart in harmonischer Hinsicht hervor. Sie habe keinen Dominantaccord [4], nicht einmal einen Durdreiklang auf der Dominante, der

---

1) Marx, „die Lehre von der musikalischen Composition. Leipzig 1863. 6. Auflage. Bd. I. Anhang G.

2) Helmholtz l. c. pag. 468.

3) Marx l. c. pag. 494.

4) Marx l. c. pag. 495.

jenen einigermassen ersetzen könnte, könne also keinen Schluss, folglich keinen Satz bilden. Hiemit sei die Unbrauchbarkeit der Tonreihe als Grundlage für Composition bewiesen (!?)". Wie anders dagegen verfährt d'Alembert, der vollkommen die Unmöglichkeit, die absteigende Molltonleiter tonisch zu erklären, einsieht. Ich setze den ganzen bezüglichen Abschnitt hierher, da er in der That von hohem Interesse ist [1]):

„*Il est bien difficile d'expliquer, pourqoui* (*dans le mode mineur descendant de* la, sol, fa, mi, ré, ut, si, la) *le* fa *qui doit suivre le* sol, *est naturel et non* dièze; *car la basse fondamentale* la, mi, si, mi, la, ré, la, mi, la *donne en descendant* la, sol, fa♯, mi, mi, ré, ut, si, la. *Et il est clair, que le* fa *ne peut être que* dièze; *puisque* fa♯ *est la quinte de la note* si *de la basse fondamentale. Cependant l'expérience prouve, que le* fa *est naturel en descendant dans l'echelle diatonique du mode mineur de* la; *surtout quand le* sol *précédent est naturel: et il faut avouer que la basse fondamentale parait ici en défaut*". Ich verweise den Leser auf das Original, in welchem er finden wird, welche Schwierigkeiten sich bei Zugrundelegung des Fundamentalbasses ergeben, die indess d'Alembert als solche erkennt „*je ne sais si le Lecteur ne verra pas avec regret que la basse fondamentale ne donne point, a proprement parler, d'échelle diatonique du mode mineur en descendant, lorsque cette même basse donne si bien l'échelle diatonique de ce même mode en montant, et l'échelle diatonique du mode majeur, soit en montant, soit en descendant*". (s. auch d. folg. Anm.) (y). Alles was wir als tonisches Gebilde kennen, so namentlich auch die sog. aufsteigende Molltonleiter vermag d'Alembert zu erklären, das *f* dagegen konnte als wesentlicher Bestandtheil des phon. $\bar{a}$-Klanges nur vom Prinzip der Phonicität aus, erkannt werden, worauf

1) d'Alembert l. c. pag. 71.

d'Alembert aber nicht verfiel. Auch Helmholtz verwirft die absteigende Molltonleiter als ungeeignet zur Harmoniebildung, und führt vom Prinzip der Tonalität aus den Leitton der Tonica $\overline{a}$, also $\overline{\overline{gis}}$ in die $\overline{a}$-moll Tonart ein. Umgekehrt will Bellermann [1]) von der aufsteigenden Leiter nichts wissen, und polemisirt vortrefflich gegen dieselbe. Leider aber bleibt er sich ganz und gar nicht im Lauf des Werkes getreu, wie wir später bei Betrachtung des Leittones sehen werden.

Nur bei einem Theoretiker finde ich die normal-phonischen Cadenzen. In der schon früher erwähnten Schrift hat Kraushaar die dorische Leiter entwickelt, und auch für die Harmonisirung derselben solche Gesichtspunkte, die mit den unsrigen übereinstimmen, aufgestellt, ohne dass spätere Theoretiker es beachtet haben. Kraushaar hat die reine Stimmung garnicht berücksichtigt, indess kommt bei seiner Darstellung dieser Umstand weniger in Betracht, weil er sich vollkommen der Hauptmannschen Vorstellung negativer Klänge anschliesst. Nachdem die Accordfolge für die Durtonleiter festgestellt, und für die sechste und siebente Stufe zwei Harmonieen $+f^6$ und $+g^7$ d. h. ein Sextaccord auf f, und ein Septimenaccord auf g, angenommen, wird die absteigende dorische Leiter auf den symmetrisch gelegenen Stufen *es* und *des* mit den gleichfalls zu jenen Accorden symmetrisch gelegenen Harmonieen $-g^6$ und $-f^7$ begleitet [2]). Die letztere entspricht vollkommen unserem Regnantseptimenaccorde. Unmittelbar nach Herleitung der richtigen Normalcadenzen folgt aber weiter die Bemerkung, der Eindruck dieser Cadenzen könne kein befriedigender sein. Die Harmonie $-f^7$ verschwindet alsdann, um nicht mehr in der ganzen Schrift

1) H. Bellermann. Der Contrapunkt. Berlin 1862. pag. 37.

2) O. Kraushaar „der accordliche Gegensatz und die Begründung der Skala". Cassel, 1852. pag. 4.

wieder zu erscheinen. Die hergebrachten Wendungen folgen jetzt, bis der Verfasser die unvermeidlichen Zwittermollsysteme errungen hat, und der accordliche Gegensatz ist dahin. — Ich bemerke nur noch, dass das Wesen des Regnantseptimenaccordes weder mit diesem seinen Namen, noch mit der Formel — f^7, erschöpft ist. Erst bei der Theorie der Dissonanz kommen wir auf diese Frage wieder zurück [1]).

Es hält nicht schwer, von dem einmal festgesetzten Standpunkte aus die bisherige Lehre zu beurtheilen, und wir werden in der Folge noch interessante Belege für die sonderbare Einseitigkeit unserer modernen Systeme finden. Dass dieser Mangel sehr häufig und lebhaft empfunden worden, dafür liesse sich Vieles anführen. Vor allem hat Fortlage in seinem citirten Werke: „Das musikalische System der Griechen in seiner Urgestalt, Leipzig, 1847", unzweideutig die Einseitigkeit aller modernen musikalischen Theorieen streng gerügt. Ich kann zwar nur bedingt beistimmen, wenn er den Wunsch hegt, „die Theorie möge von ihrem blos ästhetischen und beengten Standpunkt der zwei unveränderlichen Skalen auf den rein rationellen und allumfassenden Standpunkt der sieben unveränderlichen Tonleitern fortschreiten [2])", weil das Rationelle dieses Standpunktes selbst erst geprüft sein will. Wir werden sämmtlichen griechischen Gebilden begegnen, manche derselben aber als unmöglich ausschliessen müssen. Fortlage führt seine Polemik glänzend durch, soweit dieselbe kritisch die moderne Theorie behandelt, und es wird hier nicht überflüssig sein, genauer hierauf einzugehen, da die Stellen,

---

1) Ob vom Verfasser, wie in der Einleitung versprochen wird, ein grösseres Werk erschienen, habe ich, trotz Nachforschungen nicht ermitteln können. Es würde mich freuen, wenn Herr Kraushaar für die Begründung der modulatorischen Form auf Resultate gekommen sein sollte, die mit den meinigen, in dieser Arbeit entwickelten, übereinstimmen.

2) Fortlage, l. c. pag. 133.

die wir aus jenem Werke anführen, durch die Feststellung der phonischen Leiter selbst, unmittelbar, theils Bestätigung, theils Erklärung finden. Fortlage sagt pag. 128: „Es ist im Bereich unserer ganzen Musik nur ein einziger Fall, wo wir uns die Vorstellung einer veränderlichen Skala erlauben, nämlich dann, wenn es sich um Dur und Moll handelt. Wir verändern dann z. E. die *C*-Skala aus dem Dur ins Moll. Es würde einem alten Musiker sehr beschränkt vorgekommen sein, von hier aus nicht noch weiter gehen zu können, z. B. ins Dorische *C*. Wir können diess auch praktisch ausführen, dann fehlt uns aber sogleich der Name für das, was wir thun, und wir greifen in unsrer Verlegenheit zum Lydischen *As* oder Hypodorischen *F*, sagend: wir bewegen uns in *As*-Dur oder *F*-Moll.“ Es ist das rationell begründete phon. *c*-System, das hier von Fortlage vermisst wird. Hören wir weiter: „Wenn man nun den Vorschlag machte, zur Vervollständigung unseres musikalischen Sprachgebrauchs, die antiken Benennungen wieder einzuführen, so würde dieser Vorschlag zwar Anfangs wohl nur als eine Spielerei erscheinen. Prüft man jedoch denselben genauer, so wird man bald inne, dass er noch einen tieferen Sinn in sich verbirgt“...

„Der Dorische Schluss (in den Chorälen),“ heisst es, „ist der wahre Verlegenheitsmacher, indem er jedesmal in Verlegenheit setzt, wie man ihn begleiten soll, welches auf vierfache Weise geschehen kann, nämlich:

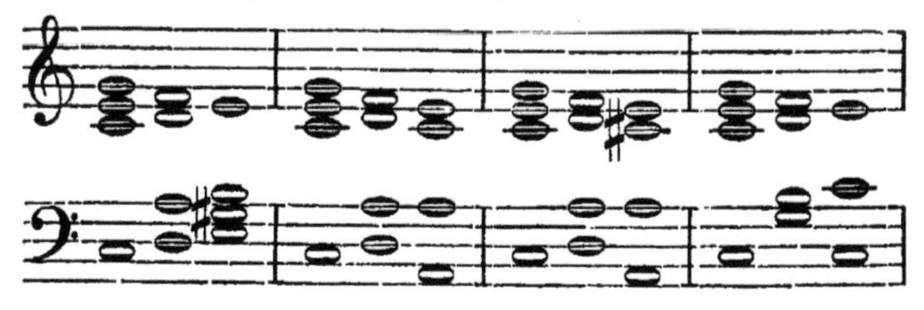

Er rückt daher den Unterschied zwischen Accordfolge und Tonleiter recht lebendig und anschaulich vors Auge, indem er beispielsweise zeigt, dass es melodische Bestimmungen in der Musik giebt, welche durch den blossen Gegensatz von Dur und Moll nicht getroffen werden. Es soll hiemit blos Einsprache erhoben werden gegen den Irrthum, als sei das menschliche Ohr durch den einfachen Gegensatz der Lydischen und Hypodorischen (Moll abst.) Tonleiter in ästhetischer Beziehung ein für allemal befriedigt, und strebe nicht darüber hinaus" [1]) u. s. w.

Zu dem alten griechischen System zurück zu kehren, wie Fortlage empfiehlt, wäre, wie ich meine, kein rationelles Verfahren. Es giebt Bildungen, die ebenso symmetrisch ihren Tonstufen nach ersonnen sein können, und ganz und gar irrationell wären. Rationell wird nur das genannt werden, was auf festbegründeten wissenschaftlichen Prinzipien aufgebaut ist.

4. Die consonanten Klangbestandtheile der Tonsysteme in ihrer gegenseitigen Beziehung.

Die consonanten Klänge der reinen Geschlechter waren folgende:

ton. c: $c^+ - \overline{e}^0 - f^+ - g^+ - \overline{h}^0 - c^+$

phon. $\overline{e}$: $\overline{e}^0 - f^+ - \overline{a}^0 - \overline{h}^0 - c^+ - \overline{e}^0$.

Diese Accorde werde ich fernerhin stets folgendermassen bezeichnen:

In ton. c:	In phon. $\overline{e}$:
c^+ = Klang der Tonica.	$\overline{e}^0$ = Klang der Phonica.
$\overline{e}^0$ = Oberterzklang.	c^+ = Unterterzklang.
f^+ = Unterdominantklang.	$\overline{h}^0$ = Oberregnantklang.
g^+ = Dominantklang.	$\overline{a}^0$ = Regnantklang.
$\overline{h}^0$ = Leitklang.	f^+ = Leitklang.

1) Fortlage, l. c. pag. 132. Ganz anders steht Ambros, l. c. pag. 393, der Fortlage's Werk dem Bellermannschen gegenüber verdunkelt, und sich ganz im Einverständniss fühlt mit dem heutigen Zustande der Harmonielehre. Die auf Hauptmann's Werk sich beziehenden Aussprüche stehen desshalb widerspruchsvoll und unerklärt da.

Ich darf mir wohl die Uebersetzung dieser Namen in die hergebrachten des Mollsystems ersparen. Der Leser wird stets unter $\overline{a^0}$ z. B. die Combination $\overline{d} - f - \overline{a}$, von rechts nach links oder von der Höhe nach der Tiefe hin gedacht, sich vorstellen müssen.

Alle fünf Klänge sind von wesentlicher Bedeutung für die Umgränzung eines jeden Systems. Von einem solchen verlangen wir, dass bei einer beliebigen Aufeinanderfolge seiner Bestandtheile niemals die Vorstellung eines andern Systems lebhafter werden kann, als die des vorgeschriebenen. Solches geschieht aber, sobald wir einen der obigen Töne fortlassen. Zwar können wir einen Gang bilden ohne *f* und $\overline{h}$:

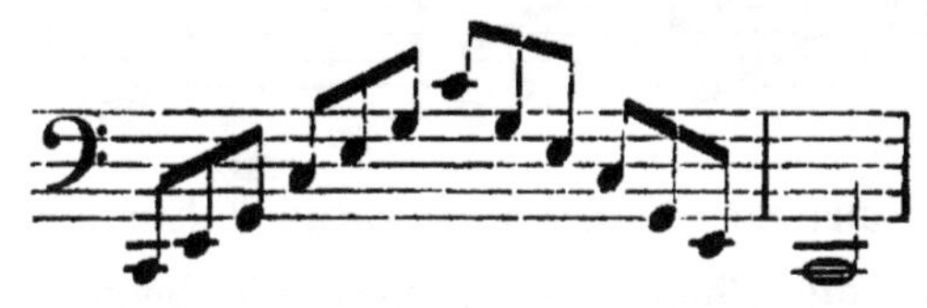

Wenn wir aber hier das Gefühl haben in *c*-dur zu sein, so liegt das vielmehr daran, dass die vieldeutige Hingehörigkeit dieses Accordes nicht angedeutet worden ist, und wir deshalb dem tonischen *c*-klange auch die Bedeutung einer Tonica zuerkennen. Nehmen wir ferner statt $\overline{e}$ im obigen Gange *f*, so ist zwar *c* als Schwerpunkt des Systemes bestimmt, aber zweideutig. Tonisch *c* und phonisch *c* kann gemeint sein. Ganz anders, wenn wir den Ton $\overline{h}$ in den obigen Gang ohne *f* —, aufnehmen:

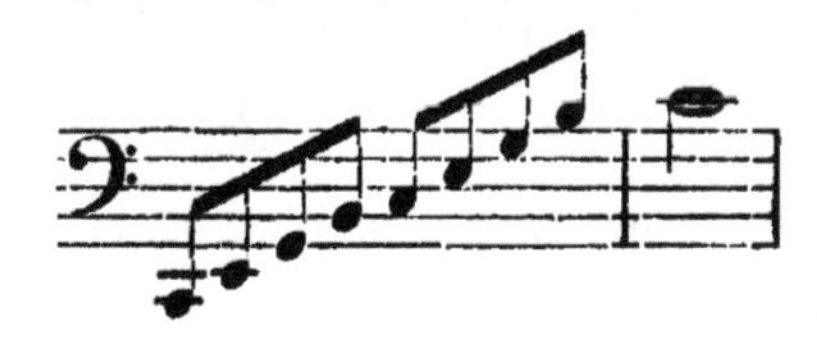

Hier haben wir zwar ebenfalls deutlich das Bewusstsein, dass *c* Tonica ist, trotzdem aber lehrt ein einfaches Experiment, dass diese vier Töne $\overline{c}$, *e*, *g*, $\overline{h}$ nicht hinreichen das

System zu fixiren. Von diesem erwarten wir, dass auch im absteigenden Gange das Gefühl für die Tonica, wenn wir mit dieser den Gang beschliessen, nicht geschwächt oder aufgehoben sei:

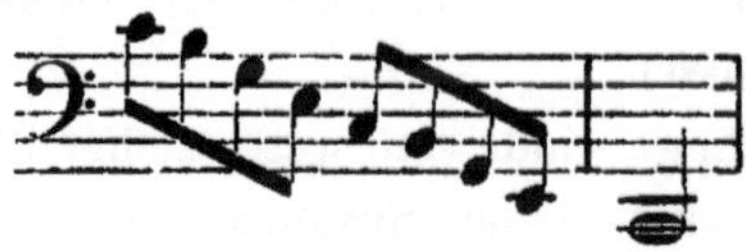

Wir erkennen den Schlusston *c* **nicht mehr** als Tonica an, und erwarten deutlich eine Fortsetzung nach $\overline{h}$; und zwar erfassen wir dieses $\overline{h}$ als Phonica, da die [Tonica] $\overline{e}$ am meisten Befriedigung gewährt, also:

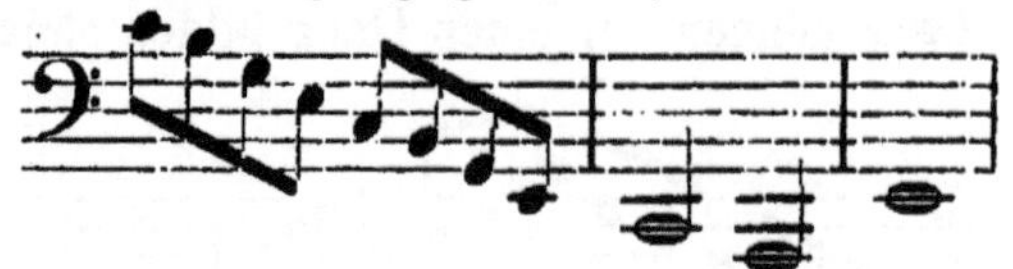

Was ist aus der Tonica *c* geworden? Ein absteigender Leitton [1] für die Phonica $\overline{h}$, ebenso wie beim Aufsteigen $\overline{h}$ Leitton zur Tonica *c* war. In der That haben wir hier genau die symmetrisch gelegenen Klänge des phon. $\overline{h}$-Systems:

$$\overline{h}^0, c^+, \overline{e}^0, \overline{fis}^0, g^+, \overline{h}^0.$$

Diese unterscheiden sich vom ton. *c*-Systeme, durch den $\overline{fis}^0$-Klang, während wir dort f^+ haben. Das Gefühl für die Tonica *c* können wir auch im absteigenden Gange wiederherstellen durch Einschaltung des *f*-Tones.

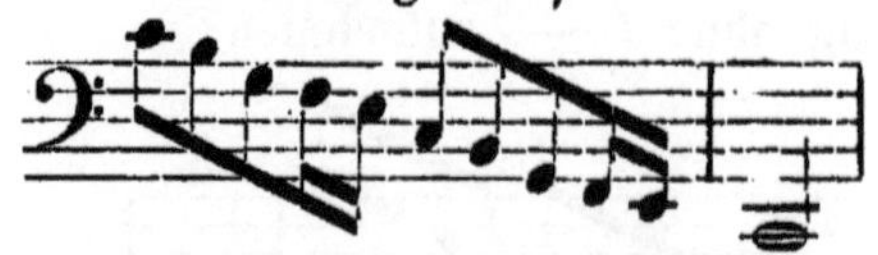

Man empfindet hier zwar das Widerstrebende eines abwärts steigenden tonischen Gebildes, aber *c* tritt deutlich

1) Bemerkenswerth ist der Einfluss, den der absteigende Leitton auf die Corrumpirung der ursprünglichen Singnotenschrift der Griechen gehabt hat. (s **Fortlage** l. c. pag 64).

als Tonica hervor, bei jedem *f* hört man es dass $\overline{h}$ als Phonica geläugnet wird. Lassen wir aber aus dem letzten Gange das *g* fort, so sind wir beim Aufsteigen immer noch in *c*-dur

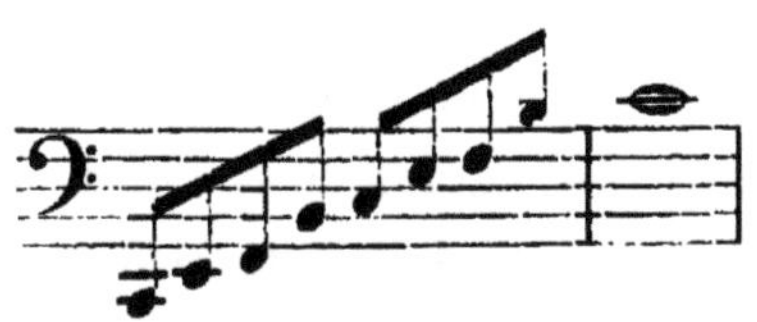

wenn auch der Sprung $f - \overline{h}$ herbe empfunden wird. Im Absteigen scheint der Gang aber nicht mehr mit *c* zu Ende zu sein:

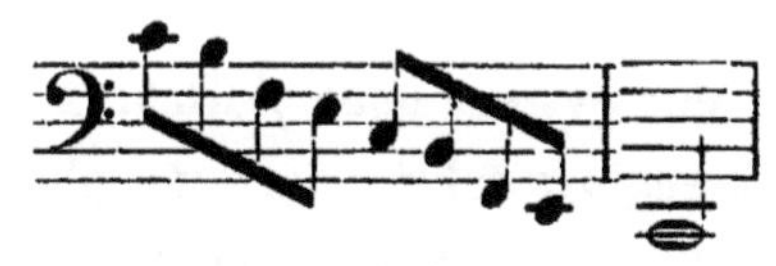

Wir erwarten befriedigend noch das tiefere $\overline{a}$ und besonders:

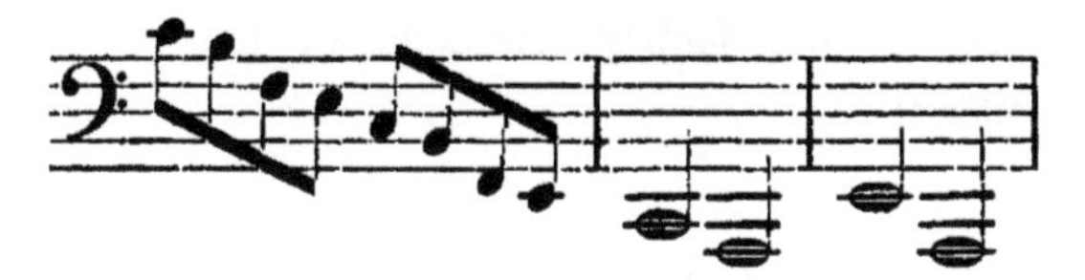

und in der That entsprechen die Töne dem phon. $\overline{e}$-System $\overline{e}^0$, f^+, $\overline{a}^0$, $\overline{h}^0$, c^+, e^0; und *f* sowohl, als *c* haben den Character eines absteigenden Leittones erhalten. Aehnliche Experimente lassen sich in gleicher Weise anstellen, wenn wir vom phonischen System ausgehend, absteigende Gänge bilden und dieselben dann als aufsteigende prüfen. Wir kommen aber zu rein entgegengesetzten Bedingungen. Der phon. $\overline{h}$ Gang wird ebenso aufsteigend zum tonischen *c* führen, und das phon $\overline{e}$-System führt zu *f*-Dur. Die Auslassung des *g*-Tones führte absteigend zur Phonica $\overline{e}$, ebenso kommen wir aus dem phon. $\overline{e}$-System aufsteigend, durch Auslassung der Regnante $\overline{a}$, zum tonischen *c*, und so erkennen wir hier wiederum deutlich, wie der Dominantklang *g* im phon. $\bar{e}$-System und ebenso der Regnant-Klang $\bar{a}$ im tonischen *c*-System fehlt.

Die Benennung „Leitton" wird durch alle diese Versuche gerechtfertigt und zwar für den absteigenden ebensosehr, wie für den aufsteigenden Leitton. Jener wird von den Theoretikern gegenwärtig kaum noch anerkannt, was nicht befremden kann, da die Bedeutung des *f* in $\bar{a}$-moll (phon. $\bar{e}$) unter die des aufsteigenden $\bar{\bar{gis}}$ gesetzt worden [1]). Dass in der praktischen Musik trotzdem der absteigende Leitton eine grosse Rolle spielt, davon überzeugt man sich leicht, bei nur geringer Umsicht. Das Thema in der Egmont-Ouverture von Beethoven besteht z. B. aus einem Gange, wie wir ihn oben im *c*-dur System ohne *f*-Klang kennen lernten. Die rückgängige Bewegung führte dort ins phon. $\bar{h}$-System. So entspricht hier die Figur im Bass einem phonischen Geschlechte. Ich will das ganze Beispiel aufnehmen, weil es unmittelbar und in mehrfacher Hinsicht in unsere Betrachtung hinein passt:

---

1) Von Marx wird auch die Bedeutung des aufsteigenden Leittones geläugnet, s. Compositionslehre Bd. I, pag. 520. Marx scheint mir gar zu übelwollend an die „ältere Theorie" heranzutreten, „diese knüpfe die Modulationslehre an einen Ton, Leitton genannt"; „Leitton aber sei die 7. Stufe der Tonleiter, also — von *C*-dur oder *C*-moll sollte *h* Leitton sein". Diesen Namen verdiene der Ton nicht, weil andere Töne in andere Tonarten leiten bei abwärtssteigender Modulation". — Ich wüsste nicht, welcher „ältere Theoretiker" je behauptet hätte, die *C*-dur Tonart sei durch den Leitton $\bar{h}$ allein bestimmt. Herr Marx meint, es brauche der Leitton *h* nicht nothwendig nach *c* zu führen. man könne die Tonleiter bis *h* aufwärts singen, dann umkehren. Das muss allerdings zugestanden werden!! Ich glaube nicht, dass „ältere Theoretiker" dem widersprechen werden. Schliesslich heisst es: „Selbst in Modulationen mit liegen bleibenden Tönen ist nicht der Ton (etwa als Leitton) das Modulationsmittel, sondern die an ihn gehängte Harmonie". — Ist denn der Leitton ohne Zusammenhang mit der Harmonie hingestellt? Ist er nicht Terz der Dominante? die Dominante wird nur Dominantklang, wenn der Leitton $\bar{h}$ da ist. Und ebenso ist *f* Unterterz der Regnante $\bar{a}$, wenn die Phonica $\bar{e}$.

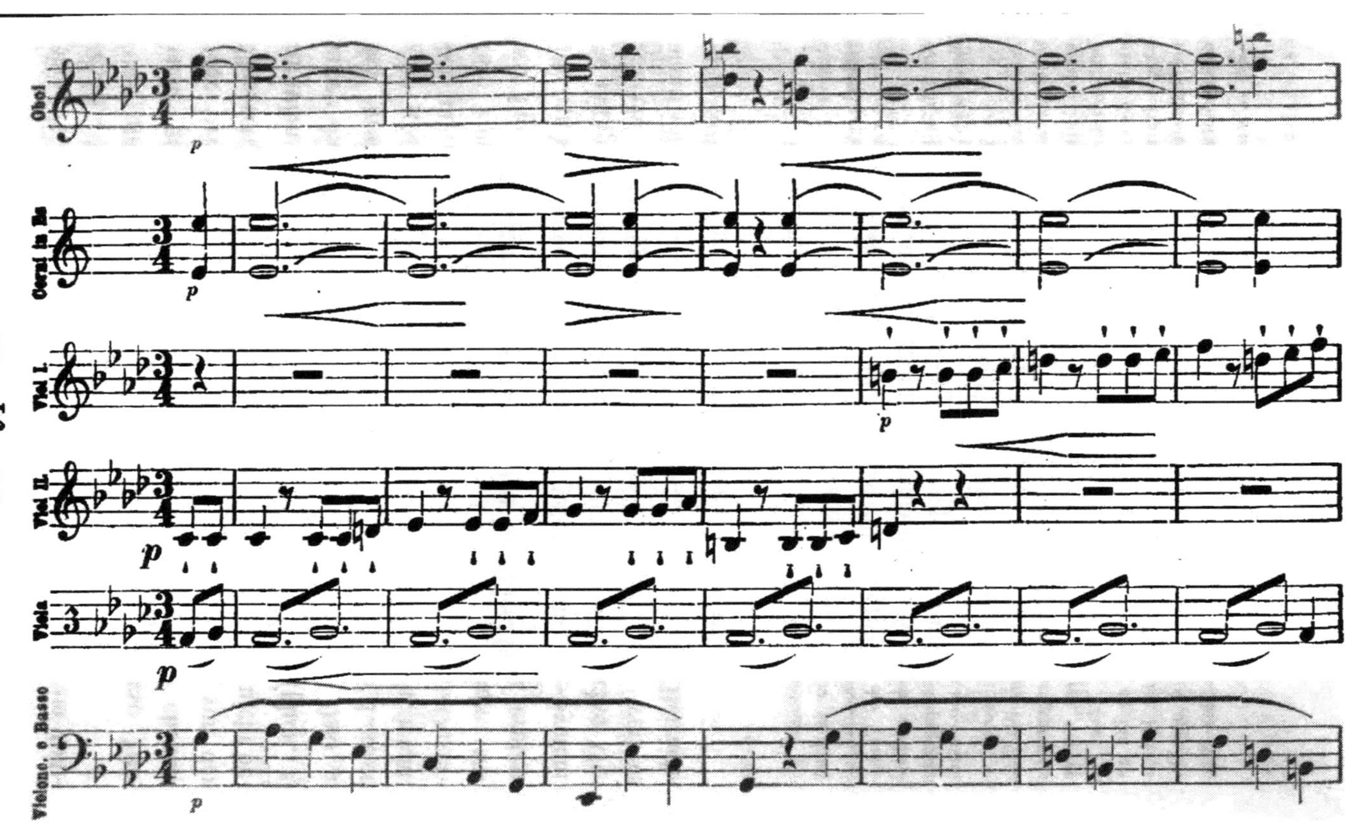
Oboi
Corni in Es
Viol I.
Viol II.
Viola
Violono. e Basso

Die Ouverture geht in *F*-moll, und bringt hier eine Modulation nach *C*-moll oder phon. *g*. Daher *as* Leitton zu *g*. Nicht genug dass das *as* kräftig im Bass hervortritt, die Viola hält durchweg die Figur *g as*, den Kampf beider Töne gewissermassen darstellend; selbst im tonischen *g*-klange in den letzten vier Takten weicht das *as* nicht, unterdess die Hörner unausgesetzt hell und hoch die Phonica *g* ertönen lassen. Man bemerke noch in der zweiten Violine den Sprung *g' g' as' h*, vom absteigenden Leitton der Phonica zum aufsteigenden der [Tonica] [1]. Aehnlichen Stellen begegnet man sehr häufig.

5. Harmonisirung des phonischen Geschlechts.

Die fünf Klänge unserer beiden Systeme sind, als einzelne Töne genommen, Bestandtheile vieler Volksgesänge. Die Skala des Olympos

e — f — a — h — c — e

bleibt bemerkenswerth, selbst dann, wenn sie wirklich eine Beschränkung der dorischen Leiter ist [2]. „Plutarch", schreibt Ambros, „führt eine historische Notiz des um 400 Jahre älteren Aristoxenos an, dass, „„Olympos unter den Musikern für den Erfinder des enharmonischen Geschlechts gelte, denn vor ihm war Alles diatonisch und chromatisch. Sie vermuthen aber, es sei diese Erfindung in folgender Weise geschehen: Olympos sei, im diatonischen (phonischen) Geschlecht verweilend, und in der Melodie öfter die diatonische Parhypate (den Leitton *f*) berührend, auf diesen Ton öfter mit

---

1) Eine, abgesehen von den hier vorgeführten Einzelnheiten, gründlich durchgeführte Analyse mehr ästhetischer Art, bei Lobe: „Lehrbuch der musik. Composition Leipzig, 1864 Bd. II, pag. 105 und ff.

2) Ausführlich berichtet hierüber Ambros l. c. Bd. I, pag. 371 s. auch Helmholtz pag. 406 und Plutarch l. c. cap. XI.

Uebergehung des diatonischen Lichanos (*g*) unmittelbar von der Paramese ($\overline{h}$) oder Mese ($\overline{a}$) übergegangen, und habe in dieser Manier etwas Schönes gefunden.‘‘‘‘ Also die Folge $\overline{h} — f — \overline{e}$ oder $\overline{h} — \overline{a} — f — \overline{e}$, statt $\overline{h} — \overline{a} — g — f — \overline{e}$ [1]).

Alle den reinen Systemen angehörenden Gesänge dürfen nur mit den systemseigenen Accorden harmonisirt werden, sobald es sich darum handelt, eine schlichte möglichst getreu dem Geiste einer gegebenen Melodie entsprechende Begleitung zu geben. In vielen Fällen wird freilich eine Modulation unvermeidlich sein, namentlich die in die Paralleltonart. Es ist aber characteristisch für die europäische Musik, dass sie den Oberregnantaccord des phonischen Geschlechts äusserst selten gebraucht, und die unmittelbarsten Cadenzen, namentlich die phonische Halbcadenz

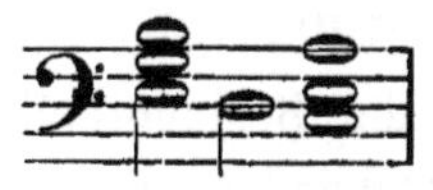

gar nicht kennt.

Mit einigen Worten will ich diese im höchsten Grade interessante Frage hier berühren, obgleich der Gegenstand eines speciellen Studiums gewiss werth wäre. — Ambros, der die auf fünf Töne reducirte Leiter für „eigenthümlich und feierlich“ erklärt, theilt an der citirten Stelle „um dem modernen Leser jenes Eigenthümliche und Feierliche fühlbarer zu machen“, folgende von Fr. Bellermann herrührende Harmonisirung mit:

---

1) Alles auf die fünfstufige Tonleiter des Olympos bezügliche Material, nebst Quellenangaben findet man in beachtenswerth kritischer Behandlung bei Fortlage l. c pag. 122 ff. Leider scheint die wahre Bedeutung der Haupttöne der indischen Leitern noch immer nicht sicher festgestellt. Ueber die Beziehung der Graha, Nyasa und Ansa zur Leiter des Olympos s. Jones Musik der Indier, deutsch von Dalberg. Erfurt 1802. pag. 33 und ff.

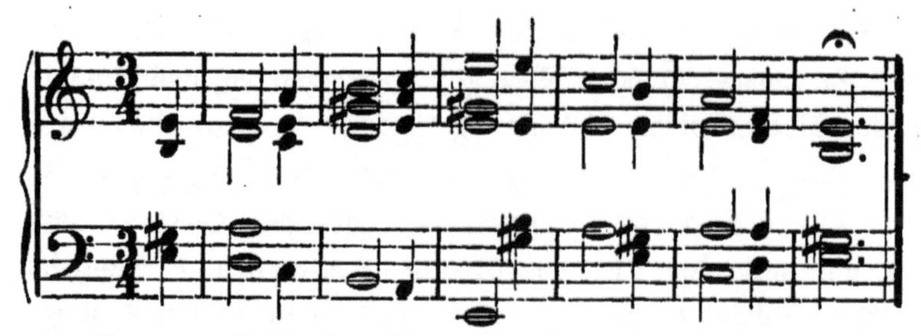

Dem musikalischen Sinn des Olympos wird hier zugemuthet, den Lichanos *g* auszulassen, um das *gis* in allen Harmonieen durchzuhören. Wie oft würde die Harmonisirung fremdländischer Volksgesänge besser gelingen, wenn man nur die normal-phonische Cadenz im Auge hätte, statt des hier vorliegenden Dominantschlusses, den ein naturwüchsiges, aber tief melodisch gebildetes Ohr, garnicht als vollen Schluss anerkennt. — Sollte nicht die folgende Harmonisirung, in welcher nur die Bestandtheile der dorischen Skala gebraucht sind, entsprechender sein?

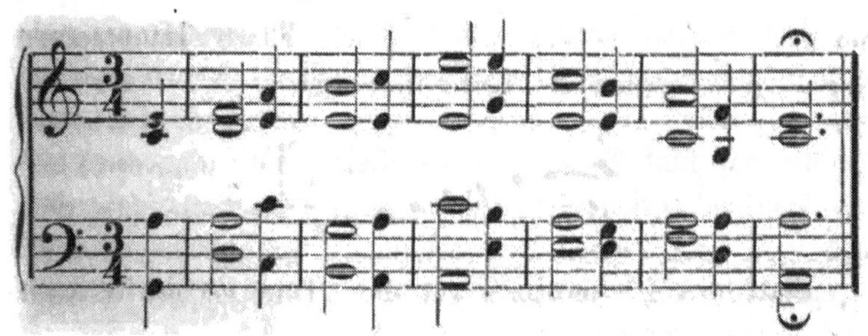

Das moderne *gis* verstösst hart gegen die „Ehrwürdigkeit des dorischen Geschlechts“ [1]).

Die Einführung solch eines aufsteigenden Leittones droht von der europäischen Musik aus missbildend auf die Volksmelodieen entfernterer Nationen einzuwirken. Fortlage führt folgenden interessanten Fall an [2]). Eine der

1) Ambros, l. c. Bd. I, pag. 383.

2) Fortlage, l. c. pag. 130.

beliebtesten Nationelmelodieen der Schweden fängt folgendermaassen an:

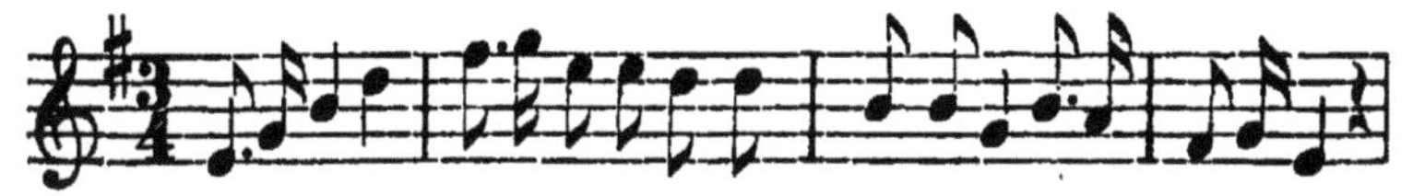

Hier nun singen die Schweden der neueren Zeit im ersten Takte statt *d* — $\overline{dis}$, und „verdrehen solchergestalt dieses alte Heiligthum.“ Fortlage hält die hier vorliegende Tonart für eine phrygische

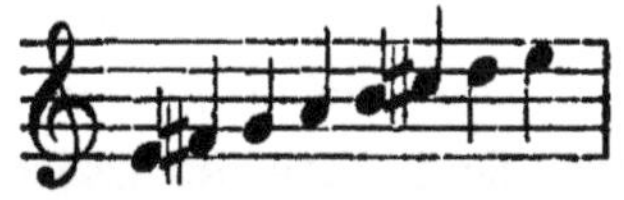

Ich glaube aber mit Unrecht. Die *c*-Stufe kommt zwar garnicht vor, aber das zweite *d* des zweiten Taktes liesse sich im Geiste der Melodie nur durch *c*, nicht durch *cis* ersetzen. Ich meine zwar auch nicht, dass die Melodie in $\overline{e}$-Moll gehe, denn mit einem Dominantaccorde $\overline{h}$ — $\overline{\overline{dis}}$ — $\overline{fis}$ hat sie ganz und gar nichts zu thun, wohl aber ist $\overline{h}^0$ der Hauptaccord = $\overline{e}$ — *g* — $\overline{h}$, und die Leiter folgende:

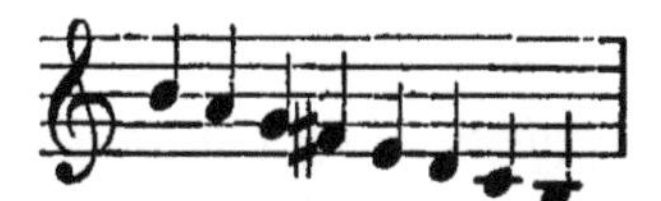

Statt des $\overline{h}^+$-Accordes mit dem Tone $\overline{\overline{dis}}$ dürfte auch in der Harmonisirung dieses Liedes nur $\overline{fis}^0$ vorkommen.

Es giebt überhaupt eine zahllose Menge von Volksliedern, die rein phonisch gebildet sind, und nicht ohne wesentliche Beeinträchtigung ihres Werthes ins Mollsystem übertragen werden können.

Die russischen Volksmelodieen gehen, wie behauptet wird, meist in Moll. Wenn man genauer nachforscht, wird man sicher die grösste Zahl ins phonische System einordnen müssen. Mir ist keine Sammlung russischer Volkslieder bekannt, ich erlaube mir hier einen Gesang mitzutheilen, den ich einem arbeitenden Russen ablauschen konnte.

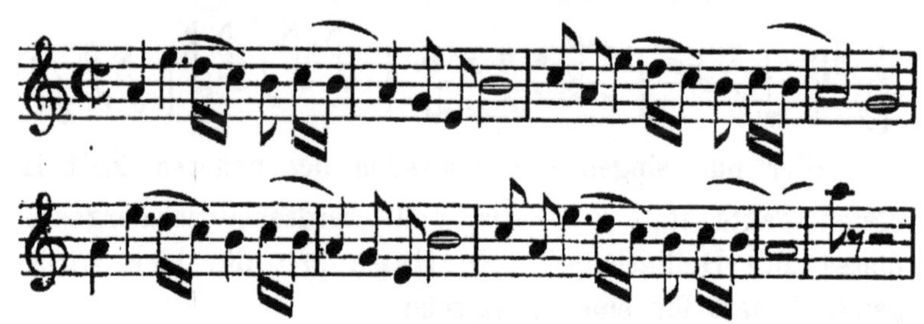

Im zweiten Takte fehlte bei einigen Versen das $\bar{e}$. Der Lichanos *g* war stets sicher und vollkommen rein intonirt und ich glaube nicht, dass der nationale Russe ihn bald aufgeben wird.

Auch der Finnen und Esthen schönste Lieder gehören ins phonische System. Leider erhält man in den Sammlungen nur verbildete Gesänge, die namentlich wiederum durch den aufsteigenden Leitton modernisirt sind.

In einer 1855 herausgegebenen Auswahl finnischer Gesänge [1]) sind, — davon bin ich fest überzeugt, — sämmtliche Melodieen verändert. Ein schönes Wiegenlied will ich hier aufnehmen, bemerke aber im Voraus, dass meiner Meinung nach das phon. *d*-System vorliegt, und statt $\overline{fis}$, es gewiss $\underline{f}$ heissen muss, welch letzteres dem Klange a^0 der Ober-Regnante entspricht. Der Ton $\overline{fis}$ gäbe d^+, und ist für unsere Ohren verständlicher, aber nimmermehr volksthümlich:

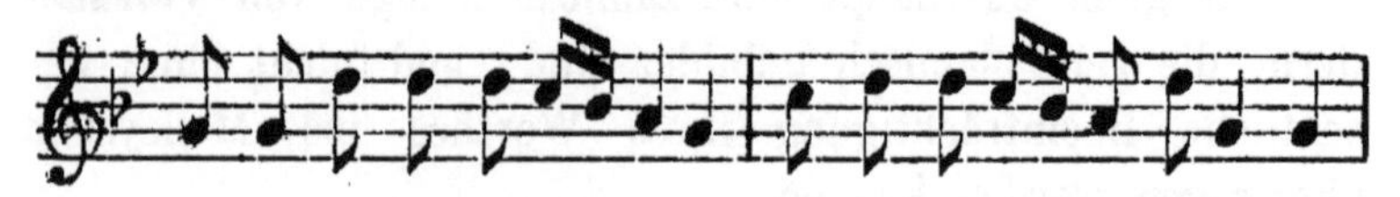

Minnä lau - lan lap - sel - leni, lin - nu - le - ni lie - kut-te - len;

1) Valituita Suomalaisia Kansan-Lauluja. 4 Wihko ko'onnut Joh. Filip v. Schantz ja Rudolf Lagi Helsingfors. 1855.

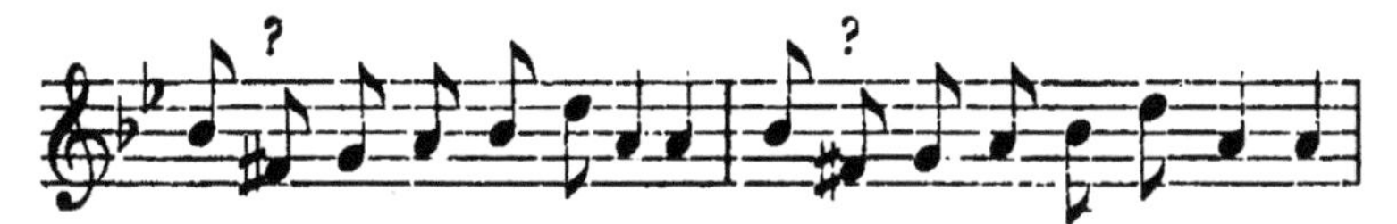

lin - tu mul - le lii - na pai-an, hau - pa na by - vän ha - me - hen;

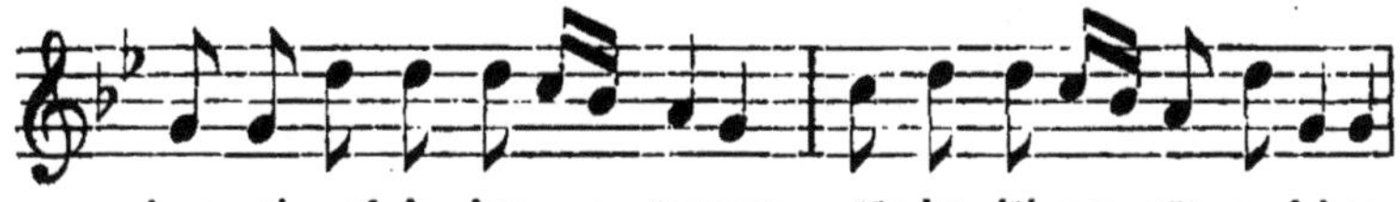

korp - pi mul - le kor - va tyynyn; pääs-ky - läi - nen pää - na-laisen.

Doch genug solcher Beispiele. Ich wollte blos diejenigen, welche aus dem Munde des Volkes Gesänge zu hören Gelegenheit haben, namentlich Liedersammler, auf diesen Punkt aufmerksam gemacht haben.

Dass selbst unseren Classikern das Wesen des phonischen Geschlechts fremd war, wird am deutlichsten hervortreten, wenn wir nachweisen können, dass sie eben so sehr zweifellos ins phonische Geschlecht gehörende Lieder ins Mollsystem, oft gewaltsam, hinüber geführt haben.

Eine grosse Anzahl der der schönsten irischen und schottischen Lieder hat Beethoven für den Gesang mit Violine-, Violoncell- und Pianoforte-Begleitung bearbeitet. Es sei mir gestattet, einige derselben genauer zu besprechen.

„Mir träumt, ich lag wo Blumen springen“ geht ganz rein in phon. *g*. Beethoven führt in der Begleitung nicht blos *h* ein, sondern sogar *fis*, den Leitton zu *g*, während das *fis* in der Melodie garnicht vorkommt. Bringt diese aber ein *b*, so wird nicht ein einzigesmal der Oberregnant-Accord *d*⁰ genommen, sondern eine Modulation nach *b* oder *es*-dur vorgezogen. Die Melodie verliert dadurch zum grossen Theil ihren Character. Namentlich sind die letzten vier Takte vollkommen abgeschwächt. Beethoven schreibt so:

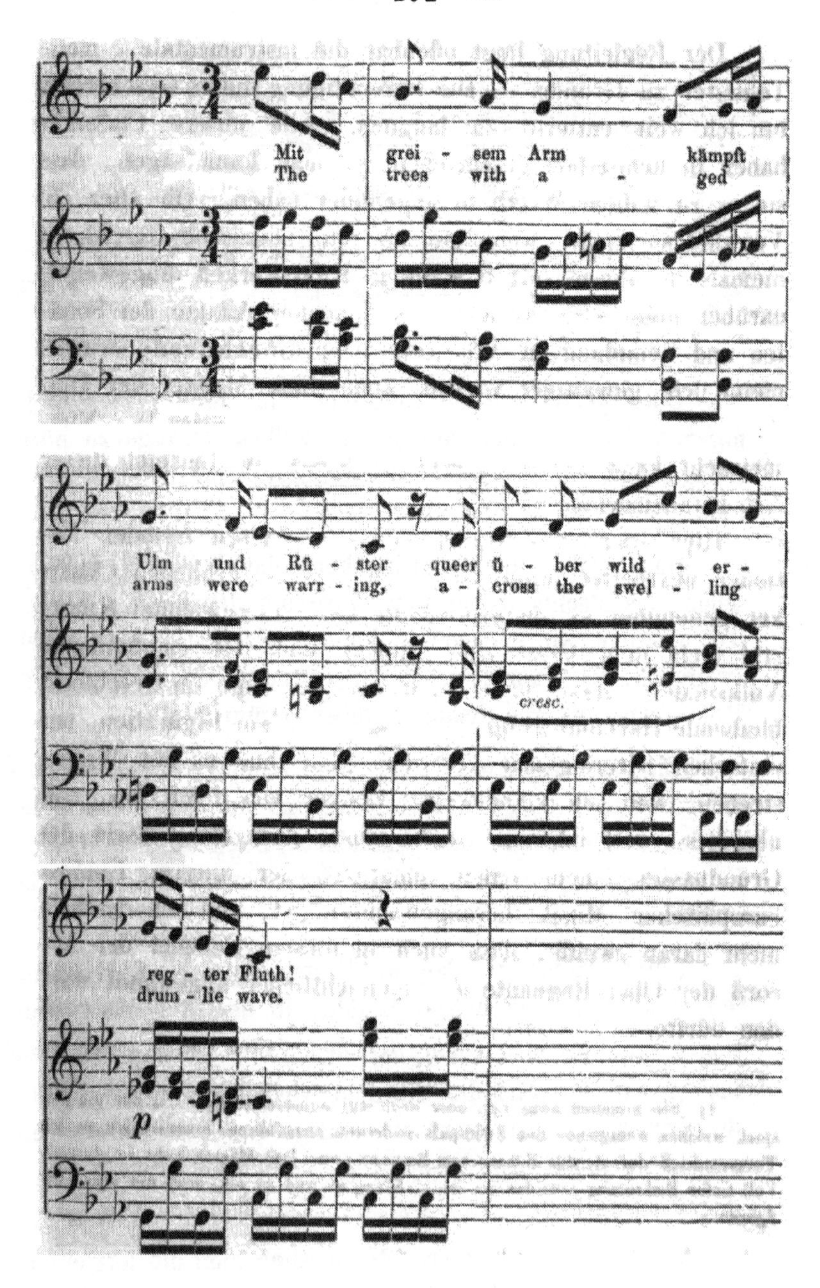
Mit grei - sem Arm kämpft
The trees with a - ged
cresc.
Ulm und Rü - ster queer ü - ber wild - er -
arms were warr - ing, a - cross the swel - ling
reg - ter Fluth!
drum - lie wave.
p

Der Begleitung liegt offenbar die instrumentale *c*-moll-Tonleiter zu Grunde. — Die Berechtigung dieses Geschlechts bin ich weit entfernt zu läugnen. Alle unsere Classiker haben in demselben geschrieben, ja man kann sagen, dass sie es zu hohem Werth herangebildet haben. Ob aber ein Vorwurf sie trifft, wenn sie das rein phonische Geschlecht niemals in ihren selbstständigen Kunstwerken angewandt, darüber liesse sich streiten. So manches Adagio der Sonaten und Symphonieen Mozarts oder Beethovens würde, meine ich, gewaltiger wirken, wenn diese Meister der Tonkunst die phonischen Klangfolgen statuirt hätten [1]). Nimmermehr kann es mir einfallen, irgend ein Beispiel dieser Art heranzuziehen.

Hier aber, wo Beethoven die Weisen fremder Nationen bearbeitet, wage ich, auch dem unsterblichen Classiker gegenüber es auszusprechen, dass sein gewohnter Kunststyl nicht dem Geist des schlicht und tief empfundenen Volksliedes entsprach. — Ich wage es, eine im Geschlecht bleibende Harmonisirung zu versuchen, ohne Figuration, mit einfachen leitereigenen Accorden. Ich thue es mit Widerstreben, weil ich keineswegs Musiker von Fach bin, und überdiess weil ich mir sagen muss, dass die Fesseln des Grundbasses einem Jeden anhaften, der unterm Einfluss europäischer Musik herangewachsen ist, und ich desshalb nicht daran zweifle, dass auch in diesem Beispiel der Accord der Ober-Regnante d^0 zuversichtlicher angewandt werden dürfte.

---

1) Sie kommen zwar vor, aber doch nur äusserst selten. Um nur ein Beispiel, welches wenigstens den Zwiespalt andeutet, anzuführen, erinnere ich an den Trauermarsch der *As*-dur Sonate von Beethoven. Der Marsch geht in *As*-moll. Voll tiefer Bedeutung tritt das *ges* im b^0-Klang ab und zu ein, statt des weit häufigeren *g*.

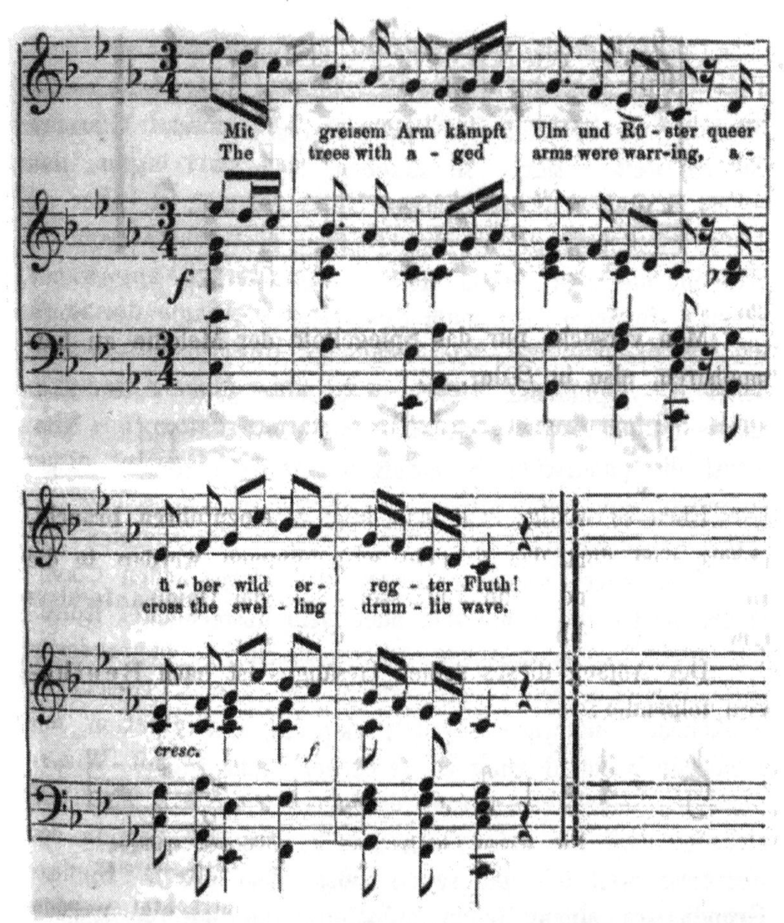
Mit greisem Arm kämpft Ulm und Rü - ster queer
The trees with a - ged arms were warr-ing, a -
ü - ber wild er - reg - ter Fluth!
cross the swel - ling drum - lie wave.
cresc.

Wenn man das, bei dem hier angewandten normalen Ganzschluss schwer zu vermeidende, zweimalige *f* im Bass in den letzten Takten umgehen will, so darf man den normalen Halbschluss anwenden, der freilich sehr ungewohnt klingt, aber gewiss statthaft ist:

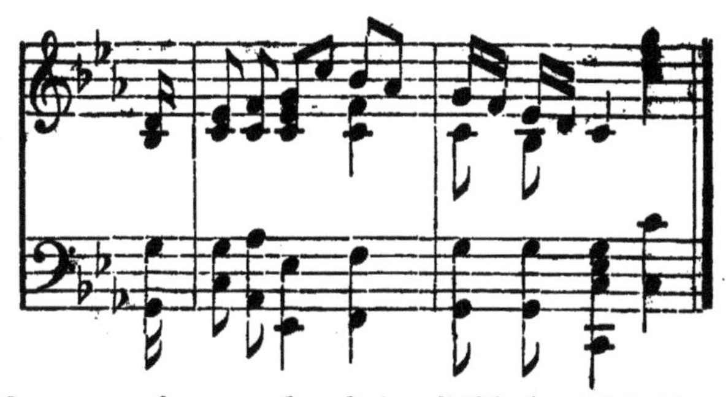

Man versuche nur das Spiegelbild der Melodie zu harmonisiren, also in *C*-dur.

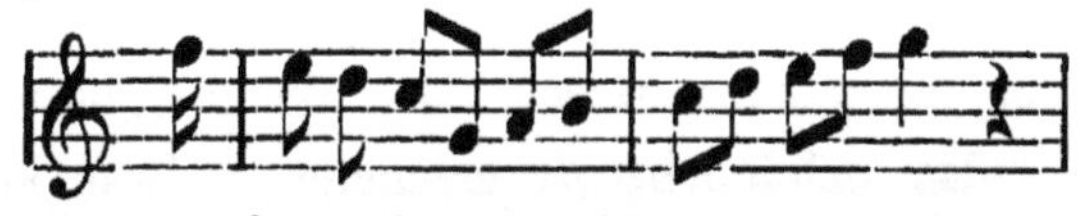

Eben so wenig, wie man hier *as* einzuführen braucht, ebenso darf dort das *h* nicht aufgenommen werden in die Begleitung. Und wenn andrerseits hier der Dominantschluss und der Halbschluss statthaft, so auch dort.

Der Anfang dieses selben Gesanges ist nach Beethoven folgender:

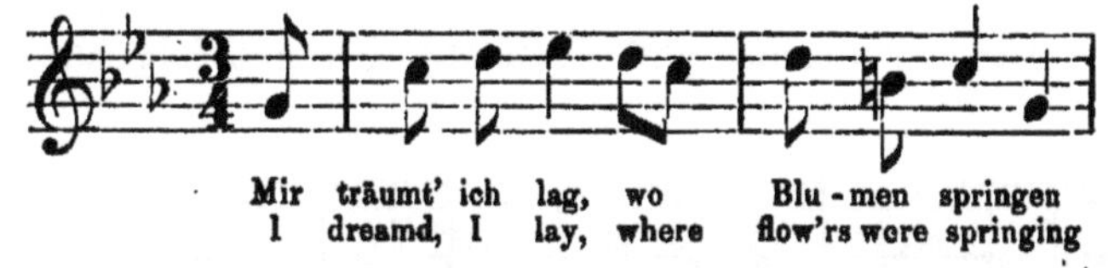
Mir träumt' ich lag, wo Blu - men springen
I dreamd, I lay, where flow'rs were springing

Ich glaube, dass das *h* als Zusatz betrachtet werden muss. Volksthümlicher und im Ausdruck zarter und feierlicher, dabei durchaus dem Texte entsprechend, wäre, wenn auch für manche Ohren schwerer verständlich, im zweiten Takte:

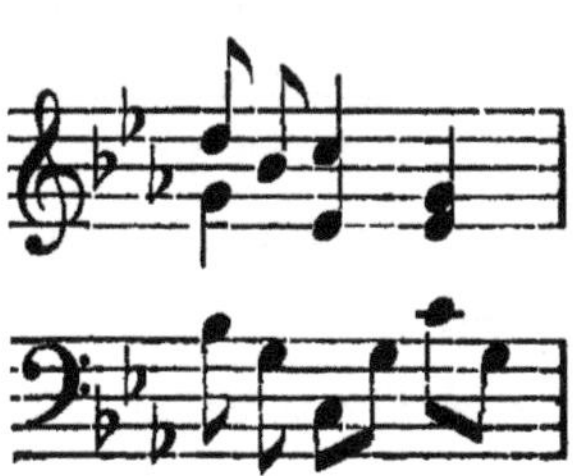

Wird im Bass beim ersten Achtel statt $\underline{b}$ — g genommen, so sind wir eher geneigt, den Klang g^+ zu erwarten. Ueberhaupt finde ich, dass für den Ober-Regnantklang sehr oft die Lage

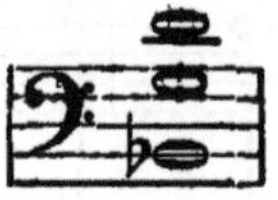

am verständlichsten ist (s. p. 59).

Interessant ist auch die Behandlung des Liedes: „O tröste mich Harfe, mit Tönen von Sorgen." Die Melodie geht ganz rein im phon. *d*-Geschlecht, die Begleitung in *g*-moll, daher das unleidliche $\overline{fis}$ erscheint. Zwar könnte die Melodie durchweg in $\underline{b}$-dur behandelt werden, allein Beethoven beginnt und schliesst in *g*-moll, ganz dem Texte des Liedes gemäss, modulirt aber gleich beim ersten *f* in der Melodie nach $\underline{b}$-dur, obgleich der Accord *d* — $\underline{f}$ — *a* allein dem Geist des Ganzen entspricht, und das Nachspiel endlich bringt noch $\overline{fis}$ und $\overline{cis}$! —

„Hin fahrt Frohsinn und Freuden" beginnt folgendermaassen.

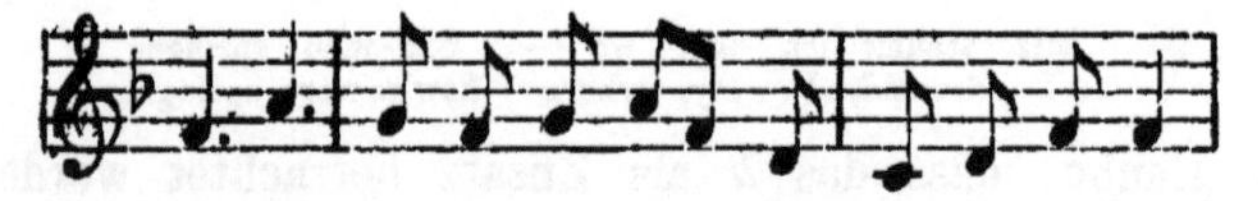

und Beethoven begleitet sie in *f*-dur. Käme das *c* nicht vor, so wäre sicher, dem Texte anpassend *d*-moll gewählt worden. Aehnliche Vorwürfe treffen die Harmonisirung der meisten andern irischen Melodieen, sobald sie nicht unzweifelhaft in dur gehen. Ganz besonders im Liede „Heimkehr nach Ulster", welches rein in phon. *c* geht, und sehr oft den Ton $\underline{es}$ enthält, erscheint, sobald irgend möglich der Leitton $\overline{e}$ zur [Tonica] *f*.

Ebenso oft dem Geist der Gesänge widersprechend, ist die Bearbeitung der „schottischen Lieder." Auch von diesen will ich einige speciell anführen, weil sie beweisen, welch eine Macht und zugleich welche Zartheit die Melodieen des phonischen Geschlechts besitzen. Ich hebe nur die auffallendsten Beispiele heraus, obgleich die Bearbeitung fast aller Lieder denselben Verwurf verdient. — In reinem phon. *d* geht „die Hochlands Wache".

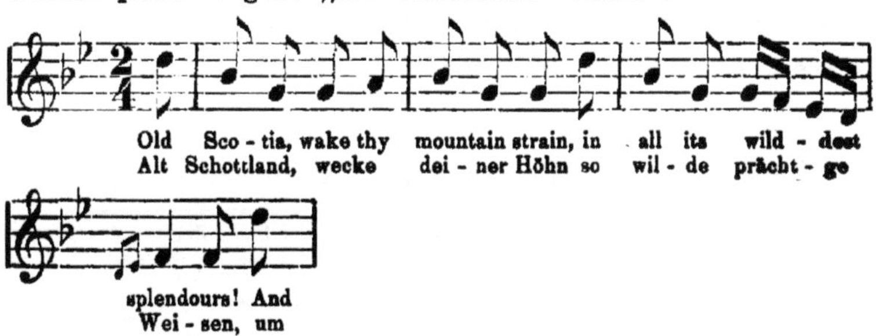
Old Sco - tia, wake thy mountain strain, in all its wild - dest
Alt Schottland, wecke dei - ner Höhn so wil - de prächt - ge
splendours! And
Wei - sen, um

Wäre der Gang in 16teln nicht da, sondern statt dessen etwa zweimal *g* (in Achteln), so wäre sicher der vierte Takt verwandelt worden in

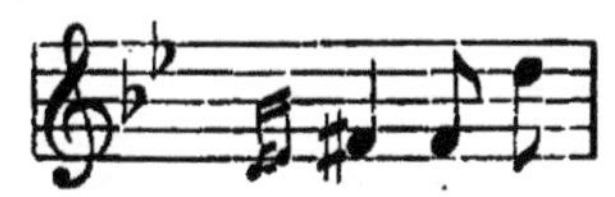

Jetzt aber begleitet Beethoven das $\underline{f}$ mit $\underline{b}^+$, während, wenn man die Melodie allein spielt, ganz ohne Zweifel der Accord $\overline{a}^0$ passend gefunden wird. Sehr auffallend ist es, dass in der dritten Zeile statt $\overline{fis}$ Beethoven wirklich das $\underline{f}$ beibehalten hat; dafür aber tritt auch eine Modulation nach *f*-dur ein.

Ein Gegenstück zu diesem Gesange ist „Der Abend." Die Melodie geht rein in phon. $\overline{e}$, wenn man von einem einzigen, wohl fremdartigen, $\overline{\overline{gis}}$ absieht. Beethoven beginnt und schliesst in $\overline{a}$-moll, modulirt aber schon im zweiten Tacte nach *c*-dur, — weil ein *g* vorkommt, — ganz gegen den zarten Liebreiz des Textes und der Melodie:

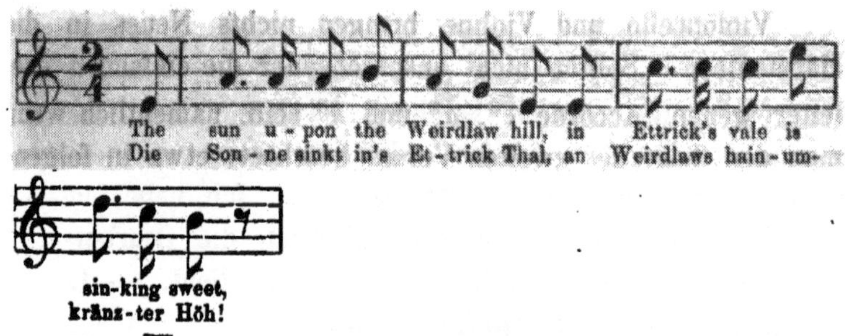

The sun u - pon the Weirdlaw hill, in Ettrick's vale is
Die Son - ne sinkt in's Et - trick Thal, an Weirdlaws hain - um-
sin-king sweet,
kränz - ter Höh!

Nach $\overline{a}$-moll kehrt die Begleitung nur mit Hülfe von $\overline{\overline{gis}}$ zurück. Ich will die Schlusszeile hinsetzen:

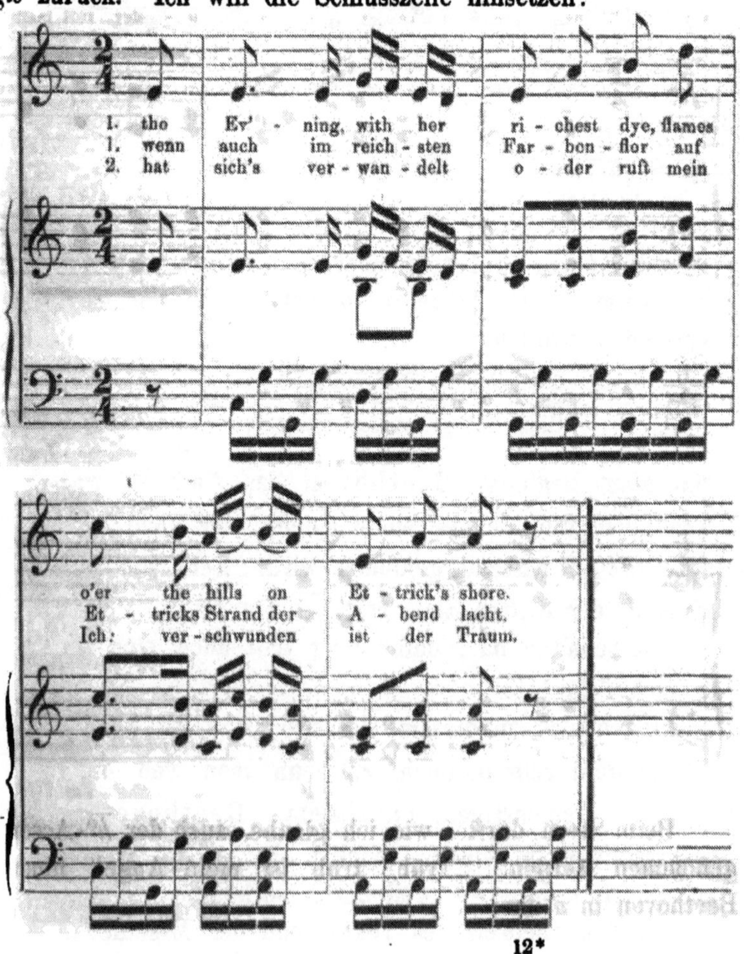
1. the Ev' - ning, with her ri - chest dye, flames
1. wenn auch im reich - sten Far - ben - flor auf
2. hat sich's ver - wan - delt o - der ruft mein
o'er the hills on Et - trick's shore.
Et - tricks Strand der A - bend lacht.
Ich: ver - schwunden ist der Traum.

Violoncello und Violine bringen nichts Neues in die Harmonieen. Sollten nicht ansprechender die einfachen drei leitereigenen Accorde $\overline{e}^0$, $\overline{a}^0$ und $\overline{h}^0$ sein, namentlich wenn man den Text des zweiten Verses beachtet; etwa in folgender Art

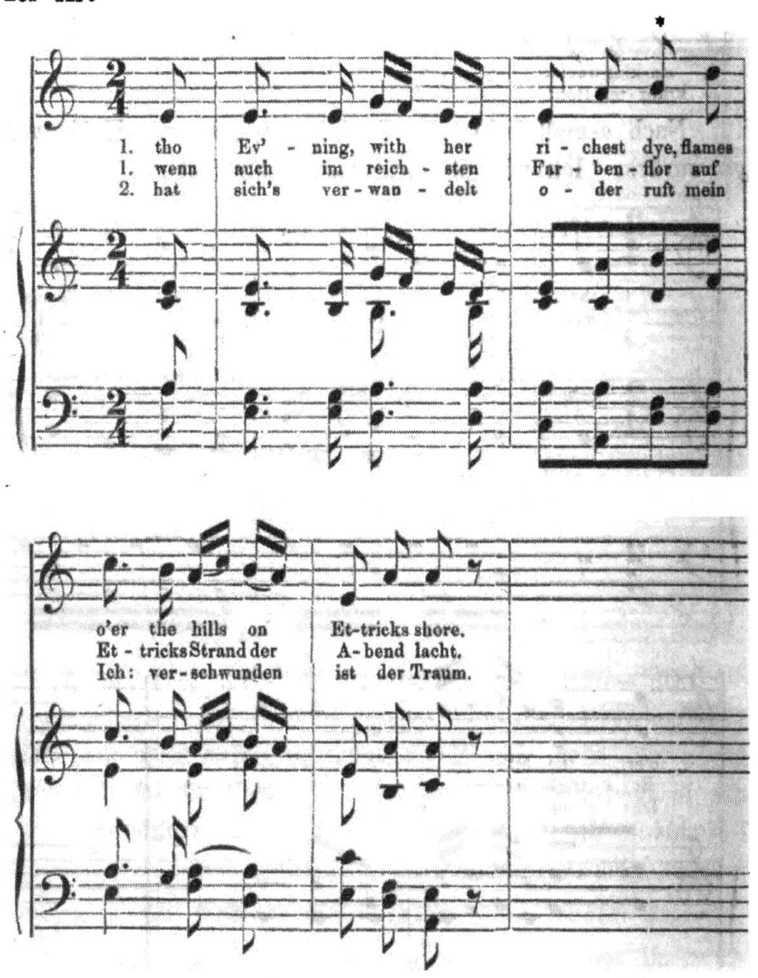
1. tho Ev' - ning, with her ri - chest dye, flames
1. wenn auch im reich - sten Far - ben - flor auf
2. hat sich's ver - wan - delt o - der ruft mein
o'er the hills on Et-tricks shore.
Et - tricks Strand der A - bend lacht.
Ich: ver - schwunden ist der Traum.

Beim Stern dürfte, wie ich glaube, auch der $\overline{h}^0$-Accord genommen werden. „Trüb, trüb ist mein Auge" nimmt Beethoven in *d*-dur:

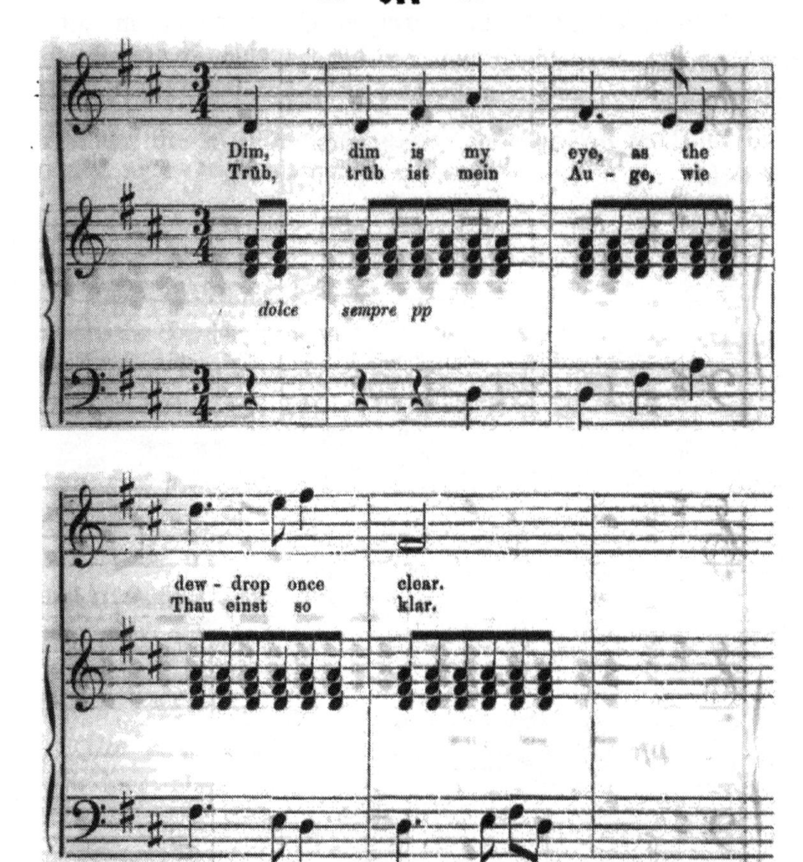
Dim, dim is my eye, as the
Trüb, trüb ist mein Au - ge, wie
dolce
sempre pp
dew - drop once clear.
Thau einst so klar.

Ob wirklich in *d*-dur oder vielmehr in phon. $\overline{fis}$ das Lied zu verstehen ist, scheint schwer zu entscheiden, so lange man nicht die Worte kennt. — Man kann die Melodie in ihr Spiegelbild umkehren und es erscheint dann, wie ich meine, die tonische Tonart näher bei fröhlichen Textworten, ebenso wie hier die phonische.

Ich versuche nur einige Takte in phon. $\overline{fis}$.

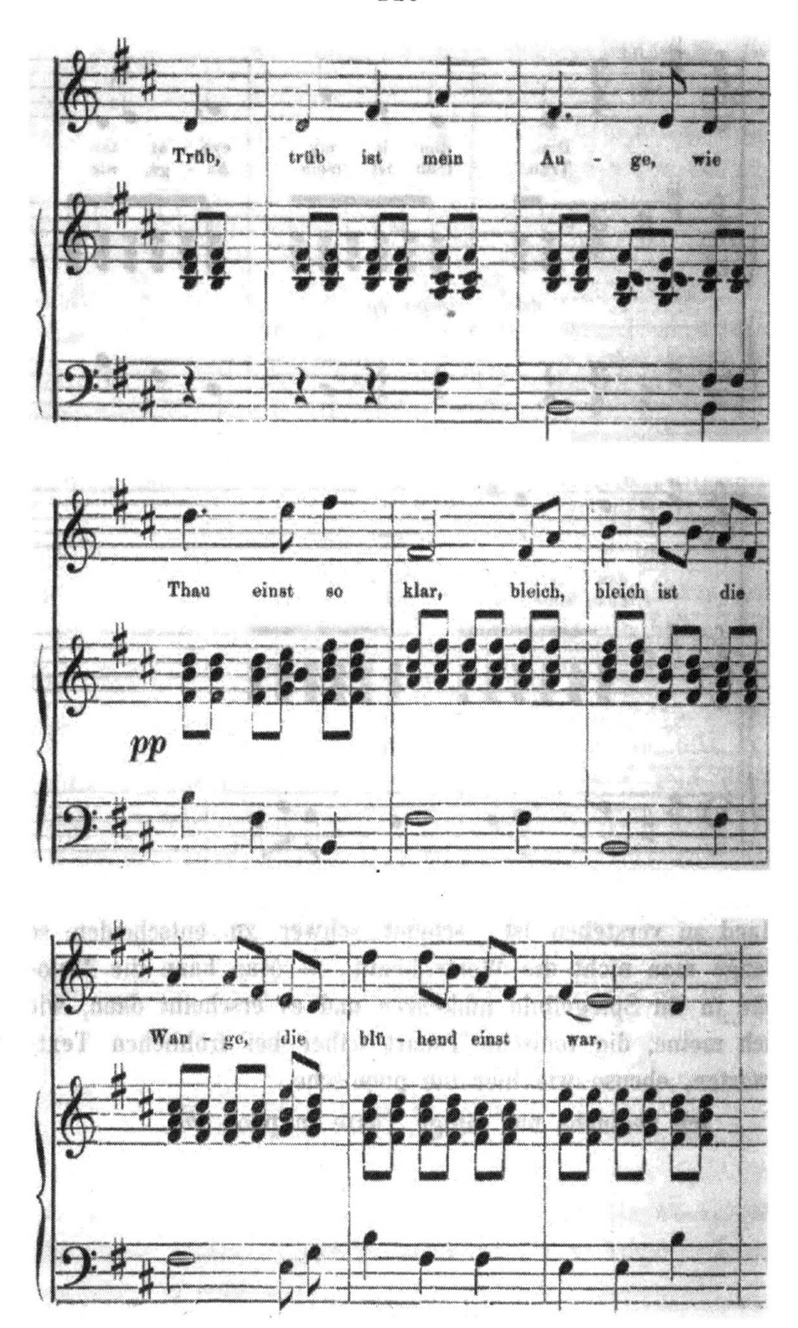
Trüb, trüb ist mein Au - ge, wie
Thau einst so klar, bleich, bleich ist die
pp
Wan - ge, die blü - hend einst war,

Beethoven wäre nie auf den Gedanken gekommen, dieses Lied in *h̄*-moll zu harmonisiren, weil die Verwandlung des *ā* in *āis* unmöglich. Ich bemerke nur noch, dass das *f̄is* in der Melodie weit höhere Bedeutung gewinnt, wenn es zur Phonica, also zum Schwerpunkt des ganzen Systems gemacht wird.

Fast ausnahmslos sind in dieser Weise sämmtliche schottische Lieder, (so auch „die holde Maid von Inverness") behandelt. Um es kurz zusammenfassen: Der Leitton zur [Tonica] wird, auch wenn er kein Mal in der Melodie vorkommt, fortwährend gebraucht, und sobald die Melodie den Lichanos bringt, tritt eine Modulation in die tonische Paralleltonart ein. —

Sowohl trübe, traurige Liedweisen, als auch martialische und kräftige Gesänge giebt es im phonischen Geschlecht. Dafür sind die sämmtlichen Beispiele nur ein geringer Beweis. — Noch in ganz anderer Richtung aber finden wir analoge Verhältnisse.

Die meisten Choräle waren ursprünglich Volkslieder. Auch hier nimmt man eine allmählige Umbildung wahr. Der Choral „O Haupt voll Blut und Wunden" ist von dem, um Wiederherstellung des ursprünglichen Rhytmus, hochverdienten Layriz [1]) folgendermaassen gesetzt:

---

1) Fr. Layriz „Kern des deutschen Kirchengesanges. Nördlingen 1849. Nr. 62

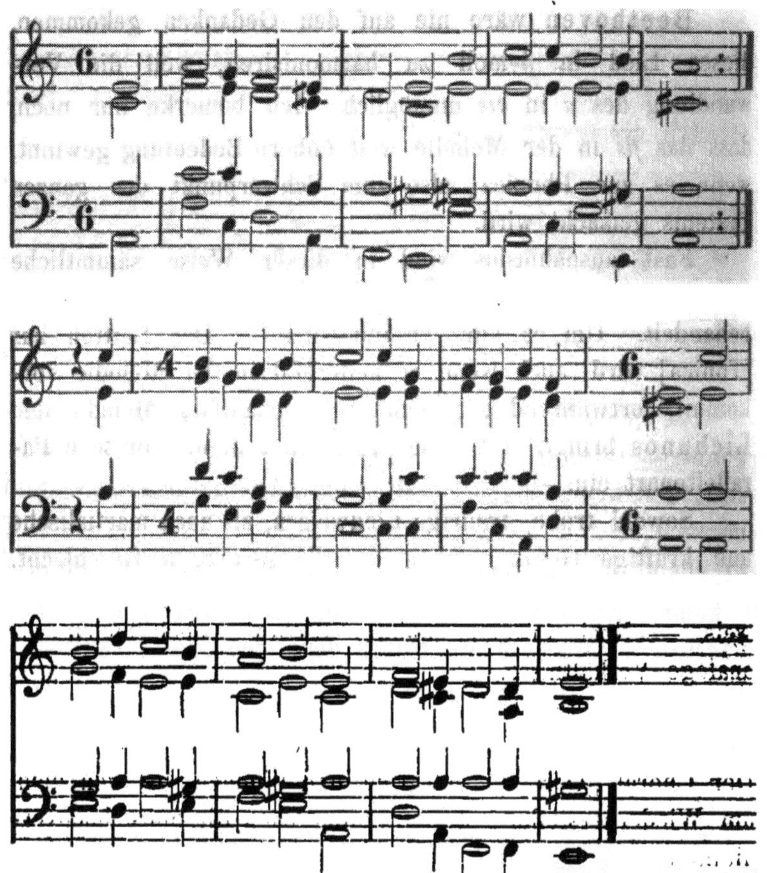

Welch ein unsicheres Schwanken zwischen *c* und $\overline{\overline{cis}}$, *g* und $\overline{gis}$. Und der Satz trägt die Ueberschrift „phrygisch“, d. h. also nach der bekannten Namenverwechslung dorisch, oder nach unserer Benennung phonisch $\overline{e}$. Man lasse nur alle Kreuze ohne Ausnahme fort, und ändere die Schlusstakte, die zwar an sich schön, und im gemischten (Moll)-Geschlechte statthaft, aber ganz und gar nicht ins dorische System passen. Blos einmal kommt der Accord der Oberregnante $= \overline{h}^{0}$ vor, im vierten Takte vor dem Ende, um aber sogleich wieder dem $\overline{e}^{+}$ Platz zu machen.

Nicht blos die Harmonieen auch die Melodieen sind schwankend und veränderlich. In dem Choral „Wer nur den lieben Gott lässt walten“ sieht man noch jetzt vielfach die ursprüngliche Weise:

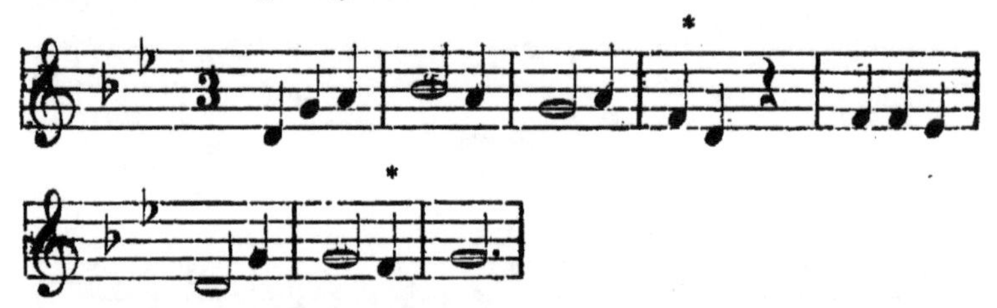

In vielen Kirchen wird im vierten Takte noch richtig das *f* gesungen, im siebenten gewiss nicht mehr, wenn nicht vielleicht doch bei weniger entwickelten Nationen. In den Choralbüchern sind die Lesearten verschieden. Layriz schreibt *fis* im 4. Takt, ebenso Bach [1]) ohne Ausnahme. Ebenso oft kommt das *f* vor. So z. B. bei Brenner [2]) und bei Punchel [3]). Wedemann bringt denselben Choral zweimal und zwar nur in Dur! [4])

1) J. S. Bach „371 vierstimmige Choralgesänge“. Leipzig bei Breitkopf und Härtel.

2) F. Brenner „Choralbuch für vier Männerstimmen“, Dorpat 1862. Verlag von E. J. Karow.

3) J. L. E. Punschel „Evangelisches Choralbuch“. Sechste Auflage. Reval 1862.

4) Einer esthnischen kirchlichen Gemeindeversammlung könnte man mit dem stärksten Orgelwerk das *fis* spielen, es würde mit grosser Sicherheit *f* intoniren. Der Choral „Höchster Priester, der Du Dich“ hat in dritter Strophe eine der obigen ganz analoge Stelle:

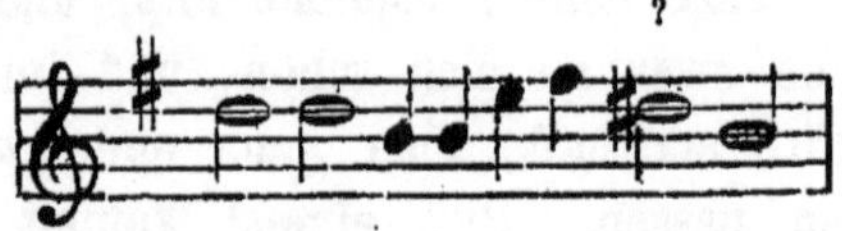

Bei einer Aufführung der esthnischen Sänger in hiesiger Dorpater Marienkirche hörte ich kürzlich diesen Choral singen. Die Begleitung gab hell und laut: *dis*, aber eben so fest sang der Sopran *d*.

Die erste Zeile des Chorals: „Höchster Priester, der Du Dich", unterliegt ebenfalls verschiedenen Versionen: Layriz schreibt:

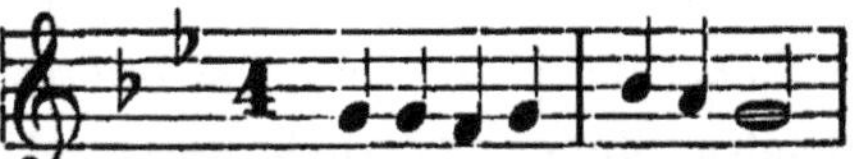

während Punschel und Brenner nicht glücklich den Ton *f* in *fis* verwandelt haben, welch letzteres in phon. *d* nicht vorkommt.

Doch genug der Beispiele, deren man Tausende anführen könnte.

Schwankungen dieser Art zeigen sich übrigens nur beim Mollgeschlechte. In *c*-dur hat der Ton *as* nie dem *a* den Rang streitig gemacht, ohne Zweifel weil die meisten Melodieen mit der Tonica *c* schliessen. Eine Gefahr entstünde erst für solche Gesänge, die in *c*-dur mit der [Phonica] *g* endigen.

Helmholtz giebt einige interessante Notizen über die allmählige Einführung des *gis* in *a*-moll, und erinnert daran, dass schon in sehr früher Zeit diese Umbildung begann, da sie schon vom Papst Johann XXII im Jahre 1322 durch einen Erlass gerügt wurde [1]).

Wenn doch die alten classischen Sachen aus der Zeit des Palestrina von den Widerrufungs- und Erhöhungszeichen verschont blieben, mit denen nicht blos die Herausgeber sondern auch jeder Musikdirector nach seinem Gefallen meint schalten zu dürfen.

---

1) Helmholtz l. c. pag. 440. „In Folge dessen", heisst es hier weiter, „unterliess man gewöhnlich die Erhöhung des Leittones (?) in den Noten zu bezeichnen, während sie doch von den Sängern ausgeführt wurde, was nach Winterfeld's Ansicht sogar noch im 16. und 17. Jahrhundert geschah, da es einmal Sitte geworden war". Wir können getrost noch das 18. und 19. Jahrhundert hinzufügen. „Eben desshalb", sagt Helmholtz mit Recht, ist es unmöglich den Fortschritt dieser Veränderungen der alten Tonarten genau zu ermitteln". „Durch diese Aenderung wird die Mannigfaltigkeit der alten Tongeschlechter arg beeinträchtigt".

6. Ueber Intonation.

Die Intonation der auf- und absteigenden Leittöne ist noch gegenwärtig ein Streitpunkt der theoretischen und praktischen Musiker. Hauptmann und Helmholtz halten beide ein Schwanken in der Tonhöhe desselben für statthaft.

Da dieser Gegenstand von grossem Interesse ist, werde ich die betreffenden Stellen wörtlich heranziehen; Hauptmann vergleicht bei Gelegenheit der chromatischen Skalen die Generation der drei Halbintervalle: 15 : 16; 128 : 135 und 24 : 25 mit einander [1]):

„Es ist offenbar die Entfernung der diatonischen Stufe 15 : 16 eine grössere, als die der beiden chromatischen 128 : 135 und 24 : 25; dennoch wird uns das als Leitton intonirte $\overline{\overline{cis}}$ in der Folge $c\ \overline{\overline{cis}}\ d$ höher scheinen, als die Sekund $\underline{des}$ in der Folge $c\ \underline{des}\ c$; das chromatische Intervall $c\ \overline{\overline{cis}}$ sonach grösser, als das diatonische $c\ \underline{des}$. Bei Instrumenten mit festbestimmten, mithin temperirten Klangstufen, kann dies allerdings nur auf einer akustischen Täuschung beruhen, da hier für $\overline{\overline{cis}}$ und $\underline{des}$ dieselbe Tonhöhe besteht. Die freie Intonation wird aber in der That den Leitton geschärft oder erhöht zu nehmen Bedürfniss fühlen, sowie sie die zurückleitende kleine Sekund in kleinerer Entfernung hören lässt, als ihr nach dem Verhältniss 15 : 16 zukommt. Es ist dies ein Bestreben, den Ton in seiner Intervallbedeutung zu characterisiren, die Intonation zu beleben, zu beseelen".

Ich gebe vollkommen zu, dass der Ton $\underline{des}$ dem Gehör tiefer erscheint, als $\overline{\overline{cis}}$. Man versuche einfach folgendes Experiment anzustellen. Auf einem temperirt gestimmten Instrumente gebe man einmal

1) Hauptmann l. c pag. 170 § 253. s. auch Fr. Bellermann, „Die Tonleitern und Musiknoten der Griechen". pag. 18.

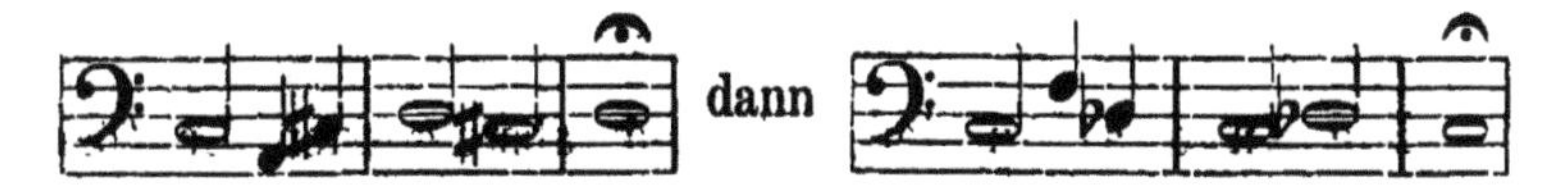

an, so überzeugt man sich sofort davon, dass das *des* im zweiten Beispiel tiefer als das *cis* im ersten zu sein scheint. Offenbar beruht diess auf einer akustischen Täuschung, wie Hauptmann sagt, oder besser es beruht auf der verschiedenen Auffassung des Klanges *cis* oder *des* je nach der Generation des Tones. — Wenn nun die obigen Beispiele im Gesange wirklich in reiner Stimmung intonirt werden, warum sollte dann die akustische Täuschung ausbleiben, es wird vielmehr jetzt wirklich *des* höher als *cis* sein, allein die absteigende Generation wird beim *des* empfunden — nicht aber wirklich gesungen. Wie kann ein Ton durch Unreinheit der Intonation besser in seiner Intervallbedeutung characterisirt werden?! (Es ist übrigens die erwähnte Stelle, so viel ich bemerkt habe, die einzige im ganzen Hauptmannschen Werk, in welcher eine beabsichtigte Unreinheit statuirt wird [1]). Fasst man den Ton *cis* oder *des* als Leitton zu *d* und *c* auf, so könnte diese Tonfolge selbst, unmittelbar aufgefasst (wenn solches überhaupt denkbar wäre) vielleicht einer Alteration fähig sein, gerade dadurch müsste aber, die Intervallbedeutung schwinden. Halten wir aber diese fest, und ich glaube, nur dadurch ist die Intonation des Leittones so leicht, so muss die letztere auch rein sein.

---

1) In der Fortsetzung der oben citirten Stelle wird allerdings in der Klangfolge *c* — *e* — *g* . . . *c* — *es* — *g* ebenfalls eine vertiefte Intonation des *es* und in der umgekehrten Reihenfolge der Accorde eine erhöhte des Tones *e* angenommen. Ich glaube auch dieses ist eine Täuschung ähnlicher Art. Als Gegensatz zum ersteren Accord macht sich die Bedeutung der Terz im zweiten Accorde besonders geltend, und namentlich bei kräftiger Intonation empfangen wir den Eindruck, als sei die Stimmung über die veränderte Intervallbedeutung hinaus alterirt.

Ich möchte hier noch auf den Umstand aufmerksam machen, der schon vorhin (pag. 36) ausführlich erörtert wurde, — dass der tonische *c*-Klang zugleich ein rein phonischer $\overline{h}$-Klang ist. Hören wir den reinen *c*-Durdreiklang, so werden von allen 3 Tönen sämmtliche Bestandtheile eines $\overline{h}$-Klanges gleichfalls unser Gehör wirklich afficiren, und wir vernehmen im Leitton $\overline{h}$ dann einen bereits kräftig hervorgetretenen Bestandtheil des *c*-Klanges. Analog, nur eben umgekehrt, ist es beim absteigenden Leitton, $\overline{a}$ — *c* — $\overline{e}$ ist ein tonischer *f*-Klang, und wenn *f* intonirt worden ist, bleibt der ganze Accord $\overline{a}$ — *c* — $\overline{e}$ im Gehör in vollster Reinheit, alle einzelnen Töne sind Bestandtheile des *f*-Klanges. Den absteigenden Leitton, dessen Bedeutung für das phonische Geschlecht nicht geringer ist, als die des aufsteigenden fürs tonische, bespricht auch Helmholtz [1]), indem er namentlich die werthvollen Andeutungen aus dem Aristoteles heranzieht. Diesen zufolge kann nicht daran gezweifelt werden, dass den Griechen nicht anders die Bedeutung dieser Tonstufe erschien, als uns. Helmholtz aber gestattet dieses absteigende Leittonverhältniss nur für das dorische (phon.) Geschlecht. In der *c*-molltonleiter nimmt er kein Leittonverhältniss zwischen *g* und $\underline{as}$ an, wohl aber zwischen *d* und *es*, und zwar dort, weil *g* näher zur Tonica, hier $\underline{es}$ näher mit derselben verwandt. Nach unserer Auffassung aber ist die *c*-molltonleiter von *g* zu beginnen, und gleich phon. *g*, daher $\underline{as}$ vollkommen absteigender Leitton zu *g*, als Unterterz der Regnante *c*, von *d* zu $\underline{es}$ erkennen wir dagegen ein untergeordnetes aufsteigendes Leittonverhältniss, ähnlich dem

---

1) Helmholtz l. c. pag. 439 und 483. Beim Uebergange *c* — $\overline{\overline{cis}}$ — *d* hält Helmholtz die Tonhöhe des Mitteltones für unbestimmbar. „Das $\overline{\overline{cis}}$ hat keine harmonische oder modulatorische Bedeutung". s. pag. 533. Ich kann der ganzen dort gegebenen Deduction über „Verwandtschaft durch Nachbarschaft der Töne" nicht beistimmen.

absteigenden zwischen *f* und $\bar{e}$ in der *c*-dur Leiter, oder um den Gegensatz zusammen zu stellen für ton. *c* und phon. $\bar{\bar{e}}$

$$c \; d \; \bar{e} \; f \; g \; \bar{a} \; \bar{h} \; c$$
$$\longleftarrow \qquad \longrightarrow$$
$$\bar{e} \; f \; g \; \bar{a} \; \bar{h} \; c \; \bar{d} \; \bar{e}$$
$$\longleftarrow \qquad \longrightarrow$$

$\bar{h}$ — *c* im letzten Falle entspricht dem Verhältniss *d* $\underline{es}$ in *c*-moll.

Die Nachbarschaft zweier im Leittonverhältniss stehender Töne kann, meine ich, kaum als ein „verknüpfendes Band“ (Helmholtz pag. 429) zwischen beiden angesehen werden, insofern wenigstens nicht, als die Verwandtschaft der Klänge der einzige Maassstab sein kann für reine Intonation, sonst müsste ja das Verhältniss *f*, $\overline{fis}$ = 128 : 135 und *g* : $\overline{\overline{gis}}$ = 24 : 25 wegen der noch grössern Nachbarschaft noch leichter zu treffen sein. Die Schwierigkeit derselben liegt, an der meist schwieriger aufzufassenden Verwandt-
Das folgende Beispiel

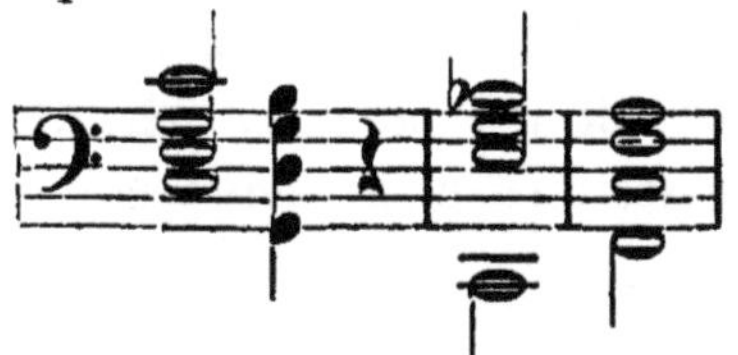

namentlich wenn es vorher gespielt worden, also vom Sänger der ersten Stimme gekannt ist, wird leicht verstanden, und desshalb auch gewiss leicht intonirt. Dass aber hier $\bar{h}$: *b* = 135 : 125, unterliegt keinem Zweifel.

Eben so wenig kann ich zugeben, dass der Sprung $\bar{e}$ — *as* = 25 : 32 oder *as* — $\bar{h}$ = 64 : 75 in der sogenannten instrumentalen Molltonleiter Schwierigkeiten mache. — Ich muss Helmholtz widersprechen, wenn er behauptet [1]),

1) Helmholtz, l. c. pag. 533. Wenn ich richtig verstanden habe, so ist auch Fr. Bellermann ganz der Ansicht, die ich hier vertrete; nur muss ich

dass hier nicht einmal eine Verwandtschaft zweiten Grades vorhanden sei. Da die Generation des gemischten Tongeschlechts später untersucht werden soll, so übergehe ich die Bemerkungen, die nachher sich der Leser ohne Mühe mit Hülfe selbstangestellter Experimente wird machen können.

Naumann [2]) endlich hält es gar für ausgemacht, dass die Intonation dem reinen Quintensystem (pythagor. Stimmung) entspricht, womit übrigens seine eigene Bemerkung in grellem Widerspruch steht, die nämlich, dass die Lage der Töne eine möglichst nahe sein solle, d. h. „eine so nahe, als es mit unmittelbarer (!) harmonischer Verständlichkeit der Fortschreitung noch verträglich ist, denn *c* und *his* liegen noch näher, es würde aber diese Folgen zweier discordanter Töne eine ganz unverständliche sein". Weiter sagt Naumann müsse doch $\underline{\mathit{des}}$ tiefer als $\overline{\overline{\mathit{cis}}}$ sein, da $\underline{\mathit{des}}$ hinab, $\overline{\overline{\mathit{cis}}}$ hinauf führe. Ich gestehe, mir sagt diese Logik nicht zu. Man weise dann strikt die „unmittelbare" Harmonieverbindung nach, sonst giebt es nur Willkühr in der Festsetzung der Tonhöhe. Naumann discutirt ein Beispiel, das vortrefflich gewählt ist, und das ich deshalb hersetze. In Mozart's Quartett (*G*-moll) heisst es:

---

seiner Auffassung der Septime widersprechen. Ich glaube nicht, dass eine sichere Intonation des Tones $\frac{7}{4}$ möglich ist. Eben so wenig ist, wie ich sicher glaube, die pythagoräische Terz intonirbar, denn *e* ist der 81ste Oberton von *c*.

2) Naumann l. c. pag. 47 und ff.

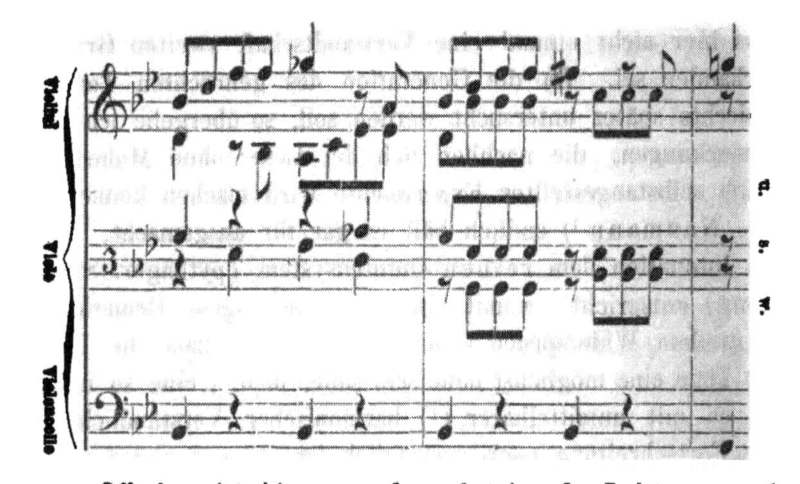

Offenbar ist hier $\underline{ges}$ der absteigende Leitton zu f; der volle Nachdruck, der dem Leitton eigen ist, liegt auf diesem Tone; die Stimmung desselben kann keinem Zweifel unterliegen, sie ist folgende: $\overline{ges} = \frac{4}{5} \cdot b$ oder $\frac{16}{15} \cdot f$. — $\bar{d}$ im Accord $b\ \bar{d}\ f$ ist reine Terz von b, mithin $\bar{d} = \frac{5}{4}\, b$ also $\underline{ges} = \frac{32}{25} \cdot \bar{d}$. Das $\bar{\bar{fis}}$ im zweiten Tact ist offenbar Terz von $\bar{d}$, mithin $= \frac{5}{4} \cdot \bar{d}$ also $\underline{ges} : \bar{\bar{fis}} = 128 : 125$ d. h. $\bar{\bar{fis}}$ tiefer als $\underline{ges}$, und zwar um mehr als ein Komma. Die reine Intonation mag schwierig sein, da das b im Bass arg dissonirt, und die harmonische Generation des $\bar{\bar{fis}}$ als Leitton zu $\bar{g}$ nicht anders verstanden wird, als wenn der Satz dem Hörer bekannt ist. Sobald aber der $\bar{d}$-Dreiklang in den letzten Achteln des zweiten Tactes ertönt, unterliegt man derselben akustischen Täuschung, wie bei dem vorhin besprochenen Falle. Naumann sagt: Wer wollte hier behaupten, dass das $\bar{\bar{fis}}$ ein tieferer Ton sein müsse, als das vorhergehende $\underline{ges}$? Unwillkührlich hat man mit dem Eintritt der ersteren das

Gefühl einer Erweiterung im Vergleich mit der vorher gehörten „„eingeengten““ Septime, und jeder gute Geiger wird bei sorgfältiger Intonation diesem Gefühl einen Ausdruck verleihen, indem er eben $\overline{\overline{fis}}$ etwas höher greift, als vorher $\underline{ges}$. Hört man die Stelle auf dem Klavier, so wird erst durch das von einer Mittelstimme festgehaltene $\overline{d}$ die neue Wendung bemerkbar werden“. Der Eindruck mag richtig geschildert sein und geübte Geiger mögen versichern, dass sie das $\overline{\overline{fis}}$ höher greifen, daraus folgt noch nicht, dass wirklich eine erhöhte Intonation stattgefunden hat. — Sehr interessant wären Versuche dieser Art auf reingestimmten Tastinstrumenten.

Dritter Abschnitt.

Modulation und Klangfolge.

I. Verwandtschaft der Tonsysteme. Modulationsordnung.

Als Moment der nahen Verwandtschaft zweier Tonsysteme hat man stets das Vorkommen identischer Accorde angesehen. So lange wir diese Basis anerkennen, werden wir nur in so fern von den hergebrachten Lehren abweichen, als sämmtliche Accordklänge der reinen Tongeschlechter in andere Beziehung zum Haupttone des Systemes gestellt sind, und für alle im tonischen Gebiet gefundenen Gesichtspunkte sogleich der unmittelbare Gegensatz für das phonische sich ergeben wird.

Je zwei tonische, oder je zwei phonische Accordklänge, oder Tonsysteme, wollen wir fortan homonome Klänge, oder Tonsysteme nennen. (ton. *c* und ton. *g* sind homonome Systeme, c^+ und g^+ homonome Klänge, ebenso c^0 und $\bar{e}^0$ homonome Klänge). — Je einen tonischen und phonischen Klang dagegen nennen wir antinom (c^+ und g^0 oder c^0 und f^+ sind antinome Klänge). — Diese Bezeichnung wenden wir auch für die Beziehung zwischen Accordklängen und Tonsystemen an. Demnach wird ohne Weiteres verständlich sein, dass ein jedes System drei homonome und zwei antinome consonante Klänge besitzt.

Die nächste Verwandtschaft werden wir offenbar in denjenigen Tonarten finden, deren Tonica oder Phonica in den gegebenen Systemen bereits Klangvertretung finden. Daraus ergiebt sich, dass jede Tonart mit zwei homonomen und zwei antinomen verwandt ist, und zwar

jede tonische Tonart (*c*)
mit der tonischen Unterdominant-Tonart (*f*)
mit der tonischen Oberdominant-Tonart (*g*)
mit der phonischen Parallel-Tonart ($\overline{e}$)
mit der phonischen Leit-Tonart ($\overline{h}$)

jede phonische Tonart ($\overline{e}$)
mit der phonischen Oberregnant-Tonart ($\overline{h}$)
mit der phonischen Unterregnant-Tonart ($\overline{a}$)
der tonischen Parallel-Tonart (*c*)
mit der tonischen Leit-Tonart (*f*)

Welche von den je vier Tonarten am nächsten verwandt, ist nicht in zwingender Weise zu entscheiden. Suchen wir zunächst die Abweichungen in den Tonbestandtheilen auf:

			Abweichung
I	ton.-*c*	u. phon.-$\overline{e}$	d — $\overline{d}$
II	„	u. phon.-$\overline{h}$	f — $\overline{fis}$
III	„	u. ton.-*f*	$\overline{h}$ — b
IV	„	u. ton.-*g*	f, $\overline{a}$ — $\overline{fis}$, a
I	phon.-$\overline{e}$	u. ton.-*c*	$\overline{d}$ — d
II	„	u. ton.-*f*	$\overline{h}$ — b
III	„	u. phon.-$\overline{h}$	f — $\overline{fis}$
IV	„	u. phon.-$\overline{a}$	$\overline{h}$, g — b, $\overline{g}$

Diese Abweichungen werden wir später berücksichtigen. Sie können insofern nicht entscheiden über den Grad der Verwandtschaft, als durch dieselben noch nicht erkannt wird, ob es wesentliche oder unwesentliche Klänge sind, die in den verwandten Tonsystemen gemeinsam vorkommen oder fehlen. Suchen wir deshalb übersichtlich zusammenzustellen, welche Klänge des tonischen (*c*) und phonischen ($\overline{e}$) Systemes in den je vier verwandten Tonarten vorkommen, und in welcher Bedeutung. Wir finden von den Klängen des ton. *c* Systems folgende Klänge zugleich in

phon. $\bar{e}$: 1) Phonica 2) Oberregnante 3) Unterterzkl. 4) Leitklang,

phon. $\bar{h}$: 1) Phonica 2) Regnante 3) Unterterzkl. 4) Leitklang,

ton. *f*: 1) Tonica 2) Dominante 3) Leitklang,

ton. *g*: 1) Tonica 2) Unterdominante 3) Oberterzkl.

Analog besitzen folgende Tonarten identische Klänge in phon. $\bar{e}$:

ton. *c*: 1) Tonica 2) Unterdominante 3) Oberterzkl. 4) Leitklang

ton. *f*: 1) Tonica 2) Dominante 3) Oberterzkl. 4) Leitklang

phon $\bar{e}$: 1) Phonica 2) Regnante 3) Leitklang

phon. $\bar{h}$: 1) Phonica 2) Oberregn. 3) Unter-Terzklang

Es fehlen mithin, im Vergleich mit den Bestandtheilen von ton. $\bar{c}$, in

phon. $\bar{e}$: der Regnantklang

phon. $\bar{h}$: der Oberregnantklang

ton. *f*: Unterdominant- und Oberterzkl.

ton. *g*: Dominant- und Leitklang.

Ebenso fehlen im Vergleich mit den Bestandtheilen von phon. $\bar{e}$ in

ton. *c*: der Dominantklang

ton. *f*: der Unterdominantklang

phon. $\bar{h}$: Oberregnant- und Unterterzklang

phon. $\bar{a}$: Regnant- und Leitklang

Früher schon sahen wir, dass, in Uebereinstimmung mit der bisherigen Theorie der Dominantklang im tonischen System nothwendig war, demnächst der der Unterdomin. Analog erachteten wir für das phonische System an erster

Stelle den Unterregnantklang, demnächst den der Oberregnante für nothwendig.

Demnach fehlen gerade zwischen den einander parallelen Tonarten die Hauptklänge. Hierin finden wir ein Merkmal für die Modulation in die Paralleltonart. Wer nicht zugiebt, dass die Verwandlung von $d — f — \bar{a}$ in $\bar{d} — f — \bar{a}$ und analog die von $g — \bar{h} — \bar{d}$ in $g — \bar{h} — d$ einer Modulation gleichkommt, der muss mit Marx die Berechtigung des phonischen Systems (also auch des absteigenden Mollsystemes) läugnen. Je zwei Paralleltonarten wären dann einander gleich, eine jede bestände aus sechs Accordklängen, und hätte einen doppelten Ton, d und $\bar{d}$. Eine Modulation geschieht hier auf dem Wege der enharmonischen Verwechselung von d in $\bar{d}$, und resp. von $\bar{d}$ in d. Die Doppelbedeutung des dissonirenden Dreiklanges $d\ f\ \bar{a}$ als combinirten f^{+}- und g^{+}-Klanges, in welchen ein phon. Element [$\bar{a}^0$] zum Theil enthalten ist, geht über in die von $\bar{a}^0$, d. h. in ein rein phonisches $\bar{a}^0$. Die enharmonische Verwechselung kann übrigens ebensowohl bei anderen Zusammenklängen eintreten. Die verminderten Dreiklänge $\bar{h} — d — f$ und $h — \bar{d} — \bar{f}$ kommen in keinem anderen Systeme vor, da offenbar $\bar{h}$ oder f sich sofort verwandeln würden, wenn irgend ein Erhöhungs- oder Erniedrigungszeichen eingeführt würde. Die Doppelbedeutung der Dissonanzen $\bar{h}—d—f$ und $\bar{h}—\bar{d}—f$, im ersten nämlich die von $f^{+} + g^{+}$, im zweiten von $\bar{h}^0 + \bar{a}^0$ verwandelt sich durch dieselbe enharmonische Umwandlung, der Art, dass die eine Dissonanz in die andere und umgekehrt, übergeht. — Das d oder $\bar{d}$ wird auch von Sängern anders intonirt werden, jenachdem sie den Uebergang nach ton. c oder nach phon. $\bar{e}$ erwarten. Jedenfalls hat man nicht das mindeste Recht, in der Theorie den Accord $\bar{h} — d — f$ zu bevorzugen, da der andere $\overline{h} — \overline{d} — f$ ebenso einfach sich ergiebt, und einer ganz anderen Deutung unterliegt. Die Schwingungszahlen des letzteren scheinen zwar complicirter zu sein, denn $\overline{h}:d:f = 45:54:64$, während $\overline{h}:\overline{d}:f = 135:160:192$. Wir haben aber früher schon gesehen, dass beide Gebilde einander einfach reciprok sind, sie sind wie der Dur- und Molldreiklang durch eine Formel ausdrückbar

$$\left(\frac{15}{16}\right)^{\pm 1} : \left(\frac{9}{8}\right)^{\pm 1} : \left(\frac{4}{3}\right)^{\pm 1}$$

Es wäre von grossem Interesse zu erproben, ob auf einem Instrumente mit reiner Stimmung in der Klangfolge

$$\begin{matrix} \overline{h} & \overline{d} & f \\ c & \overline{e} & \end{matrix}$$

das letzte Intervall als phon $\overline{e}$ mit Grundbass $\overline{a}$ aufgefasst wird, namentlich wenn die enharmonische Verwechslung vorher wirklich ausgeführt worden, also die Klangfolge

$$\begin{matrix} \overline{h} & d & f \\ \overline{h} & \overline{d} & f \\ c & \overline{e} & \end{matrix}$$

ertönt [1]).

Ein wichtiges Unterscheidungsmittel besitzen wir also zwischen den tonischen und phonischen Paralleltonarten, die Hauptaccorde der einen fehlen in der anderen. Ihre Verwandtschaft ist aber vor allem dadurch gekennzeichnet, dass die Septime der Dominante g, d. h. f, im phonischen System enthalten ist, und umgekehrt die Unterseptime der Regnante $\overline{a}$, nämlich $\overline{h}$ ist in derselben Stimmung im tonischen Parallelsystem enthalten.

Je die Leitton-Systeme folgen jetzt. Auch diesen fehlt nur ein Hauptaccord und zwar der unwesentlichere. Wir

1) Die Physharmonica erscheint zu dem Versuche nicht geeignet, weil der Combinationston C, zu deutlich ist, und als Grundbass erscheint.

sahen schon vorhin, wie ohne Zweifel durch blosse Umkehr eines Ganges (Bass-Thema der Egmont-Ouverture) wir aus einer Tonart in die antinome Leit-Tonart uns versetzt sahen. Eine vollständige Cadenz, d. h. ein der Leittonart angehörender Ganzschluss ist aber desshalb nicht möglich, weil eben ein Hauptaccord, der der untergeordneten Seite, und ausserdem noch je die Septimen fehlen. (Unterseptime $\overline{fis}$ in phon. $\overline{h}$, und Oberseptime *b* in ton. *f*). Die Modulation in die Leittonart ist desshalb eine viel entschiedenere als die in die Paralleltonart. Welche von beiden näher verwandt ist kaum zu entscheiden. Bei dieser war eine enharmonische Verwechslung nöthig, d. h. Veränderung eines Tones *d* in $\overline{d}$ um ein griechisches Komma $\left(\frac{80}{81}\right)$, bei jener, der Leittonart, die Verwandlung um ein kleines Limma $\frac{135}{128}$ oder $\frac{128}{135}$, $\overline{f}$ in *fis* oder $\overline{h}$ in *b*.

Dass die Leittonarten so nahe verwandt sind, ist einmal desshalb übersehen worden, weil die Tonalität, einseitig angewandt, die wahre Beziehung verdeckte, es hiess stets *c*-dur sei mit der Molltonart der Terz $\overline{e}$ verwandt, und analog *e*-moll sei verwandt mit dem Dursystem der 6ten Stufe! Wer konnte in dieser Terz und vollends in dieser 6ten Stufe ein Leittonverhältniss und zwar ein so vollständig gegensätzlich symmetrisches erkennen, wie wir er so eben vor uns sahen. Noch mehr aber wurde die nahe Verwandtschaft dadurch verdeckt, dass man statt der Phonica $\overline{h}$, die [Dominante] $\overline{h}$ in $\overline{e}$-moll suchte, und desshalb im gemischten Geschlechte den Accord $\overline{h}$ — $\overline{\overline{dis}}$ — $\overline{fis}$ bildete, mithin durch den Ton $\overline{\overline{dis}}$ eine neue Abweichung vom ton. *c*-System erkannte. So verfährt auch Hauptmann [1]), wenn er erstlich den Ton *gis* für die Festsetzung von *a*-moll und ebenso *dis* zu der von *e*-moll für nothwendig erachtet.

In Bezug auf die Verwandtschaft der tonisch-tonischen Geschlechter stimme ich ganz der klaren Auffassung Hauptmanns [2]) bei. Er sieht die Unterdominanttonart als näher verwandt an, als die der Oberdominante. „Die Modulation wendet sich leicht nach der Unterdominant," und zwar desshalb weil der tonische Dreiklang *c* zugleich Dominante von *f* ist, während der Dominantklang von *g* in *c*-dur nicht gegeben ist.

Der Ton *c* behält in *f*-dur eine wichtigere Rolle als in *g*-dur, wo er Unterdominante wird, desshalb eher entbehrlich zur Cadenzbildung.

Sofern nun die Oberdominantseite als Hauptseite, also von ton. *g* nach ton. *c* eine „Rückkehr" zur Tonica erkannt wird, kann man auch weiter mit Hauptmann behaupten die Modulation nach *f*-dur ist eine Rückkehr in der durch Quintverwandtschaft verketteten Reihe von Tonarten, während die Modulation nach der Oberdominante ein Vorwärtsschreiten insofern bekundet, als ein grösserer Kraftaufwand noth thut, um dieselbe zu bestimmen. Bei *g*-dur ist zur vollständigen Cadenz der Oberdominant-, bei *f*-dur blos der Unterdominantklang neu zu bilden. In beiden Fällen aber wird, wie mir im Gegensatz zu Hauptmann scheint, Primäres in Secundäres und zugleich umgekehrt Secundäres in Primäres verwandelt, denn bei beiden tritt der *c*-Klang aus der Hauptbedeutung einer Tonica in die einer Dominante, während *f* und *g*, welche Dominanten waren zur Bedeutung einer Tonica

---

Hauptmann l. c pag. 174 und ff. — Helmholtz, s. pag. 503 spricht sehr kurz über die Modulation, und berührt die sachlichen Schwierigkeiten nur vorübergehend.

2) Hauptmann l. c. pag. 186 ff und 206 ff. Vergleiche auch die eingehende Begründung bei Marx l c. pag. 233.

sich heranbilden. Wohl zu bemerken ist aber, dass *c* in *f*-dur Doppelbedeutung erhält, denn es wird Dominante und [Phonica]; bei der Modulation nach *g*-dur wird dagegen *c*, welches Tonica und [Unterregnante] war, blos Unterdominante. Ein Blick auf das Schema (pag. 68) wird diesen Unterschied sogleich dem Leser scharf gegenüber stellen. Von grösster Wichtigkeit scheint mir das Moment für die meist nach der Oberdominantseite stattfindenden Modulation zu sprechen, dass ein Schluss, eine Rückkehr zur ursprünglichen Tonica leichter wird; „denn wenn die Modulation sich schon so leicht nach der Unterdominantseite wendet, so wird sie noch williger aus der Oberdominant nach der Tonica zurückkehren, während eine Modulation nach der Unterdominant den tonischen Character sogleich auf diese fallen lässt, und erst eine neue Spannung erfordert wird, ihn für die Tonica wieder zu gewinnen [1])". Unsere Musiker moduliren daher, wie das schon längst erkannt ist, wenn sie in Dur bleiben, meist nach der Oberdominante hin. Ganz anders im phonischen System und auch in der Molltonleiter. Um den bisherigen fast allgemein angenommenen Standpunkt zu kennzeichnen, setze ich den bezüglichen Abschnitt aus der Hauptmannschen Entwickelung hierher:

„So ist die regelmässige modulatorische Form unserer Musikstücke der Durtonart, dass sie in der Mitte nach der Oberdominant übergehen, blos die vernünftig - naturgemässe. Es ist der Fortgang überhaupt, der vom Anfang aus kein Rückgang sein, also nicht nach der Unterdominant führen kann. Das Zurückgehen aus der Oberdominant nach der Tonica aber ist die Heimkehr". Es wäre nur noch als wesentlich zu bezeichnen, dass das *g* in *c*-dur selbst bereits eine grössere Rolle spielt als *f*, und dieses Moment tritt noch hinzu. Weiter aber heisst es:

---

1) Hauptman l. c. pag. 187.

„In der Molltonart wird die Modulation regelmässig nicht nach der Quint, sondern nach der verwandten Durtonart ausgeführt. Die Molltonart hat keinen Fortgang, sie ist in sich selbst eingeschlossen und wird zuerst sich der beschränkenden Fesseln entledigen müssen im nächstverwandten Durtonsysteme (Paralleltonart), um zu einer Freiheit und Verwandtschaft mit Anderem zu gelangen“.

Schon früher sind ebenso harte Urtheile gegen das Mollgeschlecht namhaft gemacht worden.

Es bedarf nach Erörterung der tonisch-tonischen Modulationen nicht mehr vieler Worte für die in Frage stehende phonisch - phonische. Das vollkommenste Gegenbild finden wir hier.

Von phon. *e* aus kann nach phon. $\overline{h}$ und nach phon. $\overline{a}$ modulirt werden. So aber wie ton. *f* zu *c*, so ist phon. $\overline{h}$ näher mit phon. $\overline{e}$ verwandt, als mit der Tonart der Hauptseite phon. $\overline{a}$. So wie dort der c^{+}-Klang selbst der Oberdominantklang von *f* war, so ist hier der $\overline{e}^{0}$-Klang *a* — *c* — *e* der Unterregnantklang zu phon. $\overline{h}$.

Zwischen *c* und *f* war die Hauptabweichung in den Tönen $\overline{h}$ und *b*, hier in *f* und $\overline{fis}$, dort also war die Ober-Septime der Oberdominante, hier die Unterseptime der Unterregnante der neu einzuführende Ton, der unmittelbar dort mit dem tonischen *c*-Klang, hier mit dem phon. $\overline{e}$-Klang verbunden werden kann:

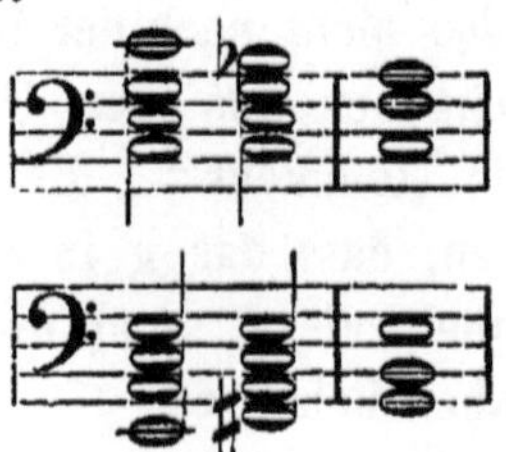

Beim Uebergange von *c* nach *f* verwandelte sich ausserdem noch die Stimmung des Tones *d* in $\overline{d}$, so auch hier in phon.

$\overline{h}$ der Ton d für $\overline{d}$ eintritt, wodurch der ton. g-Klang erscheint, der in phon. $\overline{e}$, wie wir sahen, nicht vorkam. Dafür fehlt jetzt ein d-Klang, wodurch phon. $\overline{h}$ streng von der Paralelltonart ton. g geschieden ist.

Bedeutendere Umwandlungen sind erforderlich für die Modulation nach der unteren Quinte $\overline{a}$, d. i. nach der Unter-Regnante, die wir als die Hauptseite des phon. Geschlechts erkannt haben. $\overline{e}^0$ bildet die Hauptseite des phon. $\overline{h}$-Systems, in phon. $\overline{a}$ hat er die untergeordnete Bedeutung einer Oberregnante, und die Hauptseite, der Unterregnant-Klang, muss erst neugebildet werden, d. h. der phon. $\overline{d}$-Klang, $\overline{g} — \overline{b} — \overline{d}$. Diese Umwandlung geschieht gerade wie auch vorhin bei der Modulation nach der Oberdominante an einem an sich dissonirenden Accorde: in ton. c verwandelt sich $d — f — \overline{a}$ in $d — \overline{fis} — a$, hier in phon. $\overline{e}$ der disson. Accord $g — \overline{h} — \overline{d}$ in den consonirenden $\overline{g} — b — \overline{d}$. Aber die Septime des Dominantklanges d^+, nämlich c ist schon vorhanden in c-dur, ebenso die Unterseptime $\overline{e}$ des Unterregnantklanges $\overline{d}^0$ in phon. $\overline{e}$.

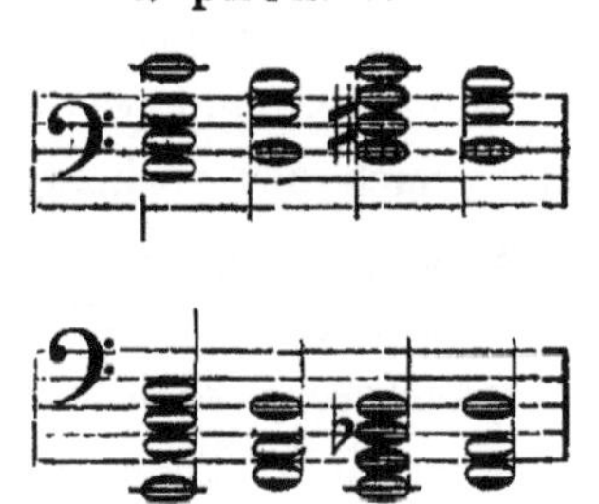

Analog dürfen wir jetzt erwarten, dass die Hauptseite, nach welcher die Modulation der Musikstücke in Moll (welches nur ein verändertes phonisches Geschlecht ist) sich wenden wird, nicht die der oberen, sondern die der unteren Quinte sein wird. — Eine Modulation nach der nächstverwandten Durtonart, d. h. in die Paralleltonart ist zwar ebenso statthaft, und wird ebenso häufig vorkommen, wie der umgekehrte Fall, die Modulation einer Dur-Tonart in das phonische Parallel-Geschlecht. Wenn aber dort für Sonaten, Symphonieen und überhaupt für grössere Sätze die Modulation nach der Ober-Dominante besonders bevorzugt wird, so wird es hier die nach der Unter-Regnante sein. Das Hauptmotiv dafür wird das von Hauptmann für das Dursystem gegebene sein, hier im phonischen ist für die Ausweichung nach der unteren Seite eine Vorwärtsbildung nothwendig, und der Schluss wird ein leichter als Rückkehr zur Phonica, dort aus *g*-dur zurück nach *c*-dur durch die Klangfolge

$$g - \bar{h} - d - f \ldots\ldots c - \bar{e} - g$$

hier aus phon. $\bar{a}$ zurück nach phon. $\bar{e}$ durch die Folge

$$\bar{h} - \bar{d} - f - \bar{a} \ldots\ldots \bar{a} - c - \bar{e}.$$

Wirklich findet man, dass Beethoven, Mozart und namentlich Schumann bei weitem öfter in Mollsätzen nach der unteren Seite moduliren, als nach der oberen.

Wenn hiernach das phonische Geschlecht (und ebenso die Molltonart) nicht mit Fesseln oben gedachter Art behaftet ist, so erwächst im Widerspruch gegen die bisherigen Theorieen für die Modulation ein weiterer Gesichtskreis. Hauptmann [1]) sagt: „Nach der vorhergegangenen Betrachtung wird aber überhaupt jede Tonart, welche gegen eine andere chromatisch erhöhte Töne enthält, sich zu dieser als eine gesteigerte, gespanntere verhalten; eine Tonart, die sich durch chromatisch vertiefte Töne von einer andern unterscheidet, gegen diese auch selbst als eine vertiefte ruhigere, weniger gespannte erscheinen".

Dieser Ausspruch verstösst gegen den ganzen Gegensatz in der Generation der Tongeschlechter. War eben das

---

1) Hauptmann l. c. pag. 187.

phonische ein in allen Momenten, nicht „rückwärts“, wohl aber nach „unten“, nach der Tiefe gebautes, so ist hier weiter nach der Tiefe hin, der Fortschritt zu finden. Der Ausspruch ist zutreffend für die Modulation in Dur, für die Mollgeschlechter musste er umgekehrt gestellt werden. Wenn aber auch die Modulation hauptsächlich nach der Tonart der untern Quinte, der Unterregnante sich wenden wird, so darf doch nicht das Verwandtschaftsmoment zu den andern näher verwandten Geschlechtern übersehen werden.

Für meine Behauptung, dass die Modulation hauptsächlich nach der untern Seite gerichtet ist, möchte ich einen Ausspruch Hauptmann's anführen, der, nachdem er als Hauptgegensatz die Paralleltonart hinstellt, fortfährt: „Eine fast eben so entschieden gegensätzliche Verwandtschaft findet die Molltonart auch in der Durtonart ihrer Unterdominantterz (d. h. in $\overline{a}$-moll (phon. $\overline{e}$) die Terz *f* der Unterdominante *d*, oder wie wir anschaulicher sagen würden, in der Unterterz der Unterregnante, mit einem Wort im Leittone *f*). Man sieht, dass Hauptmann hier die wichtige Beziehung der Leit-Tonarten anerkennt, nur aber in einer Gestalt, in welcher diese Beziehung nicht aufgedeckt wird. Hiermit identisch erscheint unsere Behauptung, dass die Hauptmodulation in Moll nach der unteren Seite stattfindet.

Dem Leser muss ich es überlassen, in Lehrbüchern der Composition die bisherigen Theorieen zu vergleichen. Man findet nur wenige Zeilen, die nicht irgend einen Widerspruch bedingen, und zwar einen solchen, der seine Begründung in dem Prinzip der Phonalität findet. Namentlich weise ich auf den betreffenden sehr klar gefassten Abschnitt bei Marx [1]) hin. Der Gegensatz von Moll und Dur ist ebenso wenig hier wie anderswo gewürdigt, und finde ich gerade in der von Marx angegebenen Haupt - Modulationsordnung einen Beleg für

1) Marx Compositionslehre Bd. I, pag. 238 und ff.

meine Behauptung. Er giebt (pag. 241) folgenden Grundriss daselbst für grössere Compositionen, dem ich statt der Mollnamen die entsprechenden phonischen Gebilde beisetze

C-dur, *G*-dur, *E*-moll, *A*-moll, *D*-moll, *F*-dur, *C*-dur

also: ton. *c*, ton. *g*, phon. $\overline{h}$, phon. $\overline{e}$, phon. $\overline{a}$, ton. *f*, ton. *c*

Offenbar hat Marx hier die Hauptklänge der *c*-dur-Tonart im Auge gehabt und vielleicht desshalb *D*-moll mit aufgenommen. Im Anschluss an *A*-moll hat diese Modulation allerdings kein Hinderniss. — Betrachten wir die jedesmal genommene Tonart als neuen Ausgangspunkt, so sehen wir folgende Reihe:

Oberdominante, Paralleltonart, Unterregnante, Unterregnante, Paralleltonart, Oberdominante.

Mithin nimmt hier die Modulation nach der oberen Quinte den Hauptplatz in Dur, nach der unteren Quinte in Moll ein. Der Leser mag sich davon überzeugen, dass die Ordnung für das Mollgeschlecht eines solchen Zusammenhanges entbehrt, wie Marx selbst bekennt (pag. 241 unten [1]). Ich mache nur noch darauf aufmerksam, dass anfänglich von den vier nächstverwandten Modulationszielen nur drei von Marx berücksichtigt werden (s. d. Anm. auf Seite 253), während die vierte, die in die Leit-Tonart, erst später (Anm. S. 238) namhaft gemacht wird. Hier findet man auch einige werthvolle Andeutungen über das Vorkommen dieser Modulation.

2. Accordfolge.

Die Accordfolge consonanter Gebilde innerhalb eines geschlossenen Tonsystemes bietet keine Schwierigkeiten, so lange man sich an das Prinzip der Klangvertretung hält.

---

1) Die Ordnung *E*-moll, *F*-dur, *D*-moll, *A*-moll (S. 242) steht theoretisch ganz unvermittelt da, wie man aus folgender Uebersetzung erkennt: ph. $\overline{h}$, ton. *f*, ph. $\overline{a}$, ph. $\overline{e}$. Den ersten Uebergang bezeichnet auch Marx als widerstrebend.

Wie bei der Aufeinanderfolge zweier Töne es verschiedene Grade der Verwandtschaft gab, so suchen wir hier eine Beziehung zwischen den Accordklängen, die wir als Vertreter der Harmonieen kennen lernten. Es sind die Accordklänge die Vermittler der Fortschreitung. — In dieser Art hat schon Helmholtz zum Theil die Harmoniefolgen erklärt. Er kommt aber zu anderen Resultaten, weil er die Mollaccorde anders deutet, hauptsächlich aber, weil er neben dem genannten Prinzip zugleich ein anderes gelten lässt. Er nimmt die Anzahl der Töne, die zwei Accorde gemeinsam besitzen, als Maass der Verwandtschaft, und durch die doppelten Gesichtspunkte verliert seine Darstellung einen consequenten Halt. — Auch Hauptmann nimmt nicht etwa die Accordklänge, die durch die Harmonie vertreten werden, zur Richtschnur, sondern die in den einander folgenden Accorden gleichen Töne und kommt daher zu sehr auffallenden Resultaten. Um von $c - \overline{e} - g$ nach

$c - f - \overline{a}$

zu gelangen, nimmt er $c - \overline{e} - \overline{a}$

als vermittelnde Harmonie an. Wenn alle drei Töne der zu verbindenden Accorde verschieden sind, so werden mehrere Bindeglieder erforderlich [1]. Das Verständniss der Folge

$$\begin{array}{c} c - \overline{e} - g \\ d - f - \overline{h} \end{array}$$

wird nach ihm vermittelt durch

$$\begin{array}{c} c - \overline{e} - g \\ \overline{h} - \overline{e} - g \\ \overline{h} - d - g \\ \overline{h} - d - f \end{array}$$

1) Hauptmann l. c. pag. 64 und ff.

Helmholtz gestattet dagegen die unmittelbare Folge

$$c - \overline{e} - g$$
$$c - f - \overline{a}$$

und zwar weil dem c-Klange unmittelbar verständlich der der Klang der Quinte f folgt. Ebenso gestattet ferner Helmholtz unmittelbar die Folgen

$$c - \overline{e} - g$$
$$\overline{e} - g - \overline{h}$$

oder

$$c - \overline{e} - g$$
$$\overline{a} - c - \overline{e},$$

und hält die letztere für natürlicher als die obige [1]),

$$c - \overline{e} - g$$
$$c - f - \overline{a},$$

weil „$\overline{a} - c - \overline{e}$ einen unreinen $\overline{a}$-Klang mit eingemischtem c-Klange darstellt, der vorher bestehende c-Klang also auch mit zwei Tönen im folgenden Accorde enthalten bleibt" (p. 539).

Der Leser wird sich überzeugen, dass die Auffassung, wie ich sie jetzt zu beschreiben beabsichtige, einfachere Gesichtspunkte giebt. Wie wir am Anfang auf Grund der von Helmholtz dargestellten Prinzipien eine Verwandtschaft der Töne feststellten, so thun wir jetzt ein Analoges mit den Accordklängen, indem wir unmittelbar die Prinzipien der Verwandtschaft der Töne auf die der Accordklänge übertragen. Wenn die Quinten, und demnächst die Terzen als nächst verwandte Töne galten, so werden wir ein Gleiches hier beobachten. Die Folgen:

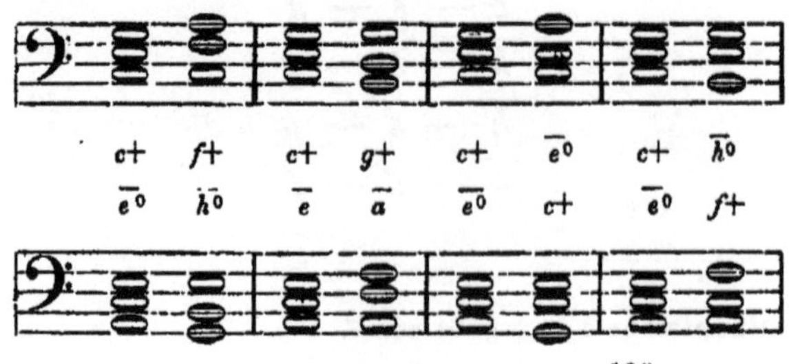

werden unmittelbar verständlich sein. Einen wesentlichen Unterschied bemerken wir zwischen den Quint- und den Terzschritten. Die ersteren, die Quintschritte sind homonom, die Terzschritte sind antinom. (Der Schritt in den Leitklang, als combinirter Quint- und Terzschritt, ist gleichfalls antinom). Dass die Identität einzelner Töne kein Maassstab für das Verständniss einer Klangfolge sein kann, lehren folgende Beispiele. Es sind blos in einem Tone unterschieden

$$c - \overline{e} - g$$
$$c - f - a$$
und auch $$c - \overline{e} - g$$
$$\overline{\overline{cis}} - \overline{e} - \overline{\overline{gis}}$$

Die letztere Folge müsste demnach leichter verständlich sein, als die folgende, in welcher gar keine gemeinsamen Töne vorhanden:

$$\overline{h} - d - f - \overline{a}$$
$$c - \overline{e} - g.$$

Dem widerspricht die Beobachtung unmittelbar. Nach unserer Auffassung gelangen wir unmittelbar von einem tonischen Klange $c - \overline{e} - g$ aus in die homonomen, also tonischen Klänge der oberen und unteren Quinte, sowie in die antinomen also phonischen Klänge der oberen Terz und des Leittones. Auch der letzte Schritt scheint mir nicht einer Vermittelung zu bedürfen. Es ist vielmehr die gleichzeitig vorhandene Terz- und Quint-Verwandtschaft der Klänge, die wir in der Folge

$$c - \overline{e} - g = c^{+}$$
$$\overline{e} - g - \overline{h} = \overline{h}^{0}$$

erfassen [1]). — Ganz analog verstehen wir unmittelbar den

---

1) Man könnte auch eine auf doppelte Weise ermöglichte Vermittelung, durch den g^{+}-, oder durch den $\overline{e}^{0}$-Klang, annehmen Wesentlich ändert das nicht viel.

Uebergang aus dem phon. $\overline{e}$-Klange $\overline{a}$ — c — $\overline{e}$ in die homonomen also phonischen Klänge der oberen und unteren Quinte, und in den antinomen, also tonischen Klang der unteren Terz und in den tonischen Leitklang.

Entsprechend der Generation unseres Tonsystemes wird der c-Klang stets eine vermittelnde Rolle spielen, sobald der f^{+}-Klang, der einzige der unteren Seite, auf einen der übrigen Klänge folgt, mit Ausnahme der Folge:

$$f — \overline{a} — c$$
$$\overline{a} — c — \overline{e}$$

die als Leitschritt unmittelbar verständlich ist.

Zu den bisher betrachteten Accordfolgen gesellt sich noch eine, die für die Verkettung der Harmonie von der grössten Bedeutung ist.

Wir wären nicht im Stande mit Hülfe der so eben angegebenen Folgen, wenn sie die einzig statthaften wären, anders, als durch viele vermittelnde Bindeglieder, weiter entfernt liegende Accorde zu erreichen, ja einige könnten sogar niemals erreicht werden, z. B. $\overline{h^{+}} = \overline{h} — \overline{\overline{dis}} — \overline{fis}$. Wenn wir nämlich auf das Schema der Töne auf Seite 15 zurückblicken, so wäre von c^{+} aus die ganze Reihe der Accordklänge derselben Horizontalen durch homonome Quintschritte zu erreichen, also alle (ohne Striche bezeichneten) in einer Quintgeneration vorkommenden Töne. Ebenso ferner von c^{+} aus nur die phonischen Accorde der darüber befindlichen (mit einem Striche versehenen) Tonreihe. Weiter hinaus (in die mit zwei Strichen bezeichnete Reihe) könnten wir garnicht gelangen, denn jeder neue Quintschritt führt uns nur in die homonomen, also wiederum phonischen Klänge derselben Quintgeneration, oder auch zurück in die tonischen Gebilde der ersten (ohne Striche verzeichneten) Tonreihe.

Es muss mithin noch eine unmittelbar verständliche Klangfolge geben. Diese Klangfolge, die uns mit einem Male den ganzen Bereich aller Töne eröffnet, ist der antinome Wechsel eines und desselben Accordklanges also z. B. die Folge

$$c - \overline{e} - g = c^{+}$$
$$f - \underline{as} - c = c^{0}$$
$$\text{oder } \overline{a} - c - \overline{e} = \overline{e}^{0}$$
$$\overline{e} - \overline{\overline{gis}} - \overline{h} = \overline{e}^{+}$$

Wir sagen: Ein jeder Accordklang kann unmittelbar verständlich nach seinem gleichnamigen antinomen Klange folgen. In der Verkettung der Accorde brauchen wir nur die hier bezeichnete Klangfolge einmal eintreten zu lassen, um sofort in eine neue Quintgeneration zu gelangen; durch einen weiteren unmittelbar verständlichen antinomen Terzschritt und darauf folgenden neuen antinomen Wechsel kommen wir in derselben Richtung weiter; von ton. c aus müssen wir so oft einen derartigen Schritt thun, als die Quintgeneration um Terzschritte entfernt ist, oder: so viel ein Ton, der homonom erreicht werden soll, unter dem Buchstaben Striche hat, so oft muss der tonisch-phonische Wechsel angewandt werden. Aber genau eben so oft sind zur Rückkehr in das Ausgangsgebiet die phonisch-tonischen Wechsel anzuwenden.

Wenn auch nicht in dieser Form, so hat doch dem wesentlichen Inhalt nach dieses Gesetz stets in der praktischen Musik Anwendung gefunden. Verstösse gegen dasselbe kommen aber auch vor. Man bezeichnet es als einen Fehler, wenn ein Tonstück in $\overline{fis}$-dur beginnt und in $\underline{ges}$ schliesst. — Oft versteckt sich ein wirklicher Fehler der Composition in der Notenschrift. Gegen eine blosse Transposition kann selbstverständlich nichts eingewandt werden. Wenn ein Tonstück in $\overline{fis}$-dur sich bewegt, und ganz ohne Modulation nach fremden Tonarten in der Hälfte das Stück in $\underline{ges}$-dur fortfährt, so handelt es sich blos um eine bequemere Notenschrift. Sehr oft ist es nach dem bisherigen Zustande der musikalischen Theorie kaum möglich zu entscheiden, welche Tonart ergriffen worden ist. In andern einfachen Fällen sind die Fehler offenbar. Ich führe blos einige Beispiele an. In der *as*-dur Sonate von Beethoven führt in der Marcia „sulla morte d'un Eroe" die Modulation nicht nach *as*-moll zurück, sondern nach $\underline{\underline{bbb}}$-moll, wie schon Weitzmann bemerkt hat [1]).

In der *C*-dur Sonate op. 2 No. 3 von Beethoven kommt ein ähnlicher durch die Klangfolge bedingter Modulationsfehler vor. Im zweiten Theil des ersten Satzes haben wir von Takt 8 bis Takt 20 folgende Harmonieen

Takt		nach Beethoven
8	b — $\bar{d}$ — f	
10	$\bar{h}$ — d — f	
12	f — $\underline{as}$ — c	f — as — c
14	$\underline{\underline{fes}}$ — $\underline{as}$ — $\underline{des}$	eis — gis — cis
16	$\underline{ges}$ — $\underline{\underline{bb}}$ — $\underline{des}$	fis — a — cis
18	$\underline{fes}$ — $\underline{\underline{bb}}$ — $\underline{des}$	e — a — cis
20	$\underline{ges}$ — $\underline{\underline{bb}}$ — $\underline{\underline{eses}}$	fis — a — d

Wo das Thema wieder anfängt mit

1) C. Weitzmann „die neue Harmonielehre im Streit mit der alten". Leipzig, bei Kahnt, pag. 28. Wenn ich recht verstehe, so erblickt Weitzmann hierin keinen Fehler.

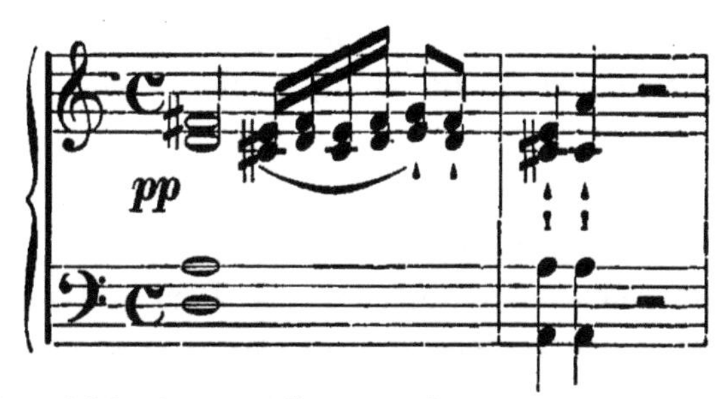

sind wir mithin in *eses*-dur angelangt.

Ebenso im ersten Allegro der Egmont-Ouvertüre, wo im 68sten Takte eine blosse Transposition, *a*-dur statt *bb*-dur, Ursache eines Modulationsfehlers, wird, denn durch neue Erniedrigungszeichen führt die Klangfolge scheinbar nach *f*-moll zurück, wirklich aber nach *geses*-moll und *bbb*-dur weiter fort. — Beispiele dieser Art kommen nicht grade sehr häufig vor, sind aber doch keineswegs selten.

Für die Theorie ist die genaue Bestimmung der Tonhöhe ein wesentliches und wichtiges Moment. Es ist meist angenommen, dass eine Modulation von *c* nach *h*-dur eine Verwandtschaft durch fünf Quintenschritte bedinge. Allein $\overline{h}$-dur ist weit näher verwandt, und zwar durch e i n einziges Bindeglied, denn die Folgen

$$\left.\begin{array}{l} c - \overline{e} - g = c^{+} \\ \overline{h} - \overline{e} - g = \overline{h}^{0} \\ \overline{h} - \overline{\overline{dis}} - \overline{fis} = \overline{h}^{+} \end{array}\right\} \begin{array}{l} \text{Leit-Schritt} \\ \text{antinom. Wechsel} \end{array}$$

sind unmittelbar verständlich. —

Von diesem Gesichtspunkte aus werden wir später den Umfang aller mit ton. *c* und phon. $\overline{e}$ verwandten Tonarten übersehen. Ehe wir dazu übergehen, dürfte es zweckdienlich sein, blos die Mannigfaltigkeit aller durch ein Bindeglied vermittelten Accordfolgen zu untersuchen.

3. Einfach vermittelte Klangfolge.

Der tonisch-phonische Wechsel ist zwar in anderer Gestalt längst bekannt durch die Mollsysteme, allein in der Folge

$$c - \overline{e} - g$$
$$f - \underline{\underline{as}} - e$$

suchte man stets den ersten Accord als Dominant-Accord der *f*-moll-Tonart, oder den zweiten als Unterdominant-Accord von *c*-durmoll (nach Hauptmanns Bezeichnung). In dieser Weise fand die nähere Verwandtschaft scheinbar entfernter Tonarten schon früher Ausdruck [1]. Andere, so namentlich Marx, statuiren eine sprungweise Modulation. Sehr entschieden tritt Hauptmann dagegen auf, und ich muss vollkommon beistimmen, wenn er sagt: „Die Aufeinanderfolge der Tonarten kann eben wie die einzelne Tonfolge und die Accordfolge, nie auf andere als vermittelte Weise geschehen. Es kann einer Tonart die entfernteste folgen, aber nur insofern der Accord, aus welchem die Fortschreitung nach der neuen Tonart geschieht, entweder in dieser selbst auch schon vorhanden ist, oder doch einer nächstverwandten dieser neuen mit angehört. Der Uebergang aus dem tonischen *c*-Dreiklange nach dem ton. $\underline{des}$-Dreiklange ist nur durch die Umdeutung des ersteren zum Oberdominant-Accorde der *f*-moll-Tonart zu verständigen, wonach der $\underline{des}$-dur-Dreiklang als Accord der sechsten Stufe dieser Tonart eintritt. Wenn dem tonischen *c*-dur-Dreiklange der $\overline{h}$ dur-Dreiklang folgt, so geschieht im ersten eine Umdeutung zum Dreiklang der Unterdominantterz der $\overline{e}$-moll-Tonart.....“ —

Hieraus ersieht man, dass im Wesen meine Darstellung nicht abweicht. Sie wird aber, wie mir scheint, bei weitem

1) In wenig systematischer Anordnung auch bei Weitzmann „Harmoniesystem“, gekrönte Preisschrift.

verständlicher. Ich fasse die beiden Beispiele übersichtlich zusammen:

$$c - \bar{e} - g \ldots f - \underline{as} - c \ldots f - \underline{as} - \underline{des}$$
$$= c^{+} \qquad = c^{0} \qquad = \underline{des}^{+}$$

Leit-Klang zu ton. $\underline{des}$

$$c - \bar{e} - g \ldots \bar{h} - \bar{e} - g \ldots \bar{h} - \bar{\bar{dis}} - \bar{fis}$$
$$= c^{+} \qquad = \bar{h}^{0} \qquad = \bar{h}^{+}$$

Leit-Klang zu phon. $\bar{h}$ .... ton. $\bar{h}$.

Wie Hauptmann bemerkt, kann jetzt sowohl der $\underline{des}$-Klang als der $\bar{h}$-Klang eine weitere Bestimmung für andere Tonarten erhalten.

Es kann noch eine andere Auffassung für das Verständniss der Klangfolgen

$$c - \bar{e} - g \ldots f - \underline{as} - \underline{des}$$
$$\text{oder } c - \bar{e} - g \ldots \bar{h} - \bar{\bar{dis}} - \bar{fis},$$

statuirt werden, nämlich eine vorgreifende Bedeutung dieser Klänge im Gegensatz zu einer vermittelten. Alsdann rechtfertigt sich der Gebrauch des zweiten Accordes erst durch die später eingetretene Klangfolge:

$$c - \bar{e} - g \ldots f - \underline{as} - \underline{des} \ldots f - \underline{as} - c$$
$$= c^{+} \qquad = \underline{des} \qquad = c^{0}$$

Leitklang von phon c

$$c - \bar{e} - g \ldots \bar{h} - \bar{\bar{dis}} - \bar{fis} \ldots \bar{h} - \bar{e} - g$$
$$= c^{+} \qquad = \bar{h}^{+} \qquad = \bar{h}^{0}$$

Leitklang zu dem durch ton. $\bar{h}$ vorbereiteten phon. $\bar{h}$.

Aehnliche durch blossen Gegensatz eines und desselben einmal tonisch dann phonisch bestimmten Klanges vermittelte Folgen sind für die Paralleltonarten

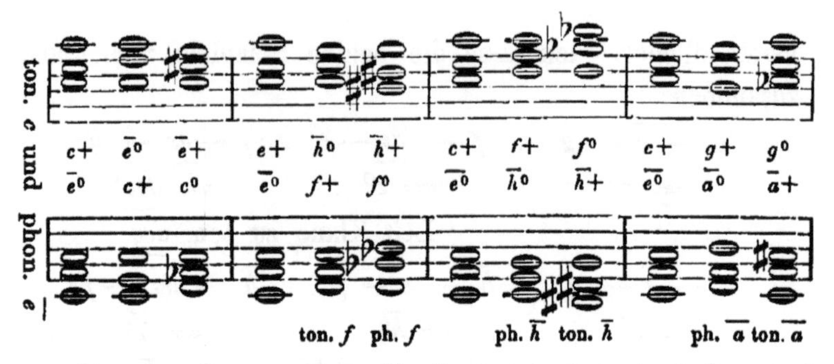

Für den Ton *c* allein als Centrum eines tonischen und eines phonischen Systemes erhalten wir also erstens folgende unmittelbare Uebergänge:

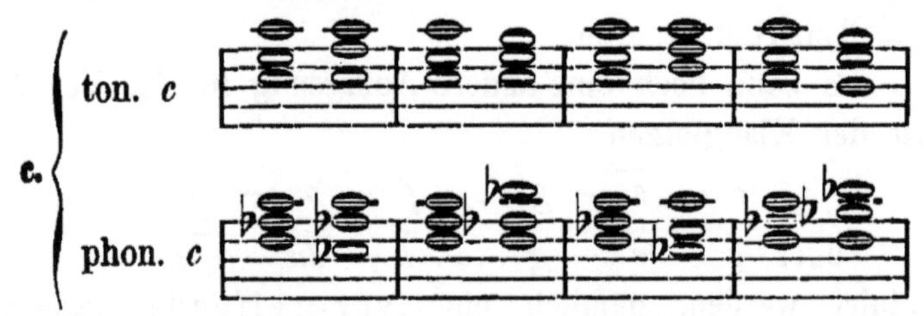

so dass acht Tonarten entweder unmittelbar von *c*, oder höchstens durch Vermittelung eines antinomen Wechsels erreicht werden können. Die durch den letzteren vermittelten Klangfolgen aber wären:

I.

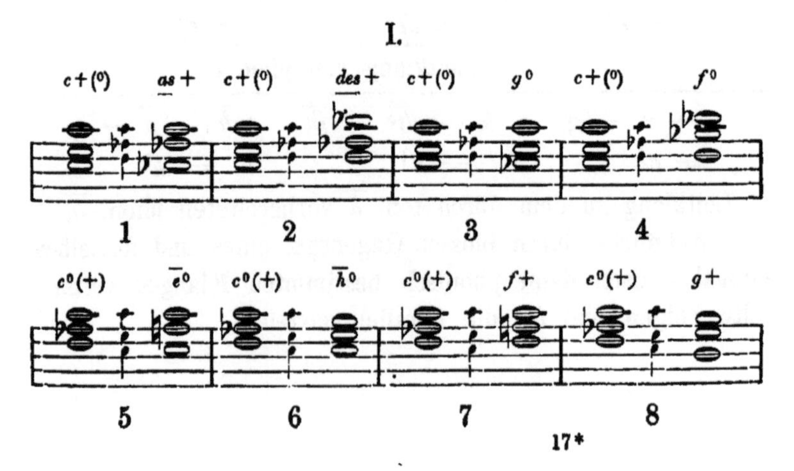

Gehen wir dagegen von einem tonischen oder phonischen *c*-Klange aus zu einem nächstverwandten Klange und wandeln diesen in seinen jedesmaligen Gegensatz um, so erhalten wir:

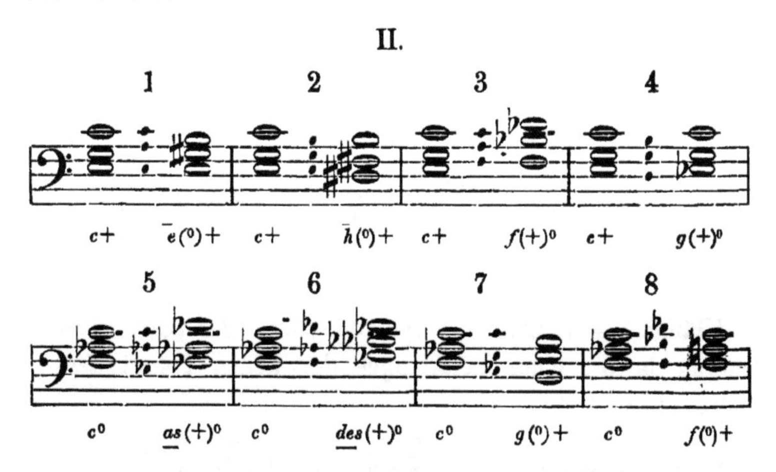

3 und 4 in der ersteren und 4 und 3 in der letzten Reihe enthalten ein und dieselbe Klangfolge, die also auf zwei verschiedene Arten vermittelt und gedeutet werden kann, ebenso in der ersten 7 und 8, in der zweiten 8 und 7, d. h. ton. und phon. *f* und *g* können vom antinomen *c*-Klange aus auf mehrfache Art erreicht werden. Die übrigen Klänge, die von *e*, *h*, *as* und *des* werden nur auf eine Art vermittelt, alle vier aber ton. und phon. erreicht. Wird der hier als vermittelnd dargestellte Klang erst in Folge des zweiten gehört, so ist dieser letztere wie schon vorhin erwähnt, ein vorgreifender Klang, jener, der früher vermittelnde, ist jetzt vorbereiteter Klang. — Ist im ersten Falle ein Fortschreiten der Modulation, so hier eine Rückkehr in der Klangfolge zu empfinden, eine Ausweichung im Gegensatz zu einer Modulation.

Als symmetrische Gegenbilder treten in der ersteren Reihe I folgende auf:

1) Nr. 1 und 5. und

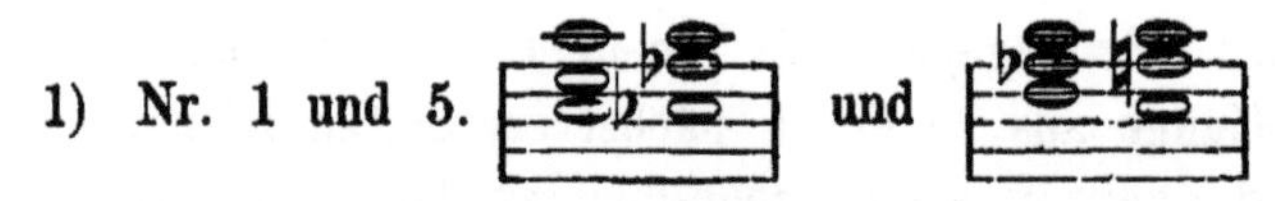

von welchen die letztere auf den ersten Anblick härter zu sein scheint, als die erstere; in beiden aber gewinnt nach Hauptmann's Auffassung *c* Terzbedeutung im neuen Accord: im ersten wird *c* Oberterz von *as*-dur, im zweiten Unterterz von phon. *e*. Die Folgen

2) Nr. 2 und 6. und

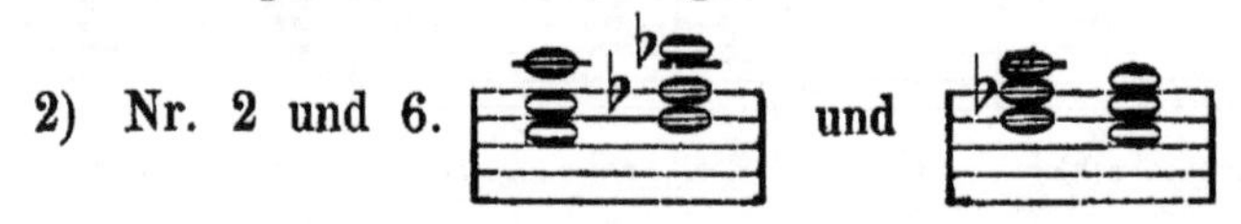

erscheinen statthaft, namentlich wiederum als vorgreifende Klänge. — *c* tritt aus der tonischen oder phonischen Bedeutung in die eines Leitklanges der neuen Tonart *des*-dur oder phon. *h*.

3) Nr. 3 und 7. und

c+ g° c° f+

Hier haben wir Folgen eines Dur- und des gleichnamigen Mollaccordes. Nach Helmholtz wäre im ersten Beispiele die Folge eines reinen und eines getrübten *c*-Klanges zu erkennen. Wir dagegen sehen einen Quint-Schritt, aber einen antinomen, vor uns. — Worin liegt das Unbestimmte, Schwankende dieser Klangfolge? Sollte die Helmholtzsche Auffassung besser hierüber Rechenschaft geben, als die unsrige. — Im Gegensatz zu Helmholtz gehen wir davon aus, dass je bestimmter der Unterschied der Klangbedeutung zweier sich folgender Accorde ist, um so fester und bestimmter die Folge erscheinen wird; nur muss die Beziehung eine einfache und deutliche sein. — Fassen wir die vorliegenden Accorde als Vertreter der Tonsysteme, so ist in

c — *e* — *g* : *c* Tonica, *g* [Phonica]
in *c* — *es* — *g* : *c* [Tonica], *g* Phonica.

Die Folge erscheint schwankend, weil jeder Ton seine Klangbedeutung beibehält, und nicht präcise und bestimmt in eine andere sich umwandelt. So ist es zu verstehen, wesshalb der homonome Quintschritt verständlicher und bestimmter ist, als der antinome. Ja der letztere durch jenen vermittelt, zerfällt in zwei feste und unmittelbar verständliche Schritte

homonomer Quintschritt	*c* — *ē* — *g*	ton. *c*
	g — *h̄* — *d*	ton. *g*
antinomer Wechsel	*c* — *es̲* — *g*	phon. *g*

Für die Deutung des gegensätzlichen Paares

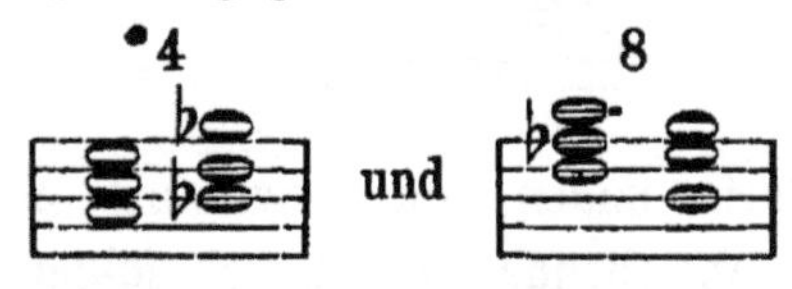

wäre nach bisheriger Anschauungsweise in 4 von *c*-dur nach dem *b*-Molldreiklang ein Sekundschritt zu erblicken. Wir dagegen erkennen eine weit nähere Beziehung, nämlich wiederum einen antinomen Quintschritt, im ersten in die untere, im zweiten Beispiel in die obere Quinte. Fassen wir die Accorde als Vertreter der entsprechenden Tonsysteme, so wäre im zweiten Beispiel die Phonica *c* in eine Unterdominante des folgenden Systems (*g*-dur) verwandelt. — Die Umwandlung selbst ist keine schwankende. Der Accord *f* — *as̲* — *c* als *f*-Klang gefasst, hätte gar keine nahe Beziehung zu *g*-dur.

Die beiden zuletzt angeführten Paare von Klangfolgen treffen wir in der Reihe II, wie erwähnt wurde, nochmals an, und zwar sub 3, 4, 7 und 8, weil im combinirten ton. und phon. *c*-System die Töne *c* — *f* — *g* in doppelter Gestalt Ausdruck finden, d. h. einen tonischen und einen phonischen, daher es offenbar zwei Wege giebt, um von je einem dieser Klänge zum antinomen irgend eines anderen zu gelangen, z. B.

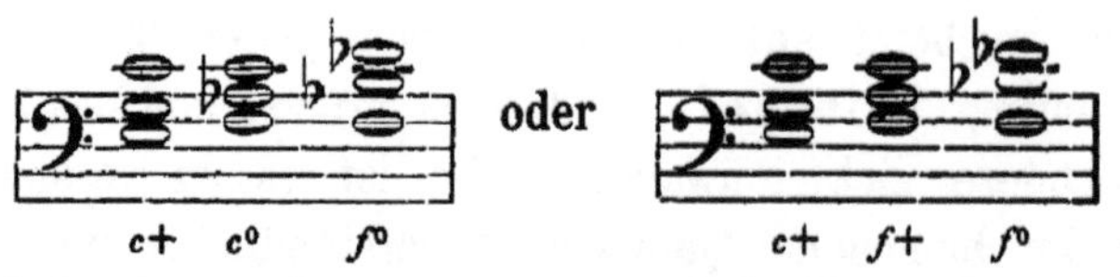

Noch eine nicht ganz unwesentliche Bemerkung möchte ich bei dieser Gelegenheit anknüpfen. Nach den bisherigen Anschauungen gelten

$c - \bar{e} - g$ und $c - \underline{\underline{es}} - g$ für *c*-Klänge

$b - \underline{des} - f$ und $b - \bar{\bar{d}} - f$ für *b*-Klänge.

Soll das Verständliche der Klangfolge

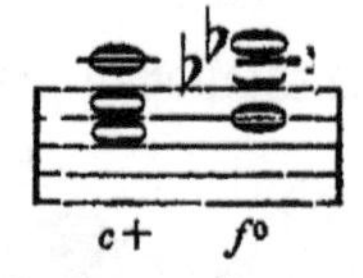

eine Erklärung darin finden, dass zwei um einen ganzen Ton von einander abstehende Klänge sich folgen, so dürften wir einen eben solchen Wohllaut in der Folge *C*-moll, *b*-dur

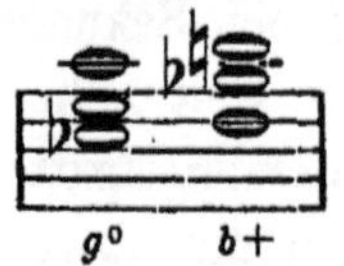

erwarten, denn hier wie dort folgen sich zwei um eine Secunde abstehende Klänge; statt dessen macht uns die letztere nicht nur einen schwer verständlichen, sondern auch unbestimmt vermittelten Eindruck, und diese Thatsache, wenn sie zugestanden wird, bedarf der Erklärung. In der That wissen wir, dass in phon. *g*, die Stufe $\underline{b}$ keinen consonanten Dreiklang trägt; die einfachste Vermittelung findet sich in der Paralleltonart von phon *g*, d. h. in $\underline{es}$-dur. Nach unserer Darstellung haben wir weder dort noch hier einen Secundschritt der Klänge, sondern im ersten einen antinomen Quintschritt von c^{+} zu f^{0}, im zweiten aber einen minder unmittelbaren, nämlich einen antinomen Schritt um eine kleine Ober-Terz (oder grosse Sexte) von g^{0} nach $\underline{b}^{+}$.

Wir werden sogleich diese Art der Fortschreitung behandeln, sie enthält keinen Gegensatz mehr des tonischen und phonischen Ausdruckes ein und desselben Klanges, son-sondern ein doppeltes Fortschreiten. — Besonders interessant aber ist die Deutung der Folge:

(*f*-moll, *g*-dur)

c^0 $g+$

Wir haben hier wiederum einen antinomen Quintschritt. Unerklärlich bliebe der Unterschied zwischen dieser so leicht verständlichen Klangfolge und der folgenden:

(*f*-dur, *g*-moll)

$f+$ $\overline{d}^0$

wenn wir nicht wüssten, dass wir jetzt einen ton. *f*, dann einen phon. $\overline{d}$-Klang vor uns hätten, also einen Schritt in die kleine Unterterz, und dieses Intervall enthält nicht mehr die einfache Beziehung, wie das der Quinte. Nach der tonischen Deutung der Mollaccorde folgen sich zwei um eine Secunde entfernte Klänge, deren Verständniss nicht verschieden sein dürfte.

Nachdem wir auf diese Weise alle Klangfolgen die durch einen Wechsel des Ausdruckes ein und desselben Tones ermöglicht wurden, erschöpft haben, suchen wir auf systematische Weise noch andere nächstverwandte Schritte auf, indem wir alle fortschreitenden Klangfolgen innerhalb des combinirten tonischen und phonischen Systems ausführen, und den Uebergang zu den Accorden suchen, die im tonischen System nicht vorkommen. Auf diese Weise erhalten wir, ohne weitere Rücksicht auf die Stimmführung:

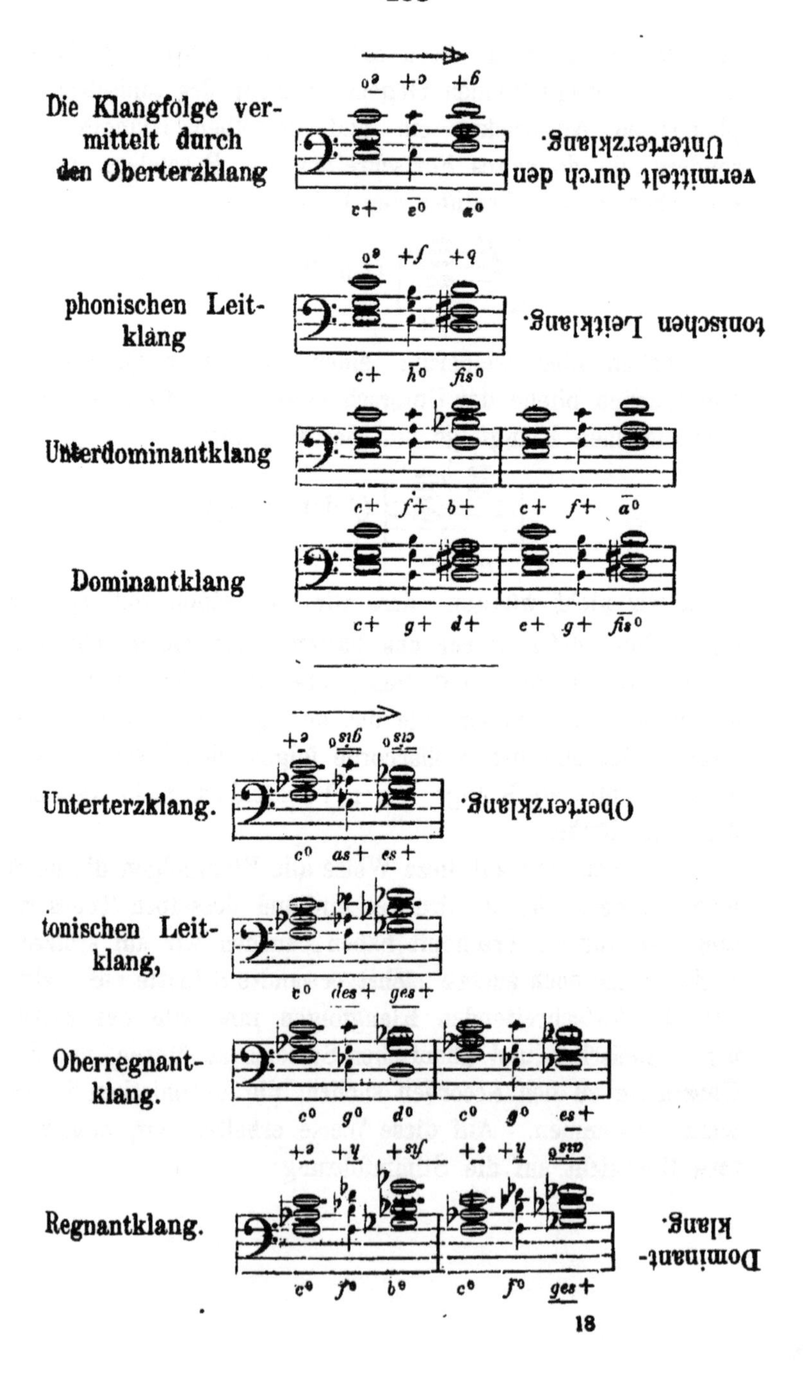

Die Klangfolge vermittelt durch den Oberterzklang
vermittelt durch den Unterterzklang.
c+ e⁰ a⁰
phonischen Leitklang
tonischen Leitklang.
c+ h⁰ fis⁰
Unterdominantklang
c+ f+ b+ c+ f+ a⁰
Dominantklang
c+ g+ d+ c+ g+ fis⁰
Unterterzklang.
Oberterzklang.
c⁰ as+ es+
tonischen Leitklang,
c⁰ des+ ges+
Oberregnantklang.
c⁰ g⁰ d⁰ c⁰ g⁰ es+
Regnantklang.
Dominantklang.
c⁰ f⁰ b⁰ c⁰ f⁰ ges+

Wie man an dem ersten, zweiten, fünften und achten Beispiele angedeutet sieht, erhält man alle reciproken Folgen von $\overline{c}^0$ und $\overline{c}^+$ aus, wenn man das Blatt umkehrt, von rechts nach links spielt, die Kreuze als Erniedrigungs- und umgekehrt die ♭ als Erhöhungszeichen ansieht. Bei dieser Spielart sind sämmtliche Schwingungszahlen der Töne in ihre reciproken Werthe verwandelt.

Auf zwiefache Weise, sowohl von c^+ als von c^0 aus werden erreicht

$\overline{a}^0$ und $\underline{es}^+$, $\overline{fis}^0$ und $\underline{ges}^+$

Auf einfache Weise durch zwei homonome Quintschritte gelangt man in die homonomen Klänge der Ober- und Unter-Secunde.

E i n m a l dient uns diese Zusammenstellung zur Uebersicht der am einfachsten f o r t s c h r e i t e n d v e r m i t t e l t e n Uebergänge in entferntere ausserhalb der reinen Systeme liegende Klänge, denn mit Hülfe e i n e s e i n z i g e n A c c o r d e s gelangen wir von

c nach t o n. u n d p h o n.: $\underline{des}$, $\overline{e}$, f, g $\underline{as}$, $\overline{h}$,

ferner von ton. *c* nach b^+ und d^+; $\overline{a}^0$ und $\overline{fis}^0$

und von phon. *c* nach b^0 und d^0; $\underline{es}^+$ und $\underline{ges}^+$

Nehmen wir nur n o c h e i n e n antinomen Gegensatz zu Hülfe, so erreichen wir, wie leicht ersichtlich:

von *c* überhaupt: ton. u n d phon.: *b* und *d* sowie: $\overline{a}^0$ und $\overline{fis}^0$; $\underline{es}^+$ und $\underline{ges}^+$ oder wenn der antinome Wechsel am Endaccorde geschieht, auch noch

von ton. c : $\overline{a}^+$ und $\overline{fis}^+$

und von phon. c : $\underline{es}^0$ und $\underline{ges}^0$.

Noch eine Umwandlung mehr ist erforderlich für die folgenden beiden letzten Uebergänge:

von phon *c* nach $\overline{a}^+$ und $\overline{fis}^+$

und von ton. *c* nach $\underline{es}^0$ und $\underline{ges}^0$.

Jetzt erst erkennen wir die vermittelten Uebergänge von *c* nach ton. und phon.

des, *d*, *es*, *e*, *f*, *fis* / *ges*, *g*, *as*, *a*, *b*, *h*.

Zum andern sehen wir aus der gewonnenen Darstellung, wenn wir die vermittelnden Accorde als vorbereitete, und die vermittelten als vorgreifende betrachten, welcher Art eine fremde Tonart am schnellsten dadurch erreicht wird, dass die äusserste Abweichung vom ursprünglichen System ergriffen wird.

Statt der Folge

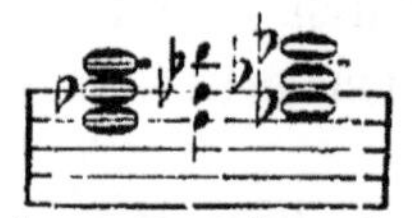

beispielsweise denken wir uns folgende plötzlich gegriffene Modulation von phon. *c* nach *des*-dur:

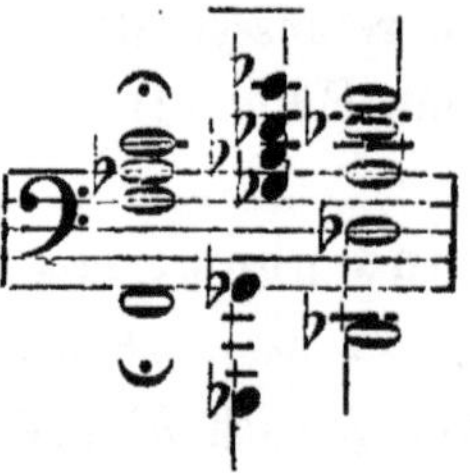

Absichtlich wähle ich dieses Beispiel, weil der ton. *ges*-klang nach dem Ruhepunkt ganz unvermittelt dem Gehör erscheint, aber sogleich nachher durch die schnelle Rückkehr gerechtfertigt und verstanden wird, — denn der phon. *c*-Klang unter dem Ruhepunkte ist Leitklang zu ton. *des*, und kann sogleich nach diesem oder mit Einschaltung des parallelen *as*-dur Dreiklanges wieder folgen.

Schon mehrfach wurde darauf hingewiesen, dass wenn auch blos durch Vermittelung eines Accordes eine Tonart erreicht werden kann, diese letztere dennoch weniger verständlich in unmittelbarer Folge sein wird, dann nämlich, wenn eine complicirtere Beziehung in der Generation der Töne vorliegt. So erscheinen im letzten Accorde die Folgen von *f* — *as* — *c* und *ges* — *b* — *des* kaum verständlich ohne den vermittelnden Klang: *f* — *as* — *des*, weil schon dieser *des*-Klang nur in Terz und Quintgeneration mit *c* verwandt ist, und dann noch die Quintgeneration des *ges* zum *des*-klange hinzutritt.

So wie wir für die Klänge eines Systems ein Maass für die Stärke der Verwandtschaft fanden, ein solches aber nur bis dahin sich willig fand, wo nur eine Terz und Quintgeneration vorlag, so stossen wir auch hier auf analoge Hindernisse. Es muss sich von einem theoretisch begründeten Gesichtspunkte aus die Klangfolge, oder die Folge von Accorden, insofern letztere Klänge vertreten, finden lassen, ganz in derselben Weise, wie früher wir ein Maass für die Verständlichkeit eines Intervalles fanden. Nicht so sehr auf Wohlklang der Harmoniefolgen, wie auch dort nicht auf Wohlklang der Intervalle, sondern vielmehr auf Verständlichkeit derselben wird es hier ankommen. In Rechnung würde hiebei treten die Anzahl unmittelbar verständlicher Schritte. Zu diesen gehören blos die homonomen Quintschritte, die antimonen Terzschritte und die antinomen Wechsel (oder Octavschritte). Eine funktionelle Beziehung dieser Momente dürfte aber sehr schwer zu finden sein.

Es wird eine Hauptaufgabe der zukünftigen Musikwissenschaft sein, das Chaos der Möglichkeiten zu sichten, durch klar erkannte Gesetze eine Ordnung zu schaffen, durch welche allein die höhere Freiheit der Kunst errungen wird, diejenige Freiheit, die, bewusst oder unbewusst, doch nur unter dem Gesetz bestehen kann, und der jede Willkühr eine Schranke ist.

Mir lag hier hauptsächlich daran, die durch die drei erwähnten Momente gewonnene nahe Beziehung scheinbar ferner Gebilde darzuthun, eine Beziehung, die uns gelehrt hat, dass schon eine durch drei Quintschritte vermittelte Klangfolge nicht mehr verständlich ist. Hiemit ist der Beweis dafür gegeben, dass *c*-dur z. B. nicht mit einem um fünf Quintschritte entfernte *h*-dur verwandt sein kann. Dann aber sollte ein Hauptaugenmerk auf die duale oder gegensätzliche Fortschreitung gerichtet werden, wie sie sich vom Prinzip der Tonicität und Phonicität aus ergiebt.

Da nur Hauptmann das letztere zum Theil bei der Deutung des Mollaccordes anwandte, ohne consequent sein System zu entwickeln, so finden wir auch nirgends eine gegensätzliche Harmoniefolge dargestellt.

Man vergleiche hierüber nur die bezüglichen Abschnitte in den Harmonielehren. Eine mannigfaltig, und nach bisherigen Grundsätzen der Harmonielehre geordnete Zusammenstellung der Klangfolgen finde ich bei Fr. Schneider „Elementarbuch der Harmonie und Tonsetzkunst. Leipzig. Zweite Aufl. 1827.“ — „Durch vermittelnde Accorde“, heisst es § 144, „kann man auf sehr natürlichen Wegen in Tonarten, die von der ersten weit entfernt sind, ausweichen.“ Die Gesichtspunkte, von welchen aus die Uebergänge untersucht werden, sind unabhängig von der reinen Stimmung, und wenig zwingend. Die Resultate sind daher andere, als wir sie gefunden. Zudem fehlt die symmetrisch gegensätzliche Behandlung und es fehlt die Erklärung des Verständnisses irgend einer Klangfolge. Regeln erscheinen dort nur als historisch gewordene, nie als in sich geforderte.

Bei Marx dagegen, der nicht geringe Verdienste um freiere Behandlung der Harmonieen hat, scheint mir ebenso die Willkühr gepriesen zu werden, wie auf anderer Seite er die „Naturfortschreitungen“ empfiehlt. Man vergleiche namentlich den Abschnitt (pag. 244): „Die Modulation unter dem Einflusse des Melodieprinzips“, wo Melodie und Harmonie als mit einander im Streite dargestellt werden, ohne dass man gewahr wird, welches denn eigentlich die präcisen Forderungen dieses oder jenes Prinzipes seien, denn mit Ausdrücken, wie „linde Führung aller Stimmen“ dürfte doch kaum eine zureichende Berechtigung gegeben sein, Gesetze zu verletzen. Eine Klangfolge wie $g - \overline{h} - d - f \ldots\ldots c - \overline{e} - g$ wird als Grundgesetz aufgestellt, alle übrigen noch möglichen Klangfolgen werden, ohne irgend einen leitenden Gesichtspunkt aneinandergereiht [1]). Wenn wir solch eine Folge von Harmonieen, wie sie uns dort entgegentritt, bei Beethoven (im *C*-dur-Quartett Op. 59. No. 3) finden, so hat es gewiss seine Richtigkeit, wenn Marx sagt: „Dergleichen kann nicht erübt, sondern empfunden und dann gefunden werden; es nachmachen ist Thorheit, es wissen ist Pflicht.“ Ich möchte nur hinzufügen, dass das empfundene gewiss auch ein Gesetzmässiges ist. Pflicht ist nicht so sehr, das Vorkommen solcher Harmonie-Motive zu wissen, als vielmehr, ihren Zusammenhang zu erkennen. Der Zuhörer, meine ich, versteht die Musik, wenn er den Zusammenhang empfunden, der Theoretiker hat seine Aufgabe erst dann gelöst, wenn er empfunden hat, und den Zusammenhang darthun kann. Wenn man einen solchen aber noch nicht gefunden, so ist man keineswegs berechtigt, ihn zu läugnen. Wie trefflich schildert dieses Hauptmann [2]):

„Dass die Musik in der Produktion zeitlich am Hörer vorübergeht, dass wir im Fortgange immer nur das unmittelbar aneinanderhängende sinnlich vor uns haben, lässt Manches Mangelhafte in Form und Führung eines Tonstückes übersehen, was in einer zusammenfassenden, wenn wir so sagen dürfen, in einer architektonischen Vorstellung des Ganzen für den inneren Sinn sich nicht würde verber-

---

1) Man vergleiche pag. 246 und 247, Nr. 312 und 314.

2) Hauptmann l. c. pag. 200.

gen können. Wie das Scharfe, das Unsymmetrische und Verhältnisswidrige in sichtbaren Gegenständen, die auf Regelmässigkeit Anspruch machen, dem gesunden Auge sogleich störend entgegentritt, so würde auch, gleich den Fehlern in der unmittelbaren Accordfolge, das Ungehörige in der modulatorischen Disposition, wie in metrischen Satzverhältnissen, leicht wahrgenommen werden, wenn der Ueberblick eines grösseren Zeitganzen in seiner Gliederung nicht an sich schon eine schwerere Aufgabe wäre als die, ein räumlich Gegliedertes in seinen Verhältnissen zu überschauen. Es ist aber in der Musik eine solche Architektonik, die hauptsächlich in der regelmässig metrischen und modulatorischen Beschaffenheit des Tonstückes besteht, ein so wesentliches Erforderniss, dass eine musikalische Composition uns als Kunst überhaupt ohne sie garnicht ansprechen kann. Für die erste Wirkung scheinen diese Bedingungen weniger von bestimmendem Einflusse zu sein, indem wir auch gestaltlose, phrasenhafte Produktion, ohne verständigen Periodenbau, ohne organische Einheit des Mannigfaltigen, nicht selten einen glänzenden Success erringen sehen. In einer dauernden Gunst haben aber immer nur solche Werke sich erhalten können, die, abgesehen von characteristischen Eigenthümlichkeiten, von melodischem und harmonischem Reize, eine rhytmisch-metrische und modulatorische Ordnung bewahren; d. h. solche, die ihre Schönheiten in der Schönheit des Ganzen, in der Wahrheit und vernünftigen Gesetzmässigkeit der an sich künstlerisch gültigen Form tragen."

Vierter Abschnitt.

Der Verwandtschaftskreis der reinen Tongeschlechter.

1. Parallelität und Reciprocität.

Wir haben im vorigen Abschnitte die einem Tone nächstverwandten Klänge aufgesucht, indem wir vom tonischen und phonischen *c*-Klange ausgehend, zuerst die unmittelbar verständlichen, dann die durch den antinomen Gegensatz, dann die durch fortschreitende Accorde vermittelten Klangfolgen zusammenstellten.

Mittelpunkt aller und je zweier entgegengesetzten Harmoniefolgen waren einerseits der tonische, andererseits der phonische *c*-Klang. Diese letzteren selbst erkannten wir als unmittelbare Gegensätze; ein eben solcher besteht zwischen den bezüglichen Tonsystemen. Von diesen aus verfolgen wir in dualer Entwickelung das Verwandtschaftsgebiet. Hierin weichen wir schon von Hauptmann ab. In der Absicht des Verwandten-System von *c*-moll zusammenzustellen, entwickelt er (pag. 185) das rein-phonische *g*-System (ohne $\overline{h}$). —

$$g — \underline{as} — \underline{b} — c — d — \underline{es} — f — g.$$

Da hier kein *g*-dur-Accord vorkommt, so schliesst Hauptmann „*g*-dur sei mit *c*-moll (also mit phon *g*) nicht verwandt.“ (pag. 196). — Weiter ebenda heisst es: „Zu jedem Tonartsysteme wird immer das gleichmässig entgegengesetzte in naher Verwandtschaft stehen.“ Wir aber finden den äussersten Gegensatz in diesen beiden Systemen. Dieselben drei Töne sind in dem einen Tonica, Dominante und Unterdominante, — im andern Phonica, Regnante und Oberregnante. Sofern eine Verwandtschaft in dem entgegengesetzt gleichen besteht, finden wir ein, durch jene drei gegensätzlich bestimmten Klänge vermitteltes inniges Band der

Verwandtschaft, — aber ein solches, wie es zwischen verschiedenen Geschlechtern statt hat —

Versuchen wir übersichtlich alle Verwandtschaftsmomente der mit dem tonischen und phonischen System verwandten Tonarten zusammen zu stellen.

Wir unterscheiden *zwei* Arten der Verwandschaft und zwar nennen wir diese *Parallelität* und *Reciprocität*.

Parallel nenne ich alle solche Tonsysteme (antinome oder homonome), *welche identische Klänge besitzen*. *Reciprok* dagegen sollen alle diejenigen einander gegenübergestellten Tonsysteme heissen, welche *gleiche, aber antinom dargestellte Klänge besitzen*. — Mit irgend einem gedachten Systeme sind blos 12 homonome und ebensoviel antinome Systeme verwandt, die wir der Art übersichtlich ordnen wollen, dass das Wesen der Verwandtschaft deutlich entgegentritt. — Zu dem Zweck bauen wir ein c^+-System und andererseits ein $\overline{e}^0$-System nach Dreiklängen auf, und halten denselben in Quintschritten fortgehend andere Systeme gegenüber. Auf den nun folgenden Tabellen finden wir sub A: c^+ oder c-dur mit allen tonischen oder Dursystemen combinirt; sub B den vollkommenen Gegensatz: $\overline{e}^0$ mit allen phonischen Systemen combinirt. Weiter: sub C c^+ mit allen antinomen, also phonischen, und endlich sub D $\overline{e}^0$ mit allen antinomen, d. h. also tonischen Systemen combinirt.

Die Systeme sind der Art einander gegenübergestellt, dass sowohl die den combinirten Systemen gemeinschaftlichen oder identischen, als auch die gegensätzlichen Klänge unter einander stehen, erstere sind durch Gleichheitszeichen, letztere durch liegende Kreuze mit einander verbunden, beispielsweise zwei antinome $\overline{e}$-Klänge:

$$\overline{a} - c - \overline{e} = \overline{e}^0$$
$$\times$$
$$\overline{e} - gis - \overline{h} = \overline{e}^+$$

Betrachten wir zunächst die Verwandtschaft homonomer Systeme auf Tab A und B.

Die vorliegenden beiden Tabellen sind zu einander vollendet symmetrisch. Die zwischenliegende Reihe der Zahlen soll auf den Ausgangspunkt der Systeme hinweisen, den wir unter 0 finden. Hier sind identische (homonome) Systeme einander gegenübergestellt. Die Verwandtschaft der Parallelität entspringt aus der Identität beider Geschlechter, und vermindert sich in dem Maasse als wir in Quint-Schritten vor- oder rückwärts fortschreiten: sub I oder 1 giebt es je drei identische Klänge, sub II u. 2 je einen identischen Klang. Man sieht leicht, dass bei dem folgenden Quintschritte auch diese Identität verschwinden würde, daher mit ton *c* weder ton. *es* noch ton. *a*, und mit phon. $\overline{e}$ weder phon. $\overline{cis}$ noch phon. $\overline{g}$ irgend einen Klang mehr gemein haben würde. An allen vier bezeichneten Orten sehen wir aber eine reciproke Verwandtschaft beginnen, wenn wir die combinirte Tonart um ein Komma erhöhen und resp. erniedrigen, statt ton. *es* — ton. $\underline{es}$ (erhöht) statt ton. *a*, ton. $\overline{a}$ (erniedrigt), und analog Tab. B statt phon. $\overline{cis}$ phon. $\overline{\overline{cis}}$ (erniedrigt), statt phon. $\overline{g}$ phon. *g* (erhöht), entgegensetzen. In all diesen Systemen findet sich je ein Accordklang, der antinom zu einem Bestandtheil des Ausgangssystems sich verhält: — sub 3:

$$\begin{array}{c} g - \overline{h} - d = g^{+} \\ \hline \times \\ \hline c - \underline{es} - g = g^{0} \end{array} \qquad \begin{array}{c} \overline{d} - f - \overline{a} = \overline{a}^{0} \\ \hline \times \\ \hline \overline{\overline{a}} - \overline{\overline{cis}} - \overline{e} = \overline{a}^{+} \end{array}$$

und unten sub III

$$\begin{array}{c} \overline{a} - c - \overline{e} = \overline{e}^{0} \\ \hline \times \\ \hline \overline{\overline{e}} - \overline{\overline{gis}} - \overline{\overline{h}} = \overline{e}^{+} \end{array} \qquad \begin{array}{c} c - \overline{e} - g = c^{+} \\ \hline \times \\ \hline f - \underline{as} - c = c^{0} \end{array}.$$

Solche Systeme, bei welchen durch enharmonische Verwechselung eine neue Art Verwandtschaft beginnt, wollen wir Wechselsysteme nennen. Sub 2 und II oder sub 3 und III müssen wir solche Wechselsysteme annehmen. — Die reciproke Verwandtschaft nimmt zu, je weiter wir uns in reinen Quintschritten fortbewegen; sub 4 und IV, 5 und V finden wir je zwei gegensätzliche Klänge, sub 6 aber blos einen gegensätzlich verwandten Klang, der sub 7 verschwindet. Dafür erhalten wir eine neue gegensätzliche Beziehung sub 6 durch enharmonischen Wechsel, indem wir $\overline{fis}$ in $\underline{ges}$, b in $\overline{\overline{ais}}$ verwandeln; ebenso unten finden wir sub VI Wechselsysteme. Eine andere Art reciproker Verwandtschaft beginnt bei der Verwandlung von $\overline{fis}$ in $\underline{ges}$ und resp. von b in $\overline{\overline{ais}}$.

Weiter sieht man leicht, dass durch diesen Wechsel der Cyclus sämmtlicher mit ton. c und phon. $\overline{e}$ verwandten homonomen Systeme geschlossen ist, da die Combinationen sub 5, 6 und 7 resp. mit denen sub VII, VI und V identisch sind. Im Ganzen sind mithin mit jedem Systeme 12 andre homonome Systeme, und zwar 5 parallel (deren eines identisch) und 7 reciprok verwandt. Die Art reciproker Beziehung sub 3 bis 6 ist aber eine andere als die sub III bis VI. Jedes System besitzt, wie wir wissen, 5 Klänge, und zwar 3 homonome, 2 antinome, (ton. c hat die 3 ton. Kl. f^{+}, g^{+} und c^{+}, und zwei antinome $\overline{e}^{0}$ und $\overline{h}^{0}$, und ähnlich, nur umgekehrt in phon. $\overline{e}$). Die drei homonomen Klänge bilden den Hauptbestandtheil jedes Systems, und wenn diese ihren antinomen Gegensatz in der combinirten Tonart finden, so wird die Verwandtschaft der letzteren eine engere sein. Man bemerke hiebei aber folgendes: So lange homonome Systeme mit einander combinirt werden, können nur je die Hauptaccorde oder je die Nebenaccorde in beiden Systemen identisch sein. So z. B. in ton. c und ton. g die Identität der Accorde $c — \overline{e} — g$, $g — \overline{h} — d$, welche als Duraccorde in beiden Systemen eine **Hauptrolle** spielen, während $\overline{e}^0$ in beiden in untergeordneter Bedeutung auftritt. Anders in der reciproken Verwandtschaft. Hier wird allemal ein **Hauptaccord** des Ausgangssystemes einen **Nebenaccord** des combinirten Gebildes treffen und umgekehrt. Die Verwandtschaften sub 3 bis 6 unterscheiden sich darin von denen sub III bis VI dass bei den ersten die **Hauptaccorde** des Ausgangssystems (ton. c oder phon. $\overline{e}$) einen Gegensatz in den Nebenaccorden des combinirten Gebildes finden, während bei diesen (sub III bis VI), die **Nebenaccorde** ($\overline{e}^0$ und $\overline{h}^0$ in ton. c, f^+ und c^+ in phon. $\overline{e}$) der Ausgangssysteme ihren Gegensatz nunmehr in den **Hauptaccorden** des combinirten Systemes finden, so dass die unter analoge Ziffern gestellten Systeme keineswegs identische Verwandtschaftsbeziehungen haben. Blos in den Wechselsystemen sehen wir sub 6 oder VI entweder die eine Art der Verwandtschaft, oder bei enharmonischem Wechsel die andere Art vertreten.

Bemerkenswerth ist weiter, dass niemals zugleich zwischen zwei Systemen parallele **und** reciproke Verwandtschaft stattfindet.

Werfen wir einen Blick auf die Tabellen C und D, so ergiebt sich folgendes zur Orientirung:

Beide Tabellen sind gegen einander vollkommen symmetrisch, eine jede in sich unsymmetrisch. Der Ausgangspunkt ist die charakteristische Verwandtschaft sub 0. Da wir hier **antinome** Systeme mit einander combiniren, so wird allemal jetzt bei **paralleler** Verwandtschaft ein **Hauptaccord** des Ausgangssystemes seinen identischen Klang in einem **Nebengebilde** des combinirten Systems finden, und ein **Nebenaccord** des Hauptsystemes sein Ebenbild in einem **Hauptaccorde** des combinirten Systemes. Ganz anders bei **reciproker** Verwandtschaft: Ein **Hauptaccord** des Ausgangssystemes wird jetzt seinen **Gegensatz** in einem

Hauptaccorde des combinirten Systems, ein Nebenaccord gleichfalls in einem Nebenaccorde des letzteren finden. Dieser Umstand bewirkt hier eine weit entschiedenere Beziehung für die reciproke Verwandtschaft antinomer Systeme: denn die Verwandtschaft ist eine grössere, wenn man je die analogen (d. h. unter entsprechenden Horizontalreihen verzeichneten) Gebilde hier mit denen der ersten Tabelle vergleicht. In dem Maasse wie hier die Verwandtschaft der Systeme sub II, I, 0, 1 und 2 grösser ist, wird die sub 2, 3 und 4 eine geringere sein, als die der entsprechenden vier homonomen Systeme auf der Tab. A und B. sub 5 ist sogar alle Verwandtschaft geschwunden, und sub 6 beginnt wieder dieselbe Parallelität, die wir von 0 über I u. s. w. fortgehend antrafen.

Diese Unterschiede sind in den Tabellen dadurch anschaulich gemacht worden, dass allemal die Hauptklänge eines Systemes, durch einen fetteren Strich ausgezeichnet wurden, so z. B. Tab A sub 4

$c - \overline{e} - g = c^{+}$ Hauptaccord in ton. c

×

$\overline{f} - \underline{as} - c = c^{0}$ Nebenaccord in ton. $\underline{as}$

$\overline{e} - g - \overline{h} = \overline{h}^{0}$ Nebenaccord in ton. c

×

$\overline{h} - \overline{\overline{dis}} - \overline{fis} = \overline{h}^{0}$ Hauptaccord in ton. $\overline{fis}$

dagegen auf Tab. C sub 4:

$\overline{a} - c - \overline{e} = \overline{e}^{0}$ Nebenaccord in ton. c

×

$\overline{e} - \overline{\overline{gis}} - \overline{h} = \overline{e}^{+}$ Nebenaccord in phon. $\overline{\overline{gis}}$

und sub 2;

$f - \overline{a} - c = f^{+}$ Hauptaccord in ton. c

×

$b - \underline{des} - f = f^{0}$ Hauptaccord in phon. b

Eine ähnliche Unterscheidung gilt für die Bezeichnung identischer Klänge bei paralleler Verwandtschaft. —

2. Bereich der Töne.

Betrachten wir den gesammten Bereich der Töne, die überhaupt in den mit ton. *c* und phon. $\overline{e}$ combinirten anti- und homonomen Systemen vorkommen, und stellen sie in Form einer Tabelle ähnlich wie früher pag. 15 zusammen:

$\overline{\overline{e}}$	$\overline{\overline{h}}$	$\overline{\overline{fis}}$	$\overline{\overline{cis}}$	$\overline{\overline{gis}}$	$\overline{\overline{dis}}$	$\overline{\overline{ais}}$	$\overline{\overline{eis}}$	$\overline{\overline{his}}$
$\overline{c}$	$\overline{g}$	$\overline{d}$	$\overline{a}$	$\overline{e}$	$\overline{h}$	$\overline{fis}$	$\overline{cis}$	$\overline{gis}$
as	*es*	*b*	*f*	*c*	*g*	*d*	*a*	*e*
$\underline{fes}$	$\underline{ces}$	$\underline{ges}$	$\underline{des}$	$\underline{as}$	$\underline{es}$	$\underline{b}$	$\underline{f}$	$\underline{c}$

Man bemerkt leicht den symmetrischen Bau in Bezug auf *c* und $\overline{e}$. Soweit die tonischen Systeme aufwärts reichen, greifen die phonischen nach unten.

Je die letzten Töne in jeder Horizontalreihe sind enharmonisch verwandt mit den ersten der folgenden. So endet die erste mit $\overline{\overline{his}}$ und beginnt die zweite Zeile mit $\overline{c}$. Diese endet mit $\overline{gis}$ und die dritte beginnt mit *as*. Ihr letzter Ton *e* ist wiederum enharmonisch = $\underline{fes}$ in der letzten Zeile. Andererseits ist die ganze obere Zeile enharmonisch mit der untersten verwandt, doch in bedeutend abweichender Stimmung. Die zwölf Tasten unserer Tastinstrumente erscheinen in folgender Stimmung:

1) $\underline{(c)}$; *c* ; $\overline{(c)}$; $(\overline{\overline{his}})$ 4
2) $\underline{des}$; $\overline{cis}$; $\overline{\overline{cis}}$ 3
3) *d* ; $\overline{d}$ 2
4) $\underline{es}$; *es* ; $\overline{\overline{dis}}$ 3
5) $(\underline{fes})$; (*e*) ; $\overline{e}$; $\overline{(e)}$ 4

6) $\underline{f}$; f ; $\overline{\overline{eis}}$ 3
7) $\underline{ges}$; $\overline{fis}$; $\overline{\overline{fis}}$ 3
8) g ; $\overline{g}$; 2
9) $\underline{as}$; (as) ; ($\overline{gis}$) ; $\overline{\overline{gis}}$ 4
10) a ; $\overline{a}$ 2
11) $\underline{b}$; b ; $\overline{\overline{ais}}$ 3
12) $\underline{ces}$; $\overline{h}$; h 3

Wir erhalten also in

4-facher Stimmung	c ; as/gis ; e	3 Tasten
3-facher Stimmung	des, f, ges; es, h, b	6 Tasten
2-facher Stimmung	g ; d u. a	3 Tasten

Wir können indess die Anzahl beschränken, wenn wir beachten, dass die Töne der ersten und letzten Vertikalkolumne nur in solchen Tonsystemen vorkommen, die gar keine oder nur sehr geringe direkte Verwandtschaft besitzen.

Durch solche Annahme erhalten Tonica c und Phonica $\overline{e}$ nur eine Stimmung und entsprechend vereinfacht sich der Mittelton $\underline{as}$ oder $\overline{\overline{gis}}$ und wir erhalten

in 1-facher Stimmung c und $\overline{e}$

in 2-facher Stimmung { g, $\overline{g}$ und $\overline{a}$, a ; d , $\overline{d}$; $\underline{as}$, $\overline{\overline{gis}}$ }

in 3-facher Stimmung { ($\underline{des}$; $\overline{cis}$; $\overline{\overline{cis}}$) ($\underline{es}$; es ; $\overline{\overline{dis}}$) ; ($\underline{ges}$; $\overline{fis}$; $\overline{\overline{fis}}$) ($\underline{b}$; b ; $\overline{\overline{ais}}$) ; ($\underline{f}$; f ; $\overline{\overline{eis}}$) ($\underline{ces}$; h ; $\overline{h}$) }

Unsere Notenschrift (nicht Tastatur) entbehrt der Unterscheidungszeichen für die Töne

g, *a*, *d*, *f*, *h*, *fis*, *b*, *cis* und *es*,

welche sämmtlich in einer blos um ein Komma verschiedenen Stimmung vorkommen.

Ich glaube nicht, dass es zweckmässig wäre eine neue Bezeichnungsart einzuführen, da die reine Intonation bei so geringen Unterschieden wie sie hier obwalten, kaum durch den blossen Griff gelingen dürfte [1]).

Selbstverständlich erweitert sich das Tonmaterial, wenn man andere Ausgangstöne wählt. In welcher Art solches geschieht, lehrt eine leichte Ueberlegung mit Hülfe der Tabelle Seite 15.

3. Characteristik der Verwandtschaft der homonomen und antinomen Tongeschlechter.

Fragen wir jetzt weiter, welche Tonarten direkt verwandt mit den gegebenen Ausgangssystemen ton. *c* und phon. $\bar{e}$ sind, so ergeben sich folgende kleine Tabellen:

Homonome Systeme:

Tonisch *c* mit Tonisch:

	$(\bar{d})$	$\bar{a}$	$\bar{e}$	$\bar{h}$	$\overline{fis}$	$(\overline{cis})$
(*es*)	*b*	*f*	**c**	*g*	*d*	(*a*)
(*ces*)	$\underline{ges}$	$\underline{des}$	$\underline{as}$	$\underline{es}$	$(\underline{b})$	$(\underline{f})$

Phonisch $\bar{e}$ mit Phonisch:

$(\bar{\bar{h}})$	$\overline{\overline{fis}}$	$\overline{\overline{cis}}$	$\overline{\overline{gis}}$	$\overline{\overline{dis}}$	$\overline{\overline{ais}}$	
$\bar{g}$	$\bar{d}$	$\bar{a}$	$\mathbf{\bar{e}}$	$\bar{h}$	$\overline{fis}$	$(\overline{cis})$
(*es*)	*b*	*f*	*c*	*g*	(*d*)	

Antinome Systeme:

Tonisch *c* mit Phonisch:

	$(\overline{\overline{fis}})$	$(\overline{\overline{cis}})$	$\overline{\overline{gis}}$	$\overline{\overline{dis}}$	$(\overline{\overline{ais}})$	
	$(\bar{d})$	$\bar{a}$	$\bar{e}$	$\bar{h}$	$\overline{fis}$	$(\overline{cis})$
(*es*)	*b*	*f*	**c**	*g*	*d*	(*a*)

Phonisch $\bar{e}$ mit Tonisch:

$(\bar{g})$	$\bar{d}$	$\bar{a}$	$\mathbf{\bar{e}}$	$\bar{h}$	$\overline{fis}$	$(\overline{cis})$
(*es*)	*b*	*f*	*c*	*g*	(*d*)	
$(\underline{ces})$	$\underline{ges}$	$\underline{des}$	$\underline{as}$	$(\underline{es})$	$(\underline{b})$	

1) Einen Vorschlag von Ellis s. Helmholtz „Tonempfindungen" 2te Ausgabe, Beilage XIV.

Die in Klammern geschlossenen Systeme stehen an der Gränze der direkten Verwandtschaft, und haben wohl noch gemeinsame Töne mit dem Ausgangsgeschlecht, aber weder identische noch rein gegensätzliche Klänge. — Der Leser wird sich leicht von der hier herrschenden vollkommenen Symmetrie überzeugen. In eine Tabelle gebracht erhalten wir:

Antinom verwandt mit								Homonom verwandt mit
	(h)	(fis)	cis	gis	dis	ais		
ton. c	(g)	d	a	e	h	fis	(cis)	phon. $\bar{e}$
phon. $\bar{e}$	(es)	b	f	c	g	d	(a)	ton. c
		ges	des	as	es	(b)	(f)	

Jedes zu diesen Tönen gehörige System hat eine characteristische Verwandtschaft zu den beiden Ausgangssystemen. Wir wollen diese jetzt für jedes einzelne System in Worte kleiden. — Für die Worte „parallel“ und „reciprok“ gebrauchen wir die Zeichen ‖ und ×.

A. Homonome Systeme, Tab. A u. B.

I. Parallele Verwandtschaft.

ad 0) Fünffach parallel.

tonisch *c*:	tonisch *c*:	phonisch $\bar{e}$:	phonisch $\bar{e}$:
Identität aller Klänge.		Identität aller Klänge.	

ad 1) Dreifach parallel.

tonisch *c*:		tonisch *f*:	phonisch $\bar{e}$:		phonisch $\bar{h}$:
Tonica-Kl.	‖	Oberd.-Kl.	Phonica-Kl.	‖	Regn.-Kl.
Terz-Klang	‖	ph.-Leit-Kl.	Unterterz-Kl.	‖	Leit-Klang.
Unterdom.-Kl.	‖	Tonica-Kl.	Oberregn.-Kl.	‖	Phonica-Kl.

ad 2) Einfach parallel.

tonisch *c*: tonisch $\underline{b}$:	phonisch $\bar{e}$: phonisch $\bar{\bar{fis}}$:
Unterdom.-Kl. ‖ Oberd.-Kl.	Oberregn.-Kl. ‖ Unterregn.-K.

Enharmonischer Wechsel.

tonisch *c*: tonisch $\underline{b}$:	phonisch $\bar{e}$ phonisch $\bar{\bar{fis}}$
Keine verwandte Klänge, aber gemeinsam die Töne *g* und *d*.	Keine verwandte Klänge, aber gemeinsam die Töne $\bar{a}$ und $\bar{d}$:

II. Reciproke Verwandtschaft (×).

α) Hauptaccorde des Ausgangssystemes reciprok den Nebenaccorden des combinirten Systemes.

tonisch *c*: ton. $\underline{b}$:	phon. $\bar{e}$: phon. $\bar{\bar{fis}}$:
Keine verwandte Klänge, aber gemeinsam die Töne *g* u. *d*.	Keine verwandte Klänge, aber gemeinsam die Töne $\bar{a}$ u. $\bar{d}$.

ad. 3) Einfach reciprok.

tonisch *c* tonisch $\underline{es}$	phon. $\bar{e}$: phon. $\bar{\bar{cis}}$:
Dominant-Kl. × Terz-Klang.	Regnant-Kl. × Unterterz-Kl.

ad 4) Zweifach reciprok:

tonisch *c*: tonisch $\underline{as}$	phonisch $\bar{e}$: phonisch $\bar{\bar{gis}}$:
Tonica-Kl. × Terz-Klang.	Phonica-Kl. × Unterterz-Kl.
Domin.-Kl. × Leit-Klang.	Regnant-Kl. × Leit-Klang.

ad 5 oder VII) Zweifach reciprok:

tonisch *c*: tonisch $\underline{des}$:	phonisch $\bar{e}$: phonisch $\bar{\bar{dis}}$:
Unterdom.-Kl. × Terz-Klang.	Oberregn.-Kl. × Unterterz.-Kl.
Tonica-Klang × Leit-Klang.	Phonica-Kl. × Leit-Klang.
(ton. $\bar{\bar{cis}}$ hat keinen gemeinsamen Ton mit ton. c)	(phon. *es* hat keinen gemeinsamen Ton mit phon. $\bar{e}$)

ad 6 od. VI) **Einfach reciprok.**

tonisch c**: tonisch** $\underline{ges}$**:**	**phonisch** $\overline{e}$**: phonisch** $\overline{\overline{ais}}$**:**
Unterdom.-Kl. × Leit-Klang.	Oberregn.-Kl. × Leit-Klang.

Enharmonischer Wechsel:

β) **Nebenaccorde** des Ausgangssystemes × den **Hauptaccorden** des combinirten.

tonisch c: tonisch $\overline{fis}$:	phonisch $\overline{e}$: phonisch b:
Leit-Klang × Unterdom.-Kl.	Leit-Klang × Oberregn.-Kl.

ad 7 oder V) **Zweifach reciprok.**

tonisch c: tonisch $\overline{h}$:	phonisch $\overline{e}$: phonisch f:
Terz-Klang × Unterdom.-Kl.	Untert.-Kl. × Oberregn.-Kl.
Leit-Klang × Tonica-Klang.	Leit-Klang × Phonica-Kl.

ad IV) **Zweifach reciprok.**

tonisch c: tonisch $\overline{e}$:	phonisch $\overline{e}$: phonisch c:
Terz-Klang × Tonica-Klang.	Unterterz-Kl. × Phonica-Kl.
Leit-Klang × Oberdom.-Kl.	Leit-Klang × Regnant-Kl.

ad III) **Einfach reciprok.**

tonisch c: tonisch $\overline{a}$:	phonisch $\overline{e}$: phonisch g:
Terz-Klang × Dominant-Kl.	Unterterz-Kl. × Regnant-Kl.

Enharmonischer Wechsel:

tonisch c: tonisch a:	phonisch $\overline{e}$: phonisch $\overline{g}$:
Nur der Ton d beiden Systemen gemein.	Nur der Ton d beiden Systemen gemein.

Parallele Verwandtschaft.

Hauptaccorde des Ausgangssystemes ‖ den Hauptaccorden des combinirten

und die Nebenaccorde des Ausgangssystemes ‖ den Nebenaccorden des combinirten.

ad II) Einfach parallel.

tonisch c:		tonisch d:		phonisch $\bar{e}$:		phonisch $\bar{d}$:
Oberdom.-Kl.	‖	Unterdom.-Kl.	|	Unterregn.-Kl.	‖	Oberregn.-Kl.

(Die Wechseltonarten $\bar{d}$ und d haben nur je zwei Töne mit den Ausgangssystemen gemein).

ad I) Dreifach parallel.

tonisch c:		tonisch g:		phonisch $\bar{e}$		phonisch $\bar{a}$
Tonica-Kl.	‖	Unterdom.-Kl.	|	Phonica-Kl.	‖	Oberregn.-Kl.
Leit-Klang	‖	Terz-Klang.	|	Leit-Klang	‖	Unterterz-Kl.
Domin.-Kl.	‖	Tonica-Klang.	|	Regnant-Kl.	‖	Phonica-Kl.

ad 0) Fünffach parallel.

tonisch c:	tonisch c:	|	phon. $\bar{e}$:	phon. $\bar{e}$:

Identität aller Klänge.

Bilden wir eine schematische Uebersicht:

Jedes System hat fünf Klänge, die entweder identisch oder in ihrem antinomen Gegensatze in irgend einer andern Tonart vorkommen, ein jeder Haupt-Klang jedenfalls 3 mal identisch (‖) in 3 homonomen Tonarten und 2 mal reciprok (X) in 2 andern homonomen Tonarten, — und umgekehrt die Nebenklänge. Die in der Ueberschrift der folgenden Tabellen verzeichneten Klänge spielen diejenige Rolle, welche am Eingange in der ersten Vertikalkolumne steht, in den Tonarten des Kreuzungspunktes der Rubriken.

Veränderte Bedeutung der Klänge von ton. c in allen homonomen (tonischen) Tonarten:

Klänge von ton. $\bar{c}$:	f	$\bar{e}$	c	$\bar{h}$	g	
Unterdom.-Kl.	c ‖	$\bar{h}$ ×	g ‖	$\overline{fis}$ ×	d ‖	
Terz-Klang	$\underline{des}$ ×	c ‖	$\underline{as}$ ×	g ‖	$\underline{es}$ ×	
Tonica-Klang	f ‖	$\bar{e}$ ×	c ‖	$\bar{h}$ ×	g ‖	
Leit-Klang	$\underline{ges}$ ×	f ‖	$\underline{des}$ ×	c ‖	$\underline{as}$ ×	
Oberdom.-Kl.	b ‖	$\bar{a}$ ×	f ‖	$\bar{c}$ ×	c ‖	
	Klänge des phon. f-Systems.	Klänge des phon. $\bar{e}$-Systems.	Klänge des phon. c-Systems.	Klänge des phon. $\bar{h}$-Systems.	Klänge des phon. g-Systems	Klänge des ton. c-Systems.

Veränderte Bedeutung der Klänge von ph. $\bar{e}$ in allen homonomen (phonischen) Tonarten:

Klänge von phon. $\bar{e}$:	$\bar{h}$	c	$\bar{e}$	f	$\bar{a}$	
Oberregn.-Kl.	$\bar{e}$ ‖	f ×	$\bar{a}$ ‖	b ×	$\bar{d}$ ‖	
Unterterz-Kl.	$\bar{\bar{dis}}$ ×	$\bar{e}$ ‖	$\bar{\bar{gis}}$ ×	$\bar{a}$ ‖	$\bar{\bar{cis}}$ ×	
Phonica-Klang	$\bar{h}$ ‖	c ×	$\bar{e}$ ‖	f ×	$\bar{a}$ ‖	
Leit-Klang	$\bar{\bar{ais}}$ ×	$\underline{h}$ ‖	$\bar{\bar{dis}}$ ×	$\bar{e}$ ‖	$\bar{\bar{gis}}$ ×	
Regnant-Klang	$\overline{fis}$ ‖	g ×	$\bar{h}$ ‖	c ×	$\bar{e}$ ‖	
	Klänge des ton. $\bar{h}$-Systems.	Klänge des ton. c-Systems.	Klänge des ton. $\bar{e}$-Systems.	Klänge des ton. f-Systems	Klänge des ton. $\bar{a}$-Systems	Klänge des phon. $\bar{e}$-Systems.

Die unter beide Schemata gesetzten Bemerkungen sollen blos den Reichthum an Symmetrie darthun, der hier obwaltet.

Untersuchen wir in ähnlicher Weise die

B. Verwandtschaft antinomer Systeme:

(Tab. C und D).

I. Reciproke Verwandtschaft.

α) Hauptklänge des Ausgangssystemes reciprok den Hauptklängen des combinirten Systems.

ad 0) Vollendeter Gegensatz.

Dreifach reciprok.

ton. *c*:	phon. *c*:	phon. $\bar{e}$:	ton. $\bar{e}$
Oberregn.-Kl. ×	Domin.-Kl.	Oberregn.-Kl. ×	Domin.-Kl.
Phonica-Kl. ×	Tonica-Kl.	Phonica-Kl. ×	Tonica-Kl.
Regnant-Kl. ×	Unterdom.-Kl.	Regnant-Kl. ×	Unterdom.-Kl.

ad 1) Zweifach reciprok.

ton. *c*:	phon. *f*:	phon. $\bar{e}$:	ton. $\bar{h}$:
Unterdom.-Kl. ×	Phonica-Kl.	Oberregn.-Kl. ×	Tonica-Kl.
Tonica-Kl. ×	Oberregn.-Kl.	Phonica-Kl. ×	Unterdom.-Kl.

(Die enharmonisch verwandten Systeme von phon. $\bar{\bar{eis}}$ und ton. *ces* haben keinen einzigen Ton mit den Ausgangssystemen gemein).

ad 2) Einfach reciprok.

ton. *c*:	phon. *h*:	phon. $\bar{e}$:	ton. $\bar{fis}$:
Unterd.-Kl. ×	Oberregn.-Kl.	Oberregn.-Kl. ×	Unterd.-Kl.

Durch enharmonische Verwandlung beginnt die andre untergeordnete Art reciproker Verwandtschaft:

β) Nebenklänge der Ausgangssysteme reciprok den Nebenklängen der combinirten Systeme:

ton. *c*:	phon. $\bar{\bar{ais}}$:	phon. $\bar{e}$:	ton. $\underline{ges}$:
Leit-Klang ×	Leit-Klang	Leit-Klang ×	Leit-Klang

ad 3) Zweifach reciprok.

ton. *c*:		phon. $\overline{\overline{dis}}$:	phon. $\overline{e}$:		ton. $\underline{des}$:
Terz-Klang	×	Leit-Klang	Unterterz-Kl.	×	Leit-Klang
Leit-Klang	×	Unterterz-Kl.	Leit-Klang	×	Terz-Klang

ad 4) Einfach reciprok.

ton. *c*:		phon. $\overline{\overline{gis}}$:	phon. $\overline{e}$:		ton. $\underline{\underline{as}}$:
Terz-Klang	×	Unterterz-Kl.	Unterterz-Kl.	×	Terz-Klang

Uebergang zur parallelen Verwandtschaft.

ad 5 und VII) Keine identische und keine reciproke Verwandtschaft.

ton. *c*:	phon. $\overline{\overline{cis}}$:	phon. $\overline{e}$:	ton. $\underline{es}$:
Töne $\overline{a}$ und $\overline{e}$ gemeinsam.		Töne *g* und *c* gemeinsam.	

Enharmonische Verwandlung.

ton. *c*:	phon. $\overline{cis}$:	phon. $\overline{e}$:	ton. *es*:
Töne $\overline{h}$ und *d* gemeinsam.		Töne *f* und $\overline{d}$ gemeinsam.	

II. Parallele Verwandtschaft.

Hauptklänge der Ausgangssysteme identisch mit den Nebenklängen der combinirten Systeme.

ad 6 und VI) Zweifach parallel.

ton. *c*:		phon. $\overline{fis}$:	phon. $\overline{e}$:		ton. *b*:
Leit-Klang	‖	Regnant-Kl.	Leit-Klang	‖	Domin.-Kl.
Domin.-Kl.	‖	Leit-Klang	Regnant-Kl.	‖	Leit-Klang

(Die Systeme von phon. $\overline{\overline{fis}}$ und ton. $\underline{b}$ haben resp. nur die Töne $\overline{a}$ und *g* mit den Ausgangssystemen gemein).

ad 7 und V) Vierfach parallel. (Leit-Tonarten).

ton. c:		phon. $\bar{h}$:	phon. $\bar{e}$:		ton. f:
Terz-Klang	‖	Regnant-Kl.	Unterterz-Kl.	‖	Dominant-Kl.
Tonica-Kl.	‖	Leit-Klang	Phonica-Kl.	‖	Leit-Klang
Leit-Klang	‖	Phonica-Kl.	Leit-Klang	‖	Tonica-Klang
Domin.-Kl.	‖	Unterterz-Kl.	Regnant-Kl.	‖	Terz-Klang

ad IV) Vierfach parallel.
(Parallel-Tonarten im engeren Sinne).

ton. c:		phon. $\bar{e}$:	phon. $\bar{e}$:		ton. c:
Unterdomin.-Kl.	‖	Leit-Kl.	Oberregn.-Kl.	‖	Leit-Klang
Terz-Klang	‖	Phonica-Kl.	Unterterz-Kl.	‖	Tonica-Kl.
Tonica-Kl.	‖	Unterterz-Kl.	Phonica-Kl.	‖	Terz-Kl.
Leit-Klang	‖	Oberregn.-Kl.	Leit-Klang	‖	Unterdom.-Kl.

ad III) Zweifach parallel.

ton. c:		phon. $\bar{a}$:	phon. $\bar{e}$:		ton. g:
Unterdom.-Kl.	‖	Unterterz-Kl.	Oberregn.-Kl.	‖	Terz-Klang
Terz-Klang	‖	Oberregn.-Kl.	Unterterz-Kl.	‖	Unterd.-Kl.

(Die Systeme von phon. a und ton. g haben resp. nur die Töne g. d und $\bar{a}$, $\bar{d}$ mit den Ausgangssystemen gemein.

ad II. Uebergang aus der parallelen in die reciproke Verwandtschaft.

phon. $\bar{d}$:	ton. d:
Nur die Töne f u. $\bar{a}$ gemein.	Nur die Töne $\bar{h}$ u. g gemein.

Reciproke Verwandtschaft.

Wie unter α): Hauptklänge gegen Hauptklänge.
Nebenklänge gegen Nebenklänge.

Einfach reciprok.

ton. c:		phon. d:	phon. $\bar{e}$:		ton. $\bar{d}$:
Dominant-Kl.	×	Regn.-Kl.	Regnant-Kl.	×	Domin.-Kl.

ad I. Zweifach reciprok.

ton. c:		phon. g:	phon. $\bar{e}$:		ton. $\bar{a}$:
Tonica-Klang	×	Regnant-Kl.	Phonica-Kl.	×	Domin.-Kl.
Dominant-Kl.	×	Phonica-Kl.	Regnant-Kl.	×	Tonica-Kl.

ad 0. Dreifach reciprok.

Vollendeter Gegensatz (wie am Anfang).

Stellen wir wiederum ein Schema zusammen für die Veränderte Bedeutung aller Klänge des ton. c-Systems in allen ihm verwandten antinomen, also phonischen Systemen:

Klänge von ton. c:	f	$\bar{e}$	c	$\bar{h}$	g
Oberregn.-Kl.	b ×	$\bar{a}$ ‖	f ×	$\bar{e}$ ‖	c ×
Unterterz-Kl.	$\bar{a}$ ‖	$\overline{\overline{gis}}$ ×	$\bar{e}$ ‖	$\overline{\overline{dis}}$ ×	$\bar{h}$ ‖
Phonica-Klang	f ×	$\bar{e}$ ‖	c ×	$\bar{h}$ ‖	g ×
Leit-Klang	$\bar{e}$ ‖	$\overline{\overline{dis}}$ ×	$\bar{h}$ ‖	$\overline{\overline{ais}}$ ×	$\overline{fis}$ ‖
Regnant-Klang	c ×	$\bar{h}$ ‖	g ×	$\overline{fis}$ ‖	d ×
	Klänge von ton. f	Klänge von ton. $\bar{e}$	Klänge von ton. c	Klänge von ton. $\bar{h}$	Klänge von ton. g

Klänge von ton. c

Veränderte Bedeutung aller Klänge des phon. $\bar{e}$-Systems in allen direkt verwandten tonischen Systemen:

Klänge von phon. $\bar{e}$:	$\bar{h}$	c	$\bar{e}$	f	$\bar{a}$
Unterdom.-Kl.	$\overline{fis}$ ×	g ‖	$\bar{h}$ ×	c ‖	$\bar{e}$ ×
Terz-Klang	g ‖	$\underline{as}$ ×	c ‖	$\underline{des}$ ×	f ‖
Tonica-Klang	$\bar{h}$ ×	c ‖	$\bar{e}$ ×	f ‖	$\bar{a}$ ×
Leit-Klang	c ‖	$\underline{des}$ ×	f ‖	$\underline{ges}$ ×	b ‖
Dominant-Kl.	$\bar{e}$ ×	f ‖	$\bar{a}$ ×	b ‖	$\bar{d}$ ×
	Klänge von phon. $\bar{h}$	Klänge von phon. c	Klänge von phon. $\bar{e}$	Klänge von phon. f	Klänge von phon. $\bar{a}$

Klänge von phon. $\bar{e}$

Um den Reichthum an Symmetrie besser zu veranschaulichen, will ich noch die veränderte Bedeutung aller Klänge eines *d*-Systems in homonom verwandten Geschlechtern hier aufnehmen. Wenn gewisse Klänge nur als Nebengebilde in einer Tonart auftreten, so ist der Name dieser letzteren in kleinerer Schrift verzeichnet.

Homonome Verwandtschaft.

Klänge von ton. *d*:	*g*	$\overline{fis}$	*d*	$\overline{cis}$	*a*	Die Tonarten der verschiedenen Horizontalreihen sind Klänge von:
Unterdom.-Kl.	*d* ‖	$\overline{cis}$ ×	*a* ‖	$\overline{gis}$	*e* ‖	ton. *a*
Terz-Klang	$\underline{es}$ ×	*d* ‖	$\underline{b}$ ‖	*a* ‖	$\underline{f}$ ×	ton. $\underline{b}$
Tonica-Klang	*g* ‖	$\overline{fis}$ ×	*d* ‖	$\overline{cis}$ ×	*a* ‖	ton. *d*
Leit-Klang	$\underline{as}$ ×	*g* ‖	$\underline{es}$ ‖	*d* ‖	$\underline{b}$ ×	ton. $\underline{es}$
Dominant-Kl.	*c* ‖	$\overline{h}$ ×	*g* ‖	$\overline{fis}$ ×	*d* ‖	ton. *g*
Die Tonarten der verschiedenen Vertikalreihen sind Klänge von:	ph. *g*	ph. $\overline{fis}$	ph. *d*	ph. $\overline{cis}$	ph. *a*	

Klänge von phonisch *d* (Horizontalreihen)

Klänge von tonisch *d* (Vertikalreihen)

Das vollkommene Spiegelbild gilt für die homonome, phonisch-phonische Verwandtschaft. Bei der antinomen Verwandtschaft dagegen sind die Klänge je zweier Horizontalreihen nicht reciprok, sondern identisch.

Man kann diese vorliegende Tabelle nach oben und unten ins Unendliche fortsetzen, und erhält, sobald man je fünf Zeilen zusammenfasst, die Verwandtschaft irgend eines Tones dreier unendlich weiter Quintgenerationen.

Ich möchte es dem Leser überlassen, auf der folgenden Tabelle sich zurecht zu finden. Nach dem Vorhergehenden ist sie vollständig verständlich, allerdings aber auch unendlich mannigfach. Sie umfasst, unendlich erweitert gedacht, alle vier Arten von Verwandtschaft für alle Töne dreier Quintgenerationen. Angedeutet ist die Verwandtschaft blos für den Ton *d*.

Jeder Ton kann als Centrum von 5 × 5 ihn umgebenden Tönen gefasst werden, von denen stets nur 12 von einander und vom Centrum verschieden. Diese repräsentiren dann die ganze Verwandtschaft dieses Tones in irgend welcher Art.

Vier Centra sind hervorgehoben und zwar umgiebt

I. den Ton d^{tt} die Verwandtschaft aller tonischen Geschlechter mit tonisch *d*

II. „ „ d^{pp} die aller phonischen mit phonisch *d*

III. „ „ $\underline{d}^{tp}$ die aller phonischen mit tonisch $\underline{d}$

IV. „ „ $\overline{d}^{pt}$ die aller tonischen mit phonisch $\overline{d}$

Die Diagonale von links oben nach rechts unten theilt die Tabelle der Art, dass die Schwingungszahlen aller Töne der rechten oberen Hälfte reciprok denen der linken unteren Hälfte.

II. (top left) — III. (top right) — IV. (bottom left) — I. (bottom right)

d	b	a	f	e	c	h	g	fis	d	cis	a	gis	e
fis	d	cis	a	gis	e	dis	h	ais	fis	eis	cis	his	gis
g	es	d^{pp}	b	a	f	e	c	h	g	fis	d^{tp}	cis	a
h	g	fis	d	cis	a	gis	e	dis	h	ais	fis	eis	cis
c	as	g	es	d	b	a	f	e	c	h	g	fis	d
e	c	h	g	fis	d	cis	a	gis	e	dis	h	ais	fis
f	des	e	as	g	es	d	b	a	f	e	c	h	g
a	f	e	c	h	g	fis	d	cis	a	gis	e	dis	h
b	ges	f	des	c	as	g	es	d	b	a	f	e	c
d	b	a	f	e	c	h	g	fis	d	cis	a	gis	e
es	ces	b	ges	f	des	c	as	g	es	d	b	a	f
g	es	d^{pt}	b	a	f	e	c	h	g	fis	d^{u}	cis	a
as	fes	es	ces	b	ges	f	des	c	as	g	es	d	b
c	as	g	es	d	b	a	f	e	c	h	g	fis	d

4. Verwandtschaftsordnung.

Fassen wir jetzt zum Schluss die Bedeutung und den Nutzen der vorliegenden Tabellen zusammen:

Nachdem der Bereich der Töne, die überhaupt in allen mit ton. *c* und phon. $\bar{e}$ direkt verwandten Systemen vorkommen können, festgestellt und bis auf ein möglichst geringes Maass ohne Willkühr dadurch reducirt worden, dass Tonica und Phonica nur in einer einzigen Stimmung gedacht wurden, nahmen wir zwei Arten der Verwandtschaft an, die der Parallelität und die der Reciprocität, welche beide niemals gleichzeitig zwischen irgend zwei Tonsystemen bestehen konnten. Eine jede dieser Arten war aber noch verschieden je nach der Bedeutung der Accorde in Bezug auf die Tonica und Phonica.

Gehen wir davon aus, dass die Verwandtschaft allemal dann eine nähere sein wird, wenn Hauptklänge eines Systemes den Verwandtschaftspunkt bezeichnen, so lassen sich verschiedene Kategorieen aufstellen. Wir werden sehen, dass im Allgemeinen die parallele Verwandtschaft eine engere ist zwischen homonomen Systemen, während umgekehrt die reciproke Verwandtschaft antinome Systeme enger mit einander verbindet, aus dem bereits pag. 168 angeführten Grunde. Diese Behauptung kann zwar bestritten werden, so dass beispielsweise Jemandem *c*-dur näher mit phonisch $\bar{e}$ verwandt schiene, als mit *g*-dur. In der That ist ja der Unterschied zwischen *c*- und *g*-dur ein bedeutenderer als der zwischen Paralleltonarten, aber weder die blosse Identität der Klänge noch deren Anzahl ergiebt ein hinreichendes Kriterium zur Bestimmung der Verwandtschaft, es muss die Bedeutung der einander parallelen oder reciproken Klänge berücksichtigt werden. Nehmen wir für die Bedeutung der Klänge im Tonsysteme folgende Reihe an:

1) Tonica oder Phonica.
2) Dominante „ Regnante.
3) Unterdominante „ Oberregnante.
4) Leitklang „ Leitklang.
5) Terzklang „ Unterterzklang.

Wir bezeichnen innerhalb der Verwandtschaft der Parallelität als nächste diejenige, bei welcher Hauptklänge des Ausgangssystems identisch sind mit Hauptklängen des combinirten, (und zugleich Nebenklänge mit Nebenklängen). Dahin gehören, abgesehen von identischen Tonarten, blos die homonomen Tonarten je zweier in jedem System um ein und um zwei reine Quintschritte abliegenden Töne:

ton. *c* mit ton. *b*, *f*, *g* und *d* (Tab. A. 2. 1. I. II.)
phon. $\overline{e}$ mit phon. $\overline{fis}$, $\overline{h}$, $\overline{a}$ und $\overline{d}$ (Tab. B. 2. 1. I. II.)

Demnächst folgt diejenige Verwandtschaft, wo Hauptklänge des Ausgangssystems identisch mit Nebenklängen des combinirten und zugleich umgekehrt:

Nur antinome Tonarten:
ton. *c* mit phon. $\overline{fis}$, $\overline{h}$, $\overline{e}$, $\overline{a}$ (Tab. C. VI, V, IV, III)
phon. $\overline{e}$ mit ton. *b*, *f*, *c*, *g* (Tab. D. VI, V, IV, III).

Mit Rücksicht auf die Anzahl identischer Klänge, ohne strenge Berücksichtigung ihrer Bedeutung im Systeme, erhalten wir folgende Ordnung:

5 Klänge gleich: Identische Systeme.

4 Klänge gleich: Paralleltonarten im engeren Sinne (Terzschritt) und
Leittonarten, antinome, (ein Terz und ein Quintschritt).

3 Klänge gleich: Homonome Tonarten der oberen und unteren Quinte

2 Klänge gleich: Antinome Tonarten der übermässigen Quarte und grossen Sexte über der Tonica (Tab. C. VI und III).
oder unter der Phonica (Tab. D. VI und III) (Quintschritt nach unten u. Terzschritt nach oben).

1 Klang gleich: Homonome Tonarten der Doppelquintschritt-Systeme nach unten und oben,

Hiermit sind alle Arten paralleler Verwandtschaft erschöpft.

Für die Verwandtschaft der Reciprocität, unterscheiden wir 4 Grade:

1) Hauptklänge des Ausgangssystemes sind reciprok den Hauptklängen des combinirten:

α) 3 Klänge reciprok: Antinome Systeme eines und desselben Tones (Tab. C und D, sub 0) (Octavschritt).

β) 2 Klänge reciprok: Antinome Systeme zweier um einen Quintschritt entfernten Töne (Tab. C und D, sub I und 1) und zwar ist die Verwandtschaft eine wesentlichere bei I, da Tonica und Dominante ihren Gegensatz in Regnante und Phonica finden, während sub 1 die untergeordneten Hauptseiten sich entsprechen. (Hieher gehört die Verwandtschaft zwischen gleichnamigen Dur- und Mollsystemen).

γ) 1 Klang reciprok: Antinome Systeme zweier um einen Doppelquintschritt oder eine grosse Sekunde entfernten Töne Tab. C und D, sub II und 2. Aus demselben Grunde, wie früher ist die Verwandtschaft sub II eine wesentlichere, da die Hanptseiten der zu einander combinirten Systeme einander reciprok sind, sub 2 dagegen bieten die Ausgangssysteme Wege enharmonischen Wechsels dar.

2) Hauptklänge des Ausgangssystemes reciprok den Nebenklängen des combinirten:

α) 2 Klänge reciprok: Homonome Systeme der grossen Terz und deren Quinte, über der Phonica, und unter der Tonica der Ausgangssysteme: (Tab. C und D, sub 4 und 5). — Wiederum erscheinen die Verwandtschaften sub 4 als die wesentlicheren,

also ton. *c* mit ton. $\underline{as}$ und $\underline{des}$
und phon. $\bar{e}$ mit phon. $\overline{\overline{gis}}$ und $\overline{\overline{dis}}$.

β) 1 Klang reciprok: Homonome Systeme der kleinen Terz und verminderten Quinte über Tonica und unter Phonica, die erstere wiederum als wesentlichere. (Tab. A und B sub 3 und 6) also ein Terz und Quintschritt unter Tonica und über Phonica, und bei dem anderen noch ein Quintschritt dazu. Die Ausgangssysteme sind Wege enharmonischen Wechsels für die Veränderung um ein Komma

$$b : \underline{b} = es : \underline{es} = f : \underline{f} = 80 : 81.$$

3) Nebenklänge des Ausgangssystemes reciprok den Hauptklängen des combinirten:

α) 2 Klänge reciprok: Homonome Systeme der grossen Terz und grossen Septime oder des Leittones (ein Terz- und ein Quintschritt) resp. über der Tonica und unter der Phonica) (Tab. A und B. V und IV). Hier erscheinen die Verwandtschaften der grossen Terz (sub IV) als die wesentlicheren, weil mit Hülfe der Nebenaccorde eines Ausgangssystemes sofort die Hauptseite des combinirten ergriffen wird.

β) 1 Klang reciprok: Homonome Systeme der grossen Sexte (d. h. ein Quint und ein Terzschritt nach entgegengesetzter Seite) und übermässigen Quarte über Tonica und unter Phonica (d. h. 2 Quint- und ein Terzschritt nach derselben Seite). Tab. A und B sub VI und III. Anders als vorhin erscheinen die sub III als die wesentlicheren, da die Hauptseiten der combinirten Systeme ergriffen werden.

Zu bemerken ist, dass sub VI die Ausgangssysteme wiederum Wege enharmonischen Wechsels sind für die Veränderung von *ges* in $\overline{fis} = \frac{32}{45} : \frac{45}{64} = 2048 : 2025$,

oder $\overline{ais}$ in $\overline{b}$.

Auch ist, wie man sieht, die Art der Verwandtschaft zwischen ton. *c* und ton. *ges*

sowie zwischen phon. $\bar{e}$ und phon. $\overline{\overline{ais}}$

eine wesentlich andere, als die zwischen ton. *c* und ton. $\overline{fis}$ und die zwischen phon. $\bar{e}$ und phon. *h*.

4) Nebenklänge der Ausgangssysteme reciprok den Nebenklängen der combinirten (geringster Grad reciproker Verwandtschaft).

α) Zwei Klänge reciprok: Antinome Systeme der grossen Terz des Leittones über Tonica resp. unter Phonica (d. h. 2 Terz- und 1 Quintschritt) ton. *c* mit phon. $\overline{\overline{dis}}$ und phon. $\bar{e}$ mit ton. *des* (Tab. C u. D sub 3).

β) Ein Klang reciprok: Antinome Systeme der um eine Doppelterz entfernten Töne nach oben und resp. nach unten, und deren grossen Secunde, d. h. der um 2 Terzschritte und 2 Quintschritte entfernten Töne(über der Tonica und unter der Phonica). Diese Systeme haben die entfernteste und geringste direkte Verwandtschaft (Tab. C und D) sub 4 und 2. — In der ersten sind je die Terzklänge einander reciprok (sub 4), in der andern je die Leitklänge der combinirten Systeme (sub 2). Analog den früheren sub V in Tab. A und B. sind hier die Ausgangssysteme Wege enharmonischen Wechsels.

5) Gar keine Klänge mit einander gemeinsam, aber doch noch identische Töne in den combinirten Systemen:

α) 2 Töne gemein: Tab. C und D sub 5 und II und Tab. A und B sub 2 und II.

Antinom	ton. *c* mit phon. $\overline{cis}$	(3 Quint- und 1 Terzschr.)
	phon. $\overline{\overline{cis}}$	(1 Quintschr. nach unten, und 2 Terzschr. nach oben)
	phon. $\overline{d}$	(2 Quintschr. nach unten und 1 Terzschr. nach oben)

und analog phon. $\overline{e}$ mit ton. $\underline{es}$, *es*, und *d*.

Homonom	ton. *c* mit ton. $\overline{d}$	2 Quintschritte und 1 Terzschr.
	phon. $\overline{e}$ mit phon. *d*	in entgegesetzter Richtung)

β) Nur 1 Ton gemein:

Antinom.	ton. *c* mit phon. $\overline{\overline{fis}}$	2 Quintschr. nach der einen und 2
	phon. $\overline{e}$ mit ton. $\underline{b}$	Terzschr. nach der entgegenges. S.

Homonom	ton *c* mit ton. $\overline{g}$	3 Quintschritte und 1 Terzschritt in entgegenges. Seite, s. Tab. A und B sub. I.
	phon. $\overline{e}$ mit phon. *a*	
	ton. *c* mit ton. *a*	3 Quintschritte (Tab. A u. B sub III)
	phon. $\overline{e}$ mit phon. $\overline{g}$	

Nur noch einige Schlussworte über die Wechselsysteme: Tab. A sub 6 oder VI combinirt *c*-dur mit $\underline{ges}$ und $\overline{fis}$-dur. Es lohnte wohl der Mühe mit eingeübten Sängern den Versuch zu machen, ob beim Gesang folgender Klangfolgen wirklich die Intonation um $^{80}/_{81}$ verändert ist. Möglich, dass bei der Schnelligkeit des Ueberganges doch noch die Erinnerung an die absolute Tonhöhe des ersten Accordes der Art wirke, dass die Intonation nicht nach Maassgabe der unmittelbaren Verwandtschaft sich einander folgender Klänge geschehe:

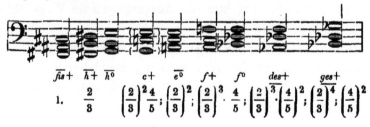

Aehnlich sieht man, dass (Tab. A sub 2 und 3) die Oberdominantseite von *c*-dur über den phon. Gegensatz c — $\underline{es}$ — g nach $\overline{b}$-dur, während die Unterdominantseite unmittelbar über f — $\overline{a}$ — c nach b-dur führt.

In einem Kunstwerk dürfte eine Modulation ähnlich dem obigen Beispiel wohl kaum angewandt werden, weil der Fortgang der Klänge stets nach einer Seite gerichtet ist. Wie man leicht aus den daruntergesetzten Generationszahlen sieht, gelangen wir hier durch 4 Quint- und zwei Terzschritte von $\overline{\overline{fis}} = 1$ nach $\underline{\underline{ges}} = \left(\frac{2}{3}\right)^4 \left(\frac{4}{5}\right)^2 \cdot 2^n$.

Es wäre ein grosser Fehler zu behaupten, dass *c*-dur mit *h*- oder *des*-dur verwandt sei, anders als durch viele Quintschritte in einer und derselben Richtung. Wenn plötzliche Modulationen nach diesen Tonarten vorkommen, so werden es stets, die sehr nahverwandten Tonarten $\overline{des}$ und $\underline{h}$-dur sein.

Da erst seit kurzer Zeit die Harmonielehre sich auf reiner Stimmung zu erbauen beginnt, so ist, meines Wissens, bisher niemals systematisch die direkte Verwandtschaft, wie wir sie hier haben kennen lernen, entwickelt worden, es wird der Unterschied der Modulationen in Quint- und der in Terzschritten garnicht hervorgehoben.

Ich will die Worte von Winterfelds hersetzen, der bei Beurtheilung der alten Kirchentonarten auf den grösseren Reichthum an kunstmässiger Entfaltung des musikalischen Ausdruckes hinweist.

„Vielfach sind die Vorwürfe, die wir täglich noch dem Systeme der alten Tonmeister machen hören, durch die der unbefangene Sinn getrübt und gebunden gehalten wird. Wie Einige es durchhin dem Bequemen nach dem unbehülflichen, ungelenken Bildungsstoffe zuschreiben, den jene alten Meister vorgefunden, bezüchtigen Andere wiederum ihre harmonische Behandlung desselben, das Zusammenstellen einer Folge von Dreiklängen namentlich, ohne harmonische Beziehung im Sinne unserer heutigen Tonkunst, der Unkenntniss besserer Modulation, einer kindischen Ungeschicklichkeit in Handhabung der Kunstmittel, der die Gegenwart längst entwachsen, auf die mit vornehmem Lächeln herabzuschauen sie wohl berechtigt seien. Freilich", heisst es weiter, „verbinden wir, nur ein Naturgesetz kennend, das die Verwandtschaft der Töne bestimme, in der Regel auch nur auf eine Weise Dreiklänge mit einander: in einer quinten- oder quartenweis aufsteigenden Folge ihrer Grundtöne: so aber nicht die alten Meister. Nicht jenes Naturgesetz allein: ein anderes, das in der Beziehung der Glieder beider Dreiklänge, des harten und des weichen, sich kund gab; eine Besonderheit ihres Systemes, die ihnen vergönnte, jede Tonart innerhalb ihrer eigenen Gränzen in die ihr nächstverwandte umzuwandeln, brachte die anscheinend entferntesten Dreiklänge einander nahe, so wie dadurch eine mannigfach gegliederte Beziehung aller Tonarten sich gestaltete [1]."

Später begeht Winterfeld denselben Fehler, den er so eben an der gangbaren Theorie rügen will, wenn er die fünf griechischen Systeme von *c* bis *c*, *g* — *g*, *d* — *d*, *a* — *a*, *e* — *e*, in eine Quint-Verwandtschaft zu einander bringt, und dadurch unser phonisches System am weitesten vom tonischen entfernt, und das zwar vermeintlich, „im Sinne der alten Musik."

Ich bin der Ueberzeugung, dass sowohl in der alten, als in der neueren Musik die Modulation sowohl auf paralleler als auf reciproker Tonverwandtschaft basirt gewesen sei. Die Praxis war stets der Theorie voraus.

---

1) C. v. Winterfeld „Johannes Gabrieli und sein Zeitalter." Berlin. 1834. Th. I. pag. 89

Nun aber giebt es noch andere und direktere Modulationsmittel aus einer Tonart in eine entlegene, und zwar solche, die auf den Bau der gemischten Tonsysteme gegründet sind, zu denen wir jetzt übergehen wollen.

Fünfter Abschnitt.

Die gemischten Tongeschlechter.

1. Begriff des Tonsystems. Begränzung des Tonmaterials.

Von dem Prinzip der Tonalität und Phonalität aus haben wir zwei Tonsysteme entwickelt, die zu einander einen vollendeten Gegensatz bildeten. Die leitenden Gesichtspunkte waren diese: Zu einem frei gewählten Tone, Tonica oder Phonica genannt, wurden zunächst diejenigen Töne hinzugefügt, die unzweideutig bestimmte tonisch und phonisch dargestellte Klänge ergaben. Damit der auf diese Weise gewonnene Klang als Mittelpunkt eines Klangsystems erscheine, wurden je zwei in Quintintervallen abstehende Töne und das zur Herstellung ihrer Klänge erforderliche Tonmaterial genommen und es entstanden dadurch Tonsysteme von je sieben Tönen. Wir können uns jetzt die Frage stellen, ob nicht die Bestandtheile eines Tonsystemes auch vermehrt, die Anzahl der Töne vergrössert werden kann. und dann: ob nicht anders gewählte sieben Töne zu einem Systeme verbunden werden können. Um diese Frage zu beantworten müssen wir bestimmen, was wir unter einem System verstehen wollen. Als erste Anforderung stellen wir die bereits früher gegebene Begriffsbestimmung der Tonalität und Phonalität hin: — „Sämmtliche Töne eines Systemes müssen mit einem, den wir als Mittelpunkt desselben ansehen nah verwandt sein.“ Nehmen wir für den Hauptton des Systems die Schwingungszahl 1 an, so müssen die übrigen die Faktoren 3 oder 5 sowohl im Zähler als im Nenner ihrer Schwingungszahlen enthalten. Suchen wir uns möglichst zu beschränken, so wird der Faktor 3 doch 2 mal vorkommen müssen, sobald wir den vollkommenen Klang der Quinte des Mitteltones nach oben oder unten darstellen wollen. — Der Faktor 5 dagegen wird nur einmal vorkommen müssen, denn wir erkennen die Verwandtschaft der Doppelterz nicht mehr als eine nahe an. In der That ist *c* : *gis* = 1 : 25 während *c* : *d* = 1 : 9.

Die vollkommene Reihe der Töne. die auf diese Weise gewonnen wird, indem wir nämlich die 3 sowohl im Nenner als im Zähler zweimal, die 5 nur einmal aufnehmen, wird:

c	$\underset{\sim}{\underline{des}}$	*d*	$\underline{es}$	$\overline{e}$	*f*	*g*	*as*	$\overline{a}$	*b*	$\overline{h}$	*c*
1	$5^{-1}.3^{-1}$	3^2	$5^{-1}.3^1$	5^1	3^{-1}	3^1	5^{-1}	$3^{-1}.5^1$	3^{-2}	$3^1.5^1$	1

Wir erhalten auf diese Weise das combinirte tonische und phonische System des Tones *c*. Die vielfachen Momente gegensätzlicher Verwandtschaft dieser beiden Geschlechter haben wir schon kennen gelernt. Es darf uns nicht wundern, wenn die Bestandtheile derselben hier als nah und nächstverwandte auftreten. Es stünde nichts im Wege, den vorliegenden Toncomplex als ein System zu betrachten, wenn es nicht wirklich überreich an Material wäre, und wir consequent weiter noch sämmtliche 12 nach oben und unten verwandte Tonarten und deren Bestandtheile hinzunehmen wollten. Das umfangreiche Kunstwerk müsste ein System von Tönen aufweisen, wie wir ein solches in möglichster Beschränkung bereits pag. 169 entwickelten.

Allein in der mannigfachen Folge der Harmonieen würden wir nicht umhin können, bald diesen, bald jenen Ton als Mittelpunkt der Verwandtschaft der vorhergehenden und der nachfolgenden Klänge zu erfassen, d. h. es müssten Modulationen eintreten. Auch würde häufig sine Veränderung der Intonation gleichnamiger Töne eintreten. Schon in den siebentönigen reinen tonischen und phonischen Systemen kennen wir je ein Gebilde, welches leicht eine Modulation in die antinome nächst verwandte Tonart veranlasst ($d\ f\ \overline{a}$ in ton. c und $g\ \overline{h}\ \overline{d}$ in phon. $\overline{c}$). In höherem Grade würden wir hier, bald eine Modulation nach f-dur oder phon. g, oder $\underline{b}$-dur u. s. w. zu hören glauben. Das Prinzip der nächsten Verwandtschaft verstösst mithin gegen den übermässigen Umfang eines Systemes und zudem erreichen wir dasselbe durch den Begriff der Modulation.

Die vorliegende Tongruppe gestattet zum Beispiel die Folgen

$$c - \overline{e} - g - b$$
$$f - \overline{a} - c - \underline{es}$$
$$b - d - f$$

und das d im letzten Accord würde gewiss als $\overline{d}$ aufgefasst und intonirt werden, ebenso $\underline{es}$ im zweiten als *es*.

Noch von einem andern Gesichtspunkte aus bildet das vorliegende Material von 11 Tönen kein einheitliches System. Der Ton c, tonisch und phonisch, bildet den Mittelpunkt der Klangmassen; also nicht ein einheitlicher, unzweideutig in der Mitte liegender Klang. Ebenso wie c sind auch f und g doppelt als Klänge vertreten, tonisch und phonisch.

Suchen wir also das Gebiet möglichst zu beschränken, und in ein System nur Töne zu fassen, die nicht eine Modulation nothwendig zur Folge haben, so erschiene es sachgemäss, gewisse Klänge als Bestandtheile des Systems hinzustellen, und Combinationen verschiedener Accordklänge zu untersuchen.

Wir erreichen aber unseren Zweck einfacher, wenn wir den umgekehrten Weg einschlagen, verschiedene Combinationen der vorliegenden Tonmassen zusammenstellen und die in jeder einzelnen gewonnenen Klänge untersuchen. Dabei beschränken wir uns aber auf je 7 Töne, indem wir nur $\underline{des}$ oder d, $\underline{es}$ oder $\overline{e}$, u. s. w. in eine Gruppe aufnehmen.

Helmholtz verfährt bei seiner „rationellen Construction der Tonleiter“ ebenso und begründet solches historisch. Er meint [1]), die Europäer seien dem Vorbilde der Griechen gefolgt, und haben den halben Ton $^{16}/_{15}$ als engstes Intervall der Leiter zugelassen. Indess glaube ich doch, dass auch hier sich eine rationelle Begründung aufstellen lässt. Durch Aufnahme eines Halbtones $\underline{es}$, $\overline{e}$ z. B. tritt ein innerer Widerspruch in den Bau der Leiter. *c* und *g* behaupten sich im Quintintervall mit gleichem Gewicht. Nur wenn $\underline{es}$ oder $\overline{e}$ genommen wird, gewinnen wir eine präcise Klangvorstellung. Beide, *es* und $\overline{e}$, hinter einander sind gleichsam eine *contradictio in adjecto*, denn es wird *c* Tonica und [Tonica], *g* Phonica und [Phonica]. Die *c*-dur-Tonleiter mit eingeschobenem $\underline{es}$ hat keinen klaren Sinn, und wenn solch ein Gang in einem Kunstwerk vorkommt, so wird nicht $\underline{es}$, sondern $\overline{\overline{dis}}$ verstanden und geschrieben werden müssen. Die Accordfolge

$$\begin{matrix} c - \underline{es} - g \\ = \\ c - \overline{e} - g \end{matrix}$$

involvirt eine Modulation.

Aus demselben Grunde hat die sog. chromatische Leiter keinen bestimmten Charakter. Sie ist niemals einem Tonsysteme zu Grunde gelegt worden. Beiläufig will ich bemerken, dass die chromatische Leiter ohne $\overline{fis}$ oder $\underline{ges}$ noch einigermaassen *c* als Mittelpunkt der Tonmasse erkennen lässt.

Bleiben wir innerhalb der so eben besprochenen Einschränkung, so erhalten wir siebenstufige Tonleitern, 16 an der Zahl, von denen wir sogleich mehre, als den Grundsätzen eines Tonsystems nicht entsprechend, ausschliessen werden.

---

1) Helmholtz, l. c. p. 422.

2. Combinatorische Untersuchung aller Tonsysteme.

Um der vollendeten Symmetrie willen, in Schrift und Tastatur, wollen wir von dem Tone *d* = 1 ausgehen, und daher folgende Tonreihe betrachten:

$d - \underline{es} - e - \underline{f} - \overline{fis} - g - a - \underline{b} - \overline{h} - c - \overline{cis} - d$

In der nachfolgenden Zusammenstellung sind neben den Leitern sogleich die Klänge, die in denselben enthalten sind, dargestellt; in den ersten drei Kolumnen die Töne *d*, *g*, *a*, jenachdem sie ton. oder phon., alsdann die vier Töne $\underline{es}$, $\overline{fis}$ $\underline{b}$ und $\overline{cis}$, jenachdem sie durch reine Dreiklänge vertreten sind, oder nicht, endlich in der letzten Kolumne: die im System vorkommenden dissonirenden Gebilde.

Mit den Haupttönen

$$g - d - a$$
$$2/3 - 1 - 3/2$$

sind je 4 andere Töne zu verbinden, die mit *d* nach oben oder unten terzverwandt sind. — Dadurch entstehen 5 Classen von Systemen, in nachfolgender symmetrischer Ordnung:

	→ + →	Haupt-Klänge.			Leit-Klänge.	Terz-Klänge.	Dissonirende Gebilde.	Anzahl
I.	d e fis g a h cis d	g +	d +	a +	cis 0	fis 0	e g h; cis e g	2
II.	1) d e fis g a b cis d	0	d+. d0	a +	cis 0		e g b; b d fis; cis e g	3
	2) d es fis g a h cis d	g +	d +	0	cis 0	fis 0	es g h; a cis es; cis es g	3
	3) d e fis g a h c d	g +	d +	0		fis 0	e g h; fis a c; a c e; c e g	4
	4) d e f g a h cis d	g +	0	a+. a+			e g h; f a cis; h d f; cis e a	4
III.	1) d es fis g a h c d	g+. g0	d +	0		fis 0	es g h; fis a c; a c es	3
	2) d e f g a h c d	g +	0	a0			e g h; f a c; a c e; h d f; c e g	5
	3) d e fis g a b c d	0	d+. d0	0	0 . 0		e g b; fis a c; a c e; b d fis; c e g	5
	4) d es fis g a b cis d	0	d+. d0	0	es+ . cis0		a cis es; b d fis; cis es g	3
	5) d es f g a h cis d	g +	0	a0			es g h; f a cis; a cis es; h d f; cis es g	5
	6) d e f g a b cis d	0	d0	a+. a0		b +	e g b; f a cis; cis e g	3
IV.	1) d es f g a h c d	g+. g0	0	a0			es g h; f a c; a c es; h d f	4
	2) d e f g a b c d	0	d0	a0		b +	e g b; f a c; a c e; c e g	4
	3) d es f g a b cis d	0	d0	a0	es +	b +	f a cis; a cis es; cis es g	3
	4) d es fis g a b c d	g +	d+. d0	0	es +		fis a c; a c es; b d fis	3
V.	d es f g a b c d	g0	d0	a0	es +	b +	f a c; a c es	2
	← O ←							

Wir wollen alle diese Geschlechter zunächst in Bezug auf ihre consonanten Bestandtheile und die Cadenzen, die sie gestatten, untersuchen.

In jeder Beziehung zeichnen sich die uns schon bekannten Systeme I und V vor allen übrigen aus. Der Schwerpunkt derselben ist einheitlich bestimmt, beide Hauptseiten (Quintklänge) sind vorhanden, und dissonirend sind nur 2 Dreiklänge. Damit ein System bestehen könne, muss nach der früheren Annahme der Schwerpunkt *d* desselben selbst eine Klangvertretung finden; dann aber dürfen die übrigen noch vorhandenen Klänge nicht nach einer Seite der Generation nach liegen, denn sonst müsste der Schwerpunkt auf einen anderen Ton, etwa auf eine der beiden Quinten fallen. In diesem Sinne sind zunächst die beiden Leitern II. 4 und IV. 1 zu verwerfen, da der Klang *d* in beiden nicht vorhanden, dagegen *a* und resp. *g* doppelt Ausdruck finden. Um den Schwerpunkt, der nach diesen Tönen versetzt sein könnte, zu prüfen, müssen wir die Leiter transponiren. Die erstere, II. 4 ist die sogenannte aufsteigende Molltonleiter, die mit Unrecht den Namen *d* führt. — Versetzen wir den Anfang um eine Quarte, so wird

II. 4 $= a\ \overline{h}\ \overline{cis}\ d\ e\ \underline{f}\ g\ a$ transp. $= d\ \overline{e}\ \overline{fis}\ g\ a\ \underline{b}\ c\ d$

IV. 1 $= g\ a\ \overline{h}\ c\ d\ \underline{es}\ \underline{f}\ g$ transp. $= d\ e\ \overline{fis}\ g\ a\ \underline{b}\ \underline{c}\ d$

Beide Geschlechter sind, durch blosse Versetzung, mit dem System III. 3 identisch geworden; von diesem unterscheiden sie sich blos durch die Stimmung der Töne *e* und *c*. Dieses Geschlecht III. 3 ist ganz ohne Leitton, und hat daher 2 Septimen von *d*, eine obere *c* und eine untere *e*. Als geschlossenes System wird es nicht betrachtet werden können, weil fünf dissonirende Gebilde vorhanden sind, unter welchen 2 pythagoräische Dreiklänge:

a — *c* — *e*

und *c* — *e* — *g*.

Es ist kaum denkbar, dass die Terztöne *c* und resp. *e* intonirbar seien. Je einer derselben gestattet aber die Bildung eines reinen Dreiklanges in den transponirten Systemen II. 4 und IV. 1. Dadurch ergäben sich folgende zwei Cadenzen

zum transp. II, 4. 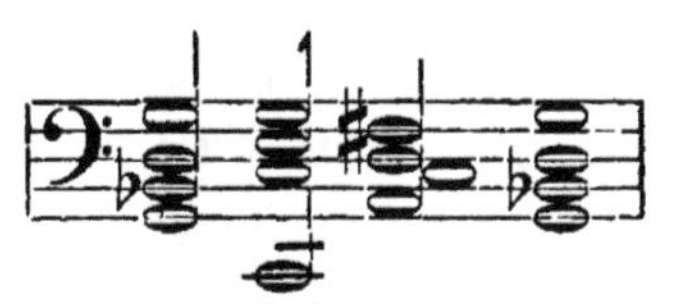

zum transp. IV, 1. 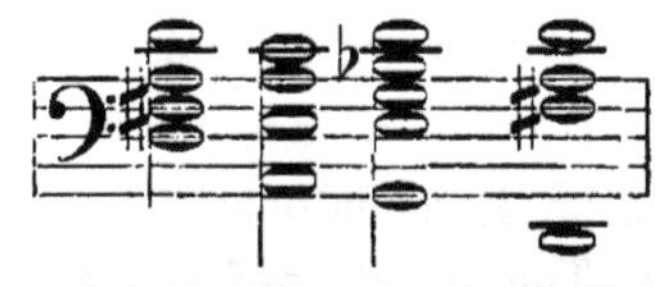

Die erste (zur aufsteigenden *g*-moll-Leiter gehörig) bringt in unmittelbarer Folge zwei um eine antinome Doppelquint entfernte Klänge, $d^0 — c^+$, ebenso die zweite

$d^+ — e^0$

Das System setzt die Bindeglieder voraus, resp. im *g* und *a*-Klange. Die unmittelbar verständlichen Folgen wären

$d^0 — g^0 — g^+ — c^+$

und $d^+ — a^+ — a^0 — e^0$

Nun sind aber weder *g*-, noch *a*-Klänge vorhanden. Es würde mithin einen erkünstelten Eindruck hervorrufen, wollte man geflissentlich diese Uebergänge stets vermeiden.

Eine ähnliche Cadenz giebt das leittonlose Geschlecht III. 3 nicht, da es fünf dissonante Gebilde besitzt. Statt dessen existiren gleichzeitig die Folgen

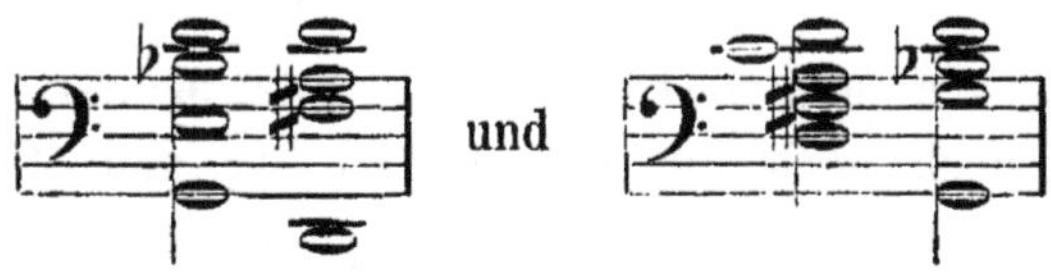

Um dieser Armuth willen sind diese Systeme zu verwerfen. Uebrigens ist die aufsteigende Molltonleiter auch

niemals als selbstständiges System aufgestellt worden, auch bei den Griechen nicht.

Noch zwei Systeme finden wir, in welchen der Mittelton *d* keinen Ausdruck findet, III. 2, und III. 5, was immer der Fall ist, wenn beide Töne, $\overline{fis}$ und $\underline{b}$, fehlen. Beide Systeme haben nur zwei consonante Klänge, alle übrigen sind dissonant. Das System III. 5 hat gar keine Berechtigung, da es sich nicht einmal auf *g* oder *a* transponiren lässt, denn statt der unteren Quinte von *g* haben wir $\overline{cis}$, und statt der oberen von *a* haben wir $\underline{es}$. — Anders mit dem Systeme III. 2, welches unter dem Namen phrygische Tonart (dorische Kirchentonart) bekannt ist, und sich sowohl auf den Ton *g*, als auf *a* zurückführen liesse. Es entstünden folgende Systeme, wenn wir die Leiter um eine Quinte versetzen und dann transponiren:

$g\ a\ \overline{h}\ c\ d\ e\ \underline{f}\ g$ transp. $= d\ e\ \overline{fis}\ g\ a\ b\ \underline{c}\ d$

$a\ \overline{h}\ c\ d\ e\ \underline{f}\ g\ a$ transp. $= d\ \overline{e}\ f\ g\ a\ \underline{b}\ c\ d$

Das erstere, wiederum identisch mit III. 3, hat in vorliegender Stimmung nur d^+ und e^0 consonant, — das andere nur in der Stimmung unterschieden, ist identisch mit IV. 2. In diesem aber ist ein consonanter a^0-Klang vorhanden, während das andere wiederum nur den consonanten Dreiklang d^0 und den weit entfernten c^+-Klang besitzt. Mithin sind III. 2 und III. 5 zu verwerfen. Bemerken wir, dass *d* als Mittelpunkt gefasst, die Intonation von *c* und *e* stets schwankend und unsicher werden muss, und wird die Intonation bestimmt, so bleibt *d* nicht mehr Schwerpunkt.

Aus der dritten Classe sind trotz mehrer consonanter Gebilde doch noch die Systeme III. 1, und III 6 auszuschliessen, weil sie ihren Schwerpunkt verlieren müssen, ersteres nach *g*, letzteres nach *a* hin. Versetzen wir den Anfangston in III. 1 nach *g*, so wird

III. 1., $= g\ a\ \overline{h}\ c\ d\ \underline{es}\ \overline{fis}\ g$, transp. $= d\ e\ \overline{fis}\ g\ a\ \underline{b}\ \overline{cis}\ d$

III. 6., $= a\ \underline{b}\ \overline{cis}\ d\ e\ \underline{f}\ g\ a$, transp. $= d\ \underline{es}\ \overline{fis}\ g\ a\ \underline{b}\ c\ d$

welch letztere vollkommen identisch sind mit II. 1., und resp. IV. 4. — Dem untransponirten Systeme III. 1., als einem tonischen *d*-System, würde die Hauptseite, ein *a*-Klang fehlen, ebenso in III. 6, ein *g*-Klang, — während wenn der Schwerpunkt, wie oben, verlegt wird, die Systeme sehr vollkommen erscheinen, wie wir bald bei Betrachtung von II. 1., und IV. 4., erkennen werden.

In der dritten Classe ist jetzt nur noch das System III. 4, stehen geblieben. So wie III. 3, ohne Leitton war, hat dieses deren zwei. — Jeder Leitton verhindert die Entstehung der Quintklänge von *d*. Statt derselben entsteht eine sehr vollkommene Dissonanz, die wir später ausführlich untersuchen. In diesem Geschlecht einzig und allein sind beide Leitklänge gleichzeitig vorhanden, $\underline{es}^{+}$ und $\overline{cis}^{0}$, die in der Generation der Töne, repräsentirt durch $\frac{1}{15} : \frac{15}{1}$, am weitesten von einander entfernt sind. — Das System ist symmetrisch in sich, mit doppeltem Mittelklang, d^{0} und d^{+}, und besitzt drei eigenthümliche verständliche und wohlintonirbare Dissonanzdreiklänge. — Es lässt sich streng in diesem System moduliren, obwohl die einfachsten Klangfolgen stets vermisst werden. Das System besteht aus zwei Hälften, die mit einander durch den Mittelklang d^{+} und d^{0} allein verbunden erscheinen. Nur durch diese Klänge hindurch gelangt man von der einen Seite des Systemes zum anderen. Die Leiter ist leicht zu intoniren, aber unbestimmten und schwankenden Characters. Ein bestimmter Schluss lässt sich nicht gewinnen, weil weder das tonische noch das phonische Element überwiegt.

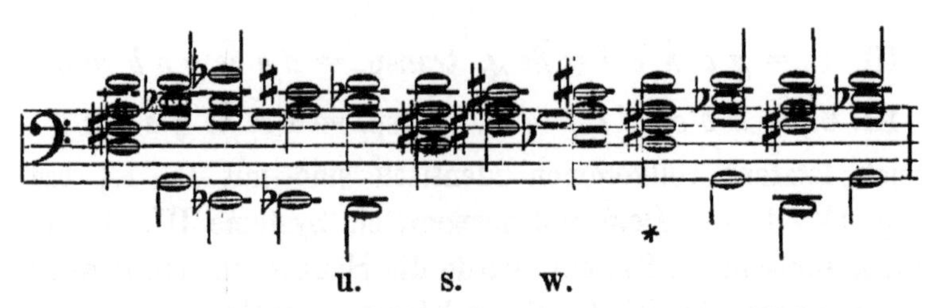

Beim Kreuz kann sowohl d^+ als d^0 folgen. Der Schluss ist nie bestimmt. Auch fehlt gänzlich eine Septime von *d*, *c* oder *e*. — Der Klang $\overline{cis}^0$ erscheint etwas härter und auffallender Weise weniger eng mit den Hauptaccorden verbunden, als $\underline{es}^+$.

Hiemit haben wir die dritte Classe erledigt. Betrachten wir zunächst die unvollkommeneren der zweiten und vierten Classe, so sind das folgende II. 2; II. 3; IV. 2; IV. 3. — Sie haben sämmtlich das mit einander gemein, dass neben dem Mittelklang d^+ oder d^0, der der Hauptquinte fehlt; in der zweiten Classe fehlt die Dominante, in der vierten eine Regnante. Ein normaler Ganzschluss ist desshalb nicht möglich. Ausserdem begegnen wir noch anderen Mängeln. Das System II. 3, das jonische der Griechen, hat seinen Schwerpunkt nicht in *d*. Der Ton *e* wird seine Stimmung nicht halten können, und in $\overline{e}$ übergehen. Denn bei drei Klängen d^+, g^+ und c^+ wird *d* nie als Schwerpunkt erheinen können. Ebenso ist IV. 2, von *a* begonnen, = phon. *a*. Der Ton *c* wird in $\underline{c}$ übergehen müssen. — In dieser veränderten Stimmung sind die Systeme zu behandeln, und dann sind sie identisch mit I und V.

Vollständiger sind die beiden anderen Systeme, die je einen consonanten Dreiklang mehr haben und sich auf keinen anderen Mittelpunkt beziehen lassen, ohne dass eine Quinte verloren geht.

3. Die Klänge und Cadenzen der sechs haltbaren Tongeschlechter.

Wir stellen die sechs noch übrigen Systeme zusammen:

$\longrightarrow + \longrightarrow$

1) Tonisch (Dur):	$d\ e\ \overline{fis}\ g\ a\ \overline{h}\ \overline{cis}\ d$	(I)
2) Halb-tonisch (Dur):	$d\ e\ \overline{fis}\ g\ a\ \underline{b}\ \overline{cis}\ d$	(II 1)
3) Tonisches Doppelleitton-Geschl.	$d\ \underline{es}\ \overline{fis}\ g\ a\ \overline{\overline{h}}\ \overline{cis}\ d$	(II 2)
4) Phonisches Doppelleitton-Geschl.	$d\ \underline{es}\ \underline{f}\ g\ a\ \underline{b}\ \overline{cis}\ d$	(IV 3)
5) Halb-phonisch (Moll):	$d\ \underline{es}\ \overline{fis}\ g\ a\ \underline{b}\ c\ d$	(IV 4)
6) Phonisch (Moll):	$d\ \underline{es}\ \underline{f}\ g\ a\ \underline{b}\ c\ d$	(V)

$\longleftarrow \circ \longleftarrow$

Alle sechs Geschlechter haben ein festes Centrum; die drei ersten den Klang d^+, die drei letzten d^0. Die letzten Leitern sind nach unten zu (d. h. von rechts nach links) leichter zu intoniren. Sehen wir vorläufig von den dissonanten Gebilden ab, und suchen blos die characteristischen Cadenzen festzustellen. Wir brauchen uns bei 1., und 6., nicht aufzuhalten, da wir dieselben ausführlich erörtert. Von besonderer Wichtigkeit aber sind nächstdem die Systeme 2., und 5., von welchen die letztere unter dem Namen der instrumentalen *g*-moll-Tonleiter bekannt ist. Wir nennen sie halbphonisch *d*. Vergleichen wir diese Geschlechter mit den rein gebildeten (unter 1., und 6.), so fehlt ihnen der untergeordnete Quintklang, während der Klang der Dominante und Regnante erhalten ist. Statt der verlorenen Quinte tritt der antinome Mittelklang ein, in 2:d^0 in 3:d^+. Ferner sind die beiden dissonanten Gebilde $e\ g\ \overline{h}$ und $\underline{f}\ a\ c$ der reinen Systeme verschwunden, und statt derselben verminderte Dreiklänge $e\ \underline{g}\ b$ und $\overline{fis}\ a\ c$ gewonnen, die von allerhöchstem Werth sind. Sie führen einmal zu den verminderten Septimenaccorden

$e - g - \underline{b} - \overline{cis}$

und $\underline{es} - \overline{fis} - a - c$.

Dann hat jedes von ihnen zwei Septimenaccorde

in 2, $e - g - \underline{b} - d$

und $e - g - a - \overline{cis}$

in 5, $\underline{es} - g - a - c$

und $d - \overline{fis} - a - c$

Die Klangbedeutung aller dieser Gebilde behandeln wir später, und suchen jetzt blos die möglichen Cadenzen auf. Die Septimen *e* und *c* tragen übrigens wesentlich dazu bei, dem Geschlechte 2., den tonischen und 5., den phonischen Character zu bewahren, denn in 2., kann d^+ nicht mit einer Septime *c* und in 5., ebenso wenig d^0 mit einer Unterseptime *e* verbunden werden. Folgende Ganz- und Halbschlüsse sind möglich:

System 2.

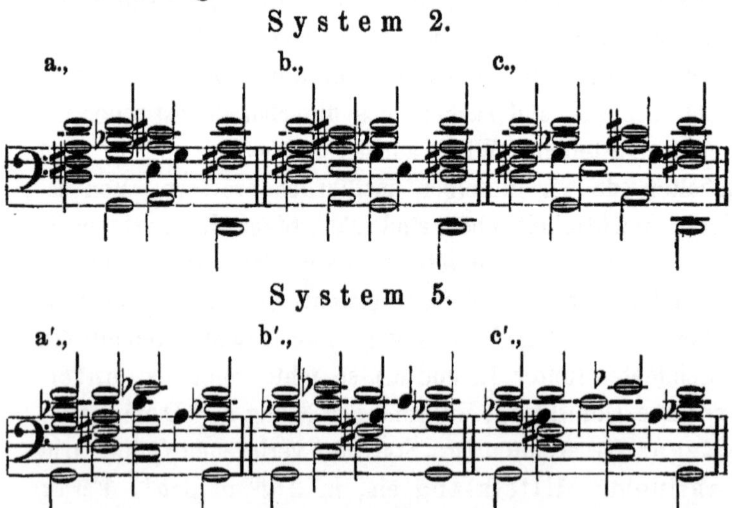

In Bezug auf Harmoniebildung und Klangfolge, abgesehen von der Lage der Stimmen, ist offenbar die zweite Reihe das vollkommene Spiegelbild der ersten. Die Schwingungszahlen sämmtlicher Töne sind einander reciprok, gerade so wie bei den reinen Geschlechtern. Für die Cadenzen b., und b' ist der Name Halbschluss nicht geeignet, weil er nicht den Kern der Sache bezeichnet. Ganz mit Unrecht aber pflegt man gegenwärtig im *g*-moll-Systeme a' (statt b') einen Halbschluss zu nennen.

Ein Mangel der Systeme 2. und 5., gegen 1 und 6 besteht darin, dass die Leitklänge $\overline{cis}^0$ und $\underline{es}^+$ weniger fest mit den übrigen Gliedern verbunden sind. Das Bedürfniss der Terzklänge $\overline{fis}^0$ und $\underline{b}^+$ wird sich oft geltend machen; sobald diese aber eingeführt werden, entstehen die reinen Systeme 1 und 6.

Einer vollkommen befriedigenden Cadenz sind die Systeme 3., und 4., nicht fähig, weil ihnen je die Hauptquintklänge fehlen. Dagegen besitzen sie beide ein und dieselbe eigenthümliche vierstimmige Harmonie

$$\underline{es} — g — a — \overline{cis}$$

die im System 3 nach d^+, in 4., nach d^0 führt.

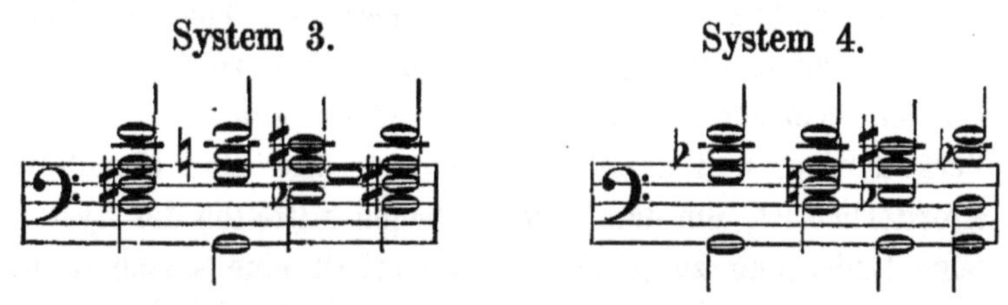

Besonders im zweiten Beispiele empfindet man den Mangel eines bestimmten Grundbasses, wie schon d'Alembert erkannte, (s. Seite 59). Wenn man von der Construction der Klänge ausgegangen wäre, so hätten niemals diese beiden Geschlechter entstehen können, da in beiden die Bildung eines phonischen g^0 und eines tonischen a^+ nur zur Hälfte, durch Hinzunahme der Unterterz $\underline{es}$ und Oberterz $\overline{cis}$, ohne Quinte, ausgeführt wäre. Aehnliches ist bei keinem der vier anderen Systeme wahrzunehmen. Das System 4 wird deshalb stets leicht in 5, und 3 in 2 übergehen, weil eben im ersten das $\overline{cis}$, im zweiten das $\underline{es}$ nicht motivirt erscheint. In jenem (4) ist a^0, in diesem (3) g^+ bereits vorhanden, daher der Ansatz zu einem halben a^+ und g^0 durch Aufnahme der Töne $\overline{cis}$ und $\underline{es}$ unbegründet erscheint.

4. Vergleich mit den griechischen Tonarten.

Von den alten griechischen Systemen (oder Kirchentonarten) sind nur zwei stehen geblieben, das lydische und das dorische der Griechen (jonische und phrygische Kirchentonart). Mit dem Anfangston einer Leiter soll offenbar der Mittel- oder Schwerpunkt des Systems, in Bezug auf die Generation seiner Bestandtheile angedeutet werden. Dass die Anfangstöne aber nur in den erwähnten Tonarten dieser Aufgabe entsprechen, glaube ich dargethan zu haben. Die übrigen erfordern in der Schlusscadenz eine chromatische Veränderung, und damit ist bewiesen, dass eine Modulation erforderlich ist, um dem vermeintlichen Mittelton des Systems seine Bedeutung zu geben. — Er erhält eine solche in diesem Falle erst am Schlusse, und hat sie im Lauf des Tonstückes nicht gehabt.

In der Tonreihe $\overline{h}$ bis $\overline{h}$ kann unmöglich $\overline{h}$ zum Centrum genommen werden, da sämmtliche Töne der Generation nach u n t e r h a l b $\overline{h}$ liegen, dieses selbst also an einem Endpunkte des Systems sich befindet. — Sätze in dieser sogenannten Mixolydischen Tonart der Griechen unterscheiden sich von c-dur nur dadurch, dass, mit einem Dominantklange $g\ \overline{h}\ d$ geschlossen wird. Wie man $\overline{h}$ als Vertreter dieses Dreiklanges ansehen darf, ist nicht einzusehen[1]). — Die absteigende Molltonleiter (äolisch) hat $\overline{a}$ — c — $\overline{e}$ als Mittelpunkt des Systemes, mithin einen $\overline{e}$-Klang, und mit diesem Ton begonnen, entsteht das dorische System der Griechen. Mit Unrecht hat man in diesem den Accord $\overline{e}$ — g — $\overline{h}$ als Centrum angenommen, denn alsdann entstünde die Reihe $\overline{h}$ bis $\overline{h}$, die allerdings unhaltbar. — Deshalb ist bisher das dorische Geschlecht verkannt, und, allerdings folgerichtig, verworfen worden.

Nach unserer Darstellung ist aber weder unser absteigendes Mollgeschlecht noch das dorische der Griechen bei Seite gesetzt, sondern vielmehr die Identität beider nachgewiesen. Dazu braucht die absteigende Moll-Leiter blos um eine Quinte versetzt, im dorischen Geschlecht aber erkannt zu werden, dass es eine rückgehende Generation besitzt, und $\overline{e}$ — g — $\overline{h}$ untergeordnete Bedeutung hat. Nehmen wir die Möglichkeit an, ein in c-dur gehendes Stück consequent auf der Dominante g zu schliessen, so wird der Character der jonischen Tonart vertreten sein. Ebenso wird analog das im rein phonischen $\overline{e}$-System gehende Tonstück in dem Klange der Regnante schliessen dürfen ($\overline{d}$ — f — $\overline{a}$), und der eigenthümliche Character der aeolischen Leiter ist hiemit gewonnen. Alles was in diesen vermeintlich verschiedenen 5 alten Tonarten geschrieben worden, lässt sich entweder auf Modulation, wie z. B. bei willkührlichen Versetzungszeichen, oder auf Schlüsse in den Quintklängen zu-

---

1) Man bemerke noch, dass die Mixolydische Leiter $\overline{h}$ — $\overline{h}$ auch dann leicht intonirt werden kann, wenn man von $\overline{e}$ abwärts beginnt, immer aber das phon. $\overline{e}$-System in der Vorstellung behält:

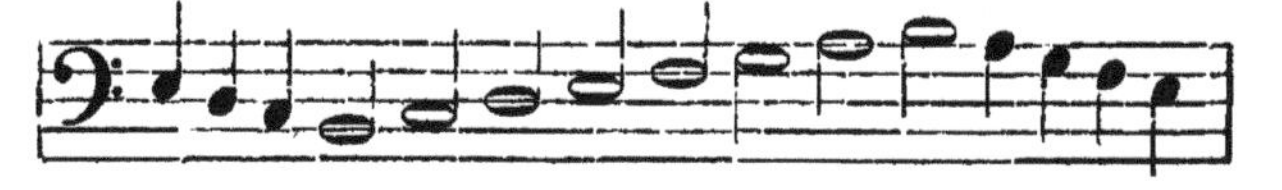

rückführen. Von diesem Gesichtspunkte aus büssen wir garnichts gegenüber der älteren Musik ein, gewinnen aber eine reichere Harmonienentfaltung. Wenn Helmholtz[1]) das Prinzip der Tonalität ein „frei gewähltes Stilprinzip" nennt, so kann ich dem nicht beipflichten. Dem widerspricht auch der ebenda geäusserte Gedanke, der, wie ich meine, jene Behauptung völlig aufhebt: „Wenn unsere Theorie des modernen Tonsystemes richtig ist, muss dieselbe auch die Erklärung für die früheren, unvollkommeneren Stadien der Entwickelung abgeben können." Diese Anforderung ist vollkommen treffend bezeichnet. Nur muss festgehalten werden, dass man es wirklich mit Musik zu thun habe, und nicht mit willkührlich zusammengestellten Tönen (die arabischen Leitern haben zum Theil dieses Ansehen). Die Entwickelung der Musik ist identisch mit der Entwickelung der Prinzipien der Tonalität und Phonalität. Praktische und theoretische Ausbildung sind hier streng von einander zu scheiden. Sie sind von einander abhängig, aber die erstere kann ohne die letztere bestehen. Wenn überhaupt eine Entwickelung der Musik gedacht wird, so musste das Prinzip der Tonalität und Phonalität sich heranbilden. Das müssen wir behaupten, so lange nicht ein anderes Prinzip rationell begründbar erscheint. (Das Palestrinasche Stabat-Mater, von dem Helmholtz spricht, wird mit seinen am Eingange gebrauchten, nicht unmittelbar verständlichen Klangfolgen ($a^+ — g^+ — f^+ — c^+ — f^+ — d^0 — a^+$) auch auf den Zuhörer damaliger Zeit keinen anderen Eindruck gemacht haben, und ein solcher hätte eine schnell fortschreitende Modulation erkennen müssen. Anders liesse sich das Vorkommen von $\overline{h}$ und $\underline{b}$ in der Melodie der ersten drei Takte nicht erklären). Wenn Helmholtz behauptet, dass neben

---

1) Helmholtz l. c. pag. 383

dem oft erwähnten Prinzip und „vor ihm andere Tonsysteme aus anderen Prinzipien entwickelt worden seien," so müssten solche gefunden und namhaft gemacht werden können, widrigenfalls wir bekennen müssen, dass entweder unsere Theorie mangelhaft, oder ein Prinzip damals gefehlt, und noch nicht sich entwickelt habe.

Andererseits kann gewisser wohlbegründeter Harmoniefolgen das Ohr sich entwöhnt haben, und was eine frühere Zeit besessen, ohne Verständniss für eine spätere dastehen. Die von uns dargestellte Halbcadenz der rein phonischen Tonart ist fast vollkommen verloren gegangen, und die Klangfolge

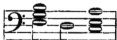

befriedigt unser Ohr nicht in demselben Maasse wie die entsprechende Halbcadenz durch die Unterdominante in Dur.

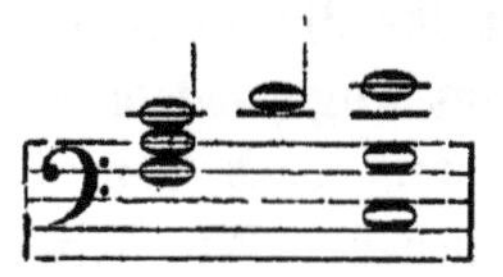

Winterfeld[1]) sagt: „Nirgend finden jene Beziehungen (der Kirchentonarten) in einer oder der anderen unserer Tonarten wahrhaft eine Heimath; und hier müssen wir uns zurückgeschritten erkennen, so viel näher dem Ziele der Vollendung wir uns auch wähnen mögen". Ich meine dagegen, dass mit alleiniger Grundlage des dorischen Systemes der Griechen und mit Hülfe des Prinzipes der Phonalität wir vollkommen die alte Musik beherrschen, verstehen und erklären können, und dass deren sämmtliche Systeme uns zur Verfügung stehen, wenn auch in veränderter Gestalt, und unter anderen systematischen Gesichtspunkten. Einen

1) Winterfeld l. c. pag. 90.

Reichthum besonderer Art erhielten wir aber durch eine wohlbegründete Aenderung des dorischen Geschlechts, und zwar in der um eine Quinte versetzten sog. instrumentalen Molltonleiter, in welcher der unwesentlichste Bestandtheil des dorischen Systemes durch ein tonisches Element ersetzt wurde.

Analog liess, statt der Unterdominant in Dur, sich ein phonisches Element aufnehmen, und es entstand das symmetrische Gegenbild der instrumentalen Molltonleiter, das zwar in der Praxis gebraucht, aber bisher von der Theorie nicht erkannt wurde, wenigstens nicht als selbstständiger Gegensatz des Mollgeschlechts.

5. Die Hauptklänge der gemischten Systeme.

Fassen wir jetzt für die sechs Geschlechter die Bedeutung der Haupttöne ins Auge, indem wir, ähnlich wie früher, ihre Stellung im System nach dem Prinzip der Tonalität und Phonalität untersuchen. Wir hatten für das Geschlecht

1) tonisch (Dur) *g* Unterdominante
d Tonica und [Regnante]
a Dominante und [Phonica]
e [Oberregnante]

6) phonisch (Moll) *c* [Unterdominante]
g [Tonica] und Regnante
d [Oberdominante] und Phonica
a Oberregnante.

Anders gestaltet sich die characteristische Bedeutung in 2 und 5, und zwar:

in 2) halbtonisch (Dur) *g* [Unterdominante]
d Tonica und Regnante
a Dominante und [Phonica]
e [Oberregnante].

in 5) halbphonisch (Moll) *c* [Unterdominante]
g [Tonica] und Regnante
d Dominante und Phonica
a [Oberregnante]

Gegen 1) und 6) ist also die Bedeutung von *g* und resp. *a* herabgesetzt, die von *d* hat zugenommen. Dieser Ton erhält eine Doppelbedeutung, die die Hauptursache des schwankenden Characters der unreinen Systeme ist. Die gangbare Theorie des Mollgeschlechts urgirt blos die Bedeutung

g [Tonica] und
d Dominante.

Ein Vorzug gebührt aber der Auffassung

g Regnante
d Phonica

Der auf antinomem Wechsel basirende Schluss ist nicht so sehr dargestellt durch

g [Tonica]
d Dominante

als durch

d Dominante und Phonica zugleich.

Analoges gilt symmetrisch für halbtonisch Dur, wo

d Tonica und Regnante zugleich.

Endlich ist in

3) ton. Doppelleitton-Geschlecht { *g* Unterdominante
d Tonica und [Regnante]
a [Phonica]

4) phon. Doppelleitton-Geschlecht { *g* [Tonica]
d [Dominante] und Phonica
a Obergegnante.

Die Hauptseite ist eingebüsst, denn 3) hat keine Dominante, und 4) keine Regnante.

Uebersichtlich erhalten wir folgende Zusammenstellung für die Töne *c*, *g*, *d*, *a*, *e*.

		c	g	d	a	e
Reine Systeme	tonisch		**Unter-Domin.**	**Tonica** [Regn.]	**Domin.** [Phon.]	[Ob. Regn.]
	phonisch	[Unter-Dom.]	[Ton.] **Regnante**	[Dom.] **Phonica**	**Ober-Regnante**	
Gemischte Systeme	halbton.		[Unter-Dom.]	**Tonica Regnante**	**Domin.** [Phon.]	[Ob. Regn.]
	halbphon.	[Unter-Dom.]	[Ton.] **Regnante**	**DominantePhonica**	[Ober-Regn.]	
Doppel-leitton-Systeme	tonisch		**Unter-Domin.**	**Tonica** [Regn.]	[Phon.]	
	phonisch		[Ton.]	[Dom.] **Phonica**	**Ober-Regnante**	

Denkt man sich die in Klammern geschlossene unwesentlichere Bedeutung fort, so entsprechen die Bezeichnungen den Klängen, wie wir sie ursprünglich aufsuchten (S. 200).

6. Harmonische Grundlage der reinen und gemischten Tonleitern.

Versuchen wir noch für die 6 Systeme die harmonische Grundlage aller Melodiefortschreitungen, wodurch wir ein Mittel finden, über die Art der Intonation, und die Verständlichkeit derselben ein Urtheil zu gewinnen. Der einzige leitende Gesichtspunkt wird die einfache und unmittelbar verständliche Harmoniefolge sein.

Wenn hiebei ein in der Leiter vorkommender Ton einer doppelten Bestimmung fähig ist, so nehmen wir die verständlichere als unmittelbare Grundlage der Stimmführung, wie die untergestellten Accordklänge zeigen.

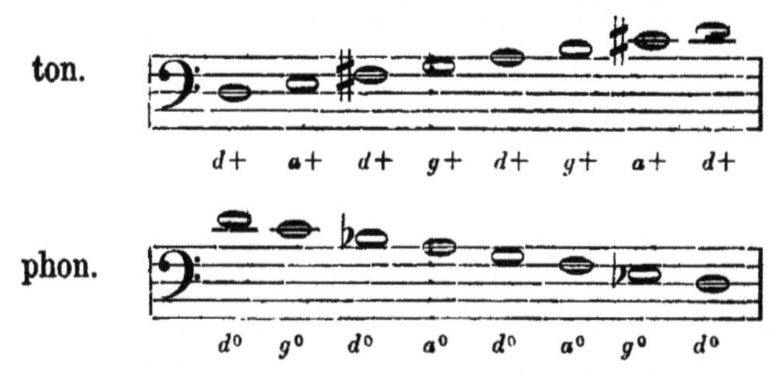

Die gewöhnliche Dur-Tonleiter ist meist auf Grund der hier verzeichneten Klangbedeutung (Grundbass) aufgefasst worden. Nur Hauptmann [1]) weicht ab in der Bestimmung der letzten drei Töne; er nimmt, statt der Klangbedeutung g^+, a^+, d^+, folgende:

---

1) Hauptmann l. c. pag. 55. Helmholtz stimmt der einfachen Auffassung bei. Seite 541.

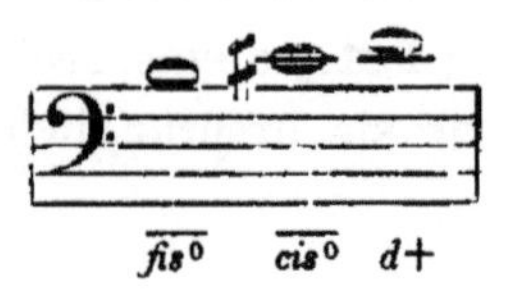

Man braucht aber nur harmonisch die Tonleiter zu begleiten, und man wird die Ueberzeugung gewinnen, dass die letztere Deutung nicht die nächstliegende ist. Unsere Erklärung im phonischen Geschlecht widerspricht aber allen bisherigen Auffassungen, wie auch nicht anders möglich, da die phonischen Klänge nach den untergeordneten Grundtönen der Dreiklänge benannt wurden. Ich will die phon. Leiter noch durch Andeutung der Bestandtheile aller vermittelnden Dreiklänge melodisch darthun, und hoffe in meinem Urtheil nicht zu irren, wenn ich behaupte, dass die harmonische Deutung naturgemäss erscheint.

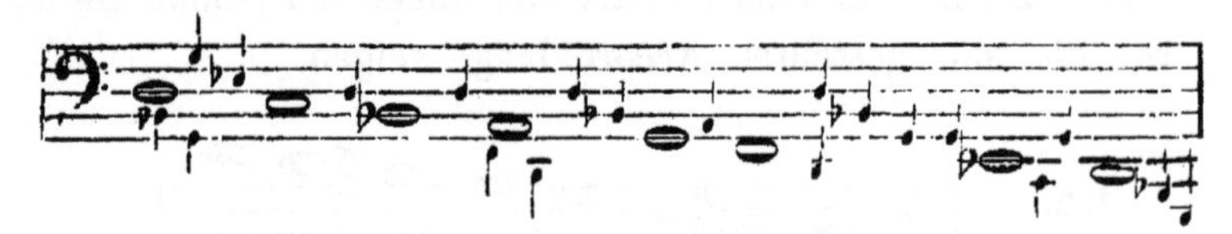

Das Spiegelbild liefert unmittelbar die harmonische Begründung der Durtonleiter.

Schon früher hatte ich dargethan, dass die Stimmung des Tones $\underline{f}$ von c abhängig gemacht worden, welch letzteres als Unterdominant der vorstehenden Leiter (g-moll) galt. Daher Hauptmann f' statt $\underline{f}$ nimmt, und die Stimmführung von f und $\overline{es}$ an dem Tone c geschehen lässt. Um es kurz zu bezeichnen, nimmt Hauptmann die Seite 215 in Klammer verzeichnete Bedeutung der Töne als maassgebend für Intonation und Stimmführung an. — Nach unserer Darstellung sind sämmtliche Harmoniefolgen unmittelbar verständlich bis auf die von der sechsten zur siebenten Stufe von $\overline{h}$ nach $\overline{cis}$, wo sich die Klänge g^+ und a^+ folgen. Letzteres ist aber lediglich vorgreifender Klang zu dem unmittelbar verständlichen d^+ (Schlusston). Analoges gilt für das Spiegelbild in phon. *d* und die Vermittelung von *f* nach *es*. Hier folgen sich a^0 und g^0, letzteres vorgreifend zu d^0, welches unmittelbar verständlich.

Nach der harmonischen Deutung der Klänge haben die übrigen Systeme folgende Klangfolge.

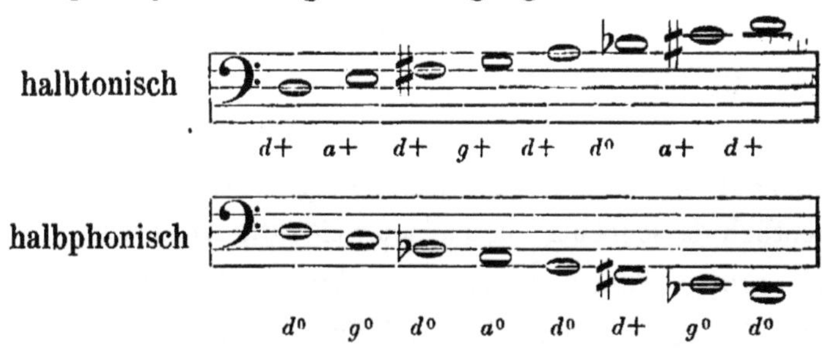

Man sieht, dass von der fünften zur sechsten Stufe in beiden vorstehenden Systemen unmittelbar verständliche Klänge sich folgen; dagegen erscheint auch hier ein vorgreifender Klang auf der siebenten Stufe, denn von d^0 nach a^+ oder von d^+ nach g^0 ist beidemal ein antinomer, mithin ein nicht unmittelbar verständlicher Quintschritt gegeben. Für die Doppelleittongeschlechter entsteht noch eine neue vermittelte Klangfolge

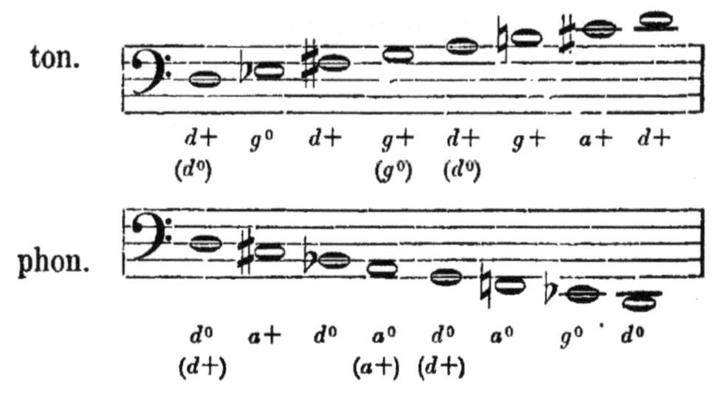

Die Klangbedeutung spricht die Eigenthümlichkeit des Geschlechts deutlich aus. Gleich am Anfang, nachdem der

zweite Ton erklang, ist das Ohr geneigt, dem Tone *d* die in Klammer geschlossene Bedeutung als eine unmittelbar verständliche zu geben. Dem widerspricht noch nicht das $\overline{fis}$ im ersten, das $\underline{b}$ im zweiten Falle, denn die Bestandtheile von d^+ und d^0 schliessen sich keineswegs aus. Erst auf der sechsten Stufe bei $\overline{h}$ und resp. $\underline{f}$ empfindet man den Widerspruch des Systems, der im gleichzeitigen Bestehen der Klänge g^0 und g^+, oder der Töne $\underline{es}$ und $\overline{h}$ zu suchen ist. Analoges gilt für die Klänge a^+ und a^0, die gleichzeitig im System durch $\overline{cis}$ und $\underline{f}$ vertreten sind. Rückwärts intonirt, empfindet man die unvermittelte Folge d^+—g^0, und d^0—a^+ namentlich da soeben g^+ und a^0 unzweideutig Ausdruck fanden durch grosse Terzen $\overline{h}$, resp. $\underline{f}$. Das Schluss-*d* ist in seiner Klangbedeutung garnicht zweifelhaft. Wohl aber die Töne *g* und *a*.

Die in Klammern geschlossene Klangbedeutung hielte, in Erinnerung an die soeben vernommene Unterterz $\underline{es}$, resp. Oberterz $\overline{cis}$ den phonischen, resp. tonischen Character fest, und erst von der fünften zur sechsten Stufe empfindet man in den Tönen $\overline{h}$ und $\underline{f}$ die präcise Deutung der Unterquinte *g* und der Oberquinte *a*. Empfunden wird die unvermittelte Folge $(d^0) — g^+$, resp. $(d^+) — a^0$.

Versucht man in ähnlicher Weise die übrigen 10 Geschlechter, von denen unsere Untersuchung ausging, vermittelt darzustellen, so wird man erkennen, dass die Klangbedeutung unbestimmt, dass die Anzahl unmittelbar verständlicher Klangfolgen geringer, ja sogar die Intonation, namentlich von *e* und *c* schwankend wird; endlich aber, dass der Ton *d* am Anfang und am Ende einer und derselben Tonreihe nicht gleichartig bestimmt wird, ja dass er selbst ganz seine selbstständige Bedeutung einem g^{+}- oder a^{0}-Klange abtreten muss.

In dem Abschnitte, zu welchem wir jetzt übergehen, werden wir die Harmonieen aller sechs zuletzt behandelten Systeme und deren Klangbedeutung untersuchen.

Sechster Abschnitt.

Dissonanz und Auflösung.

1. Begriff der Dissonanz.

Wenn in Folge des Prinzipes der Phonicität sich schon für die Klangfolge consonanter Dreiklänge wesentlich von bisherigen Anschauungen abweichende Gesichtspunkte ergaben, so wird dasselbe in dem vorliegenden Gebiete in erhöhtem Grade stattfinden müssen. Am meisten werden wir uns der Hauptmannschen Darstellung nähern, und speziell auf dieselbe eingehen. Helmholtz's Entwickelungen weichen wesentlich ab. Wie ich schon früher darzuthun versucht habe, behandelt Helmholtz nur negative Momente, sowohl der Consonanz als der Dissonanz. Für Helmholtz [1]) ist Dissonanz „eine Ausnahme von der Regel, nach welcher die verschiedenen Stimmen eines mehrstimmigen Satzes mit einander Consonanzen zu bilden haben.“ Als Maass der Dissonanz gilt die mehr oder weniger hervortretende Störung der gleichzeitig erklingenden Töne. Die Schwebungen bestimmen den Grad der Rauhigkeit. — Die von Helmholtz aufgestellten Prinzipien können nur für einzelne Intervalle an sich, ohne Zusammenhang mit anderen gelten. Die Dissonanzen sind ihm in ästhetischer Hinsicht, nur „ein Mittel des Contrastes, um den Eindruck der Consonanzen hervorzuheben“, „sie dienen dazu, den Eindruck des Vorwärtstreibens in der musikalischen Bewegung zu verstärken, indem das von Dissonanzen gequälte Ohr sich nach dem ruhigen Dahinfliessen des Stromes der Töne in reinen Consonanzen zurücksehnt.“ „Dissonanzen sind nur als Durch-

---

1) Helmholtz l. c. pag. 505.

gangspunkte für Consonanzen erlaubt. Sie haben kein selbstständiges Recht der Existenz, und die Stimmen in ihnen bleiben desshalb demselben Gesetz des Fortschritts in den Stufen der Tonleiter unterworfen, welches zu Gunsten der Consonanzen festgestellt ist[1])."

Diese Auffassung ist, meiner Meinung nach, zwar vollkommen treffend, aber sie ist nicht erschöpfend. Es fehlt ein positiv bestimmtes Element für den Begriff der Dissonanz. Ganz ohne solche ist ein Kunstwerk kaum denkbar. Ein Septimenaccord ist, meine ich, nicht quälend, sondern nothwendig zum befriedigenden Schluss. Handelt es sich blos um einen Contrast, so wären die Bestandtheile einer vorbereitenden Dissonanz willkührlich oder gleichgültig.

Die positive Bestimmung einer Dissonanz liegt aber in der harmonischen Beziehung zu derjenigen Consonanz, die eine Auflösung der Dissonanz ist. Auf die harmonische Verwandtschaft der sich folgenden Accorde wird es vor Allem ankommen, während die Rauhigkeit des Zusammenklanges und die Heftigkeit der Schwebungen sowohl für die Consonanz als auch für die Dissonanzen in instrumentaler Hinsicht maassgebend sind. Verständlichmuss vor Allem die Klangfolge sein.

Versuchen wir eine Grenze zwischen Consonanz und Dissonanz zu ziehen, so dürfen wir die zweistimmigen Intervalle nicht als Ausgangspunkt nehmen, weil ihre Deutung keine bestimmte ist. Der zweistimmige Satz kann nur auf Grund einer Theorie der mehrstimmigen Accorde behandelt und untersucht werden.

In der Begriffsbestimmung der Dissonanz werden wir wesentlich auch von Hauptmanns Anschauung abweichen, in einzelnen Momenten aber die von ihm gegebenen Gesichtspunkte in unserer Auffassung mit enthalten sehen.

---

1) Siehe auch Helmholtz l. c. pag. 534.

Ich will versuchen in kurzen Zügen Hauptmanns Darstellung wiederzugeben:

„Die melodische Folge als Zusammenklang gesetzt, ist die Dissonanz.“ Unterschieden wird melodische und harmonische Folge. Bei der letzteren bilden zwei einander folgende Töne ein Dreiklangsintervall, mithin in der *c*-dur Tonleiter auf *c* die Töne $\overline{e}$, *f*, *g*, $\overline{a}$, dagegen sind die einzigen „wesentlich melodischen“ Folgen *c* — *d* und *c* — $\overline{h}$, weil die Intonation hier nicht unmittelbar, sondern blos vermittelt, möglich ist. Lässt man die Folge *c* — *d* gleichzeitig ertönen, so hat der Ton *g*, der in der Folge beider aus der Bedeutung der Quinte in die eines Grundtones übergeht, im Zusammenklange *c* — *d* oder *g* — *c* — *d* gleichzeitig beide Bestimmungen. Dieser Widerspruch, als ein bestehender, ist das Wesen der Dissonanz. Indem *c* oder *d* resp. nach $\overline{h}$ oder $\overline{e}$ übergehen weicht die eine Bedeutung des Tones *g* der anderen, der vorübergehende Widerspruch ist „Auflösung der Dissonanz.“

Diese Bestimmungen beziehen sich zunächst auf den sogenannten Vorhalt, werden aber sogleich auch auf die Dissonanz der Septimenharmonie erweitert, sofern folgende zwei Momente festgehalten werden: 1) „eine Dissonanz kann nur aus einer Folge hervorgehen und 2) das Verständniss einer Dissonanz liegt nicht in dem Verhältniss der beiden dissonirend zu einander klingenden Töne, sondern in einem ausser ihnen liegenden, durch ihren Zusammenklang zur Zweiheit bestimmten Moment [1]).“ „Der Septimenaccord ist der Zusammenklang zweier durch ein gemeinschaftliches Intervall verbundener Dreiklänge. Er bildet sich durch den Uebergang aus dem einen in den anderen, indem der erste mit dem zweiten noch fortbesteht.“ So entstehe aus dem

---

1) Hauptmann l. c. p. 75 ff.

Uebergange von $c — \overline{e} — g$ in $\overline{a} — c — \overline{e}$ der Septimenaccord $\overline{a} — c — \overline{e}$ · g. — Wenn nun vorhin, im Zusammenklange $g — c — d$ der Sinn der Dissonanz darin bestand, dass g gleichzeitig zu Grundton und Quint bestimmt sei, so wird er hier der sein, dass „das mittlere Intervall des Septimenaccordes, $c — \overline{e}$ im Accorde $\overline{a} — c — \overline{e} — g$, oder $\overline{e} — g$ im Accorde $c — \overline{e} — g — \overline{h}$, die doppelte Bestimmung habe, verschiedenen Dreiklängen gleichzeitig anzugehören und zwar, wie von selbst erfolgt, jedem Dreiklange in anderer Bedeutung; denn es ist $c—\overline{e}$ im c-dur-Dreiklange Grundton und Terz, im $\overline{a}$-moll-Dreiklange Terz und Quint.“ — Nach unserer Darstellung müsste es heissen, dass im ersten Accord c und $\overline{e}$ tonischer Grundton und Terz, im zweiten c und $\overline{e}$ Terz und phonischer Oberton. sei. Diese Umdeutung der Klangbestandtheile würde, auch wenn wir der Hauptmannschen Auffassung beipflichten könnten, zu neuen Resultaten führen, zu einem symmetrischen Gegensatz aller Dissonanzen nebst ihren Auflösungen. — Nach Hauptmann ist also (§ 112): „in der Dissonanz des Vorhaltes die Zweiheitsbedeutung in einem doppelt bestimmten Tone enthalten, — in der Dissonanz des Septimenaccordes in einem doppelt bestimmten Intervalle.

Schon bei der Klangfolge sahen wir uns veranlasst, von der Identität der Bestandtheile abzusehen, um lediglich die Klangvertretung ins Auge zu fassen. Ebenso werden wir hier verfahren.

Ganz analog seiner Theorie der Klangfolge theilt Hauptmann die Auflösung der Septimenaccorde, nach rein äusserlichen Momenten ein (§ 144) in solche, wo dieselbe vermittelt wird

1) durch einen neu eintretenden Ton,
2) durch einen der beiden mittleren Töne,
3) durch beide.

Auf den dritten Fall bezieht sich eine Auflösung wie die folgende

$$g - \overline{h} - d - \overline{\overline{eis}}$$
$$\overline{fis} - \overline{h} - d - \overline{fis}$$

wo das mittlere Intervall $\overline{h} - d$ aus der Bedeutung Terz und Quint, in die von Grundton und Terz übertritt. Diese Grundsätze führen Hauptmann zu folgendem Resultat. Die Klangfolge

$$c - \overline{e} - g$$
$$c - f - \overline{a}$$

ist nur durch zwei Septimenharmonieen vermittelt. — Zum Septimenaccorde $\overline{h} - d - f - g$ und seiner Auflösung in $c - \overline{e} - g$ gelangt man durch folgende vermittelnde Accorde

$$c - \overline{e} - g;\ \overline{h} - \overline{e} - g;\ \overline{h} - d - g;\ \overline{h} - d - f$$

in Septimenharmonieen (§ 148)

$$c - \overline{e} - g - c$$
$$c - \overline{e} - g - h$$
$$d - \overline{e} - g - \overline{h}$$
$$d - f - g - \overline{h}$$

Für die Auflösung einer Septimenharmonie fordert Hauptmann also eine Folge mehrerer unterschiedener Zusammenklänge. Der dissonirende Vorhalt kann sofort aufgelöst werden; beim Septimenaccorde aber besteht die Dissonanz „in einer Dreiklangszweiheit, die nicht durch das Fortbewegen einer Stimme allein zur Consonanz übergehen kann.“ Der Septimenaccord fordert erst einen einzelnen dissonanzvermittelnden Ton, der auch zu dem einen der noch dissonirenden Töne Grundton, zum andern Quint sei, und der „für das mittlere zweideutig bestimmte Intervall eintritt.“ Es geschieht dann die Auflösung „an ihm und durch ihn auf eben dieselbe Weise, wie bei der Vorhaltsdissonanz.“ „Denn es ist durch diese Dissonanzvermittelung, welche für das innere Terzintervall eingetreten, der Septimenaccord eben ein Vorhaltsaccord geworden.“ Als Beispiel dient der Accord $\bar{e}$ — g — $\bar{h}$ — d. „Hier sind die Töne $\bar{e}$ und d noch verhälltnisslos zu einander. Der geforderte, die Beziehung herstellende Ton, ist $\bar{a}$, zu welchem $\bar{e}$ als Quint, d als Grundton (in der für die c-dur-Tonart gültigen Quintbedeutung von d — $\bar{a}$) sich verhält. So entsteht aus dem Septimenaccorde

$$\bar{e} — g — \bar{h} — d$$

der Vorhaltsaccord

$$\bar{e} — \bar{a} — d$$

welch letzterer in f — $\bar{a}$ — d oder in $\bar{e}$ — $\bar{a}$ — c sich auflösen kann. Weiter aber „kann und wird die Auflösung der Dissonanz meistentheils mit dem Eintritte des vermittelnden Tones zugleich erfolgen, ohne sich beim vermittelnden Vorhaltsaccorde aufzuhalten.“ Es stelle sich in der unmittelbaren Auflösung des Septimenaccordes ein zusammengesetzter Prozess dar.“

Ich glaube, dass der Prozess in der That ein weit einfacherer ist; wir bedürfen blos der bei Untersuchung der verständlichen Klangfolge gefundenen Gesetze. Folgende Begriffsbestimmung dürfte ausreichen: Dissonanz ist das gleichzeitige Bestehen zweier, oder mehrerer Klänge. Das Wort Klang nicht als einzelner Ton, sondern im Sinne der Klangvertretung gefasst.

Die Auflösung einer Dissonanz kann eine doppelte sein ihrer Art nach: Entweder folgt 1) ein einheitlicher Klang, der als Folge zu jedem der beiden Dissonanzklänge verständlich oder 2) es folgen zwei Klänge, deren Folgen partiell und gleichzeitig verständlich. Diese beiden Klänge, die ihrem Wesen nach, wiederum als Doppelklang eine Dissonanz bilden, gestatten eine Auflösung der ersten Art oder wiederum eine der zweiten. In letzterem

Falle ist die Folge noch nicht geschlossen, sondern erst dann, wenn ein einheitlicher Klang, d. h. eine Consonanz, folgt.

Da nur der tonische oder phonische Dreiklang einheitlich erfasst wird, so dürfen wir sagen: In den Schwingungsverhältnisszahlen der Bestandtheile einer Dissonanz ist der Faktor 3 oder 5 zwei oder mehrmal enthalten. Selbstverständlich kommen hiebei gemeinsame Faktore aller Schwingungszahlen nicht in Betracht. Wenn die Tonica oder Phonica = 1 gesetzt wird, so bezeichnet der einem consonanten Gebilde stets beiwohnende gemeinsame Faktor die Beziehung des Accordklanges zum Ausgangstone. In *c*-dur ist beispielsweise

$$g - \overline{h} - d = \frac{3}{2} : \frac{15}{8} : \frac{9}{4}$$

$$= \frac{3}{2} \times \left(1 : \frac{5}{4} : \frac{3}{2}\right)$$

$$\text{also } g - \overline{h} - d = g^{+} = \frac{3}{2} \,.\, c^{+}$$

$$\text{und } \overline{d} - f - \overline{a} = \frac{4}{9} : \frac{8}{15} : \frac{2}{3} = \frac{2}{3} \times \left(\frac{2}{3} : \frac{4}{5} : 1\right)$$

$$\text{also } \overline{a}^{0} = \frac{2}{3} \,.\, \overline{e}^{0}$$

Aber $c - d - g = 1 : \frac{9}{8} : \frac{3}{2}$ lässt sich nicht weiter vereinfachen. Der zweimal auftretende Faktor 3 weist auf eine doppelte Klangvertretung hin, die allerdings noch nicht fest bestimmt ist, weil die consonanten Intervalle $c - g$ und $d - g$ selbst mehrdeutig sind. Es kann gesetzt werden

$$\begin{aligned} c - d - g &= c^{+} + g^{+} \\ &= c^{+} + d^{0} \\ &= c^{+} + d^{+} \\ &= c^{0} + g^{+} \\ &= c^{0} + d^{0} \\ &= g^{0} + d^{+} \\ &= g^{0} + d^{0} \\ &= g^{0} + a^{0} \end{aligned}$$

Umgekehrt können die Bestandtheile verschiedener Klänge zu ein und derselben Septimenharmonie combinirt werden. So z. B.

$$\left.\begin{array}{l} c^{+} + g^{+} \\ c^{+} + \overline{h}^{0} \\ \overline{e}^{0} + \overline{h}^{0} \end{array}\right\} = c - \overline{e} - g - \overline{h}$$

Die meisten Dissonanz-Gebilde sind in dieser Art mehrdeutig. Eine Bestimmtheit gewinnen sie erst durch die Auflösung.

Die Anzahl drei- und vierstimmiger Dissonanzen in jedem Tonsysteme ist überaus zahlreich. Ohne im entferntesten alle Combinationen erschöpfen zu wollen, soll meine Absicht im Folgenden darauf gerichtet sein, eine befriedigende Lösung des vorliegenden Problemes anzudeuten, so dass der Leser, wenn die Hauptgrundsätze allgemein und klar festgestellt sind, sich im Einzelfalle selbst wird Rechenschaft geben können über die nothwendige Erklärung.

Da der consonante Klang mit drei Tönen bestimmt ist, werden wir sicher nur dann dissonante Gebilde in einem Systeme antreffen, wenn wir vier verschiedene Töne unserer Systeme mit einander combiniren [1]).

Stellen wir wiederum das tonische c-, und phonische $\overline{e}$-System einander gegenüber, schliessen zunächst Sekundintervalle aus, so finden wir in beiden mehrfach dieselbe Septimenharmonieen die in folgender Uebersicht zusammengefasst sind:

---

1) Helmholtz l. c. pag. 514.

In ton. c (T).

$$
\begin{aligned}
&1)\quad c - \bar{e} - g - \bar{h} = c^{+} + g^{+}\\
&\qquad\qquad\qquad\qquad = c^{+} + \bar{h}^{0}\\
&\qquad\qquad\qquad\qquad = \bar{e}^{0} + \bar{h}^{0}\\
&2)\quad d - f - \bar{a} - c = g^{+} + f^{+}\\
&3)\quad \bar{e} - g - \bar{h} - d = c^{+} + g^{+}\\
&\qquad\qquad\qquad\qquad = \bar{h}^{0} + g^{+}\\
&4)\quad f - \bar{a} - c - \bar{e} = f^{+} + e^{0}\\
&\qquad\qquad\qquad\qquad\quad \text{etc.}\\
&5)\quad g - \bar{h} - d - f = g^{+} + f^{+}\\
&6)\quad \bar{a} - c - \bar{e} - g = \bar{e}^{0} + c^{+}\\
&\qquad\qquad\qquad\qquad = f^{+} + c^{+}\\
&\qquad\qquad\qquad\qquad = \bar{e}^{0} + \bar{h}^{0}\\
&7)\quad \bar{h} - d - f - \bar{a} = g^{+} + f^{+}
\end{aligned}
$$

In phon. $\bar{e}$ (P).

$$
\begin{aligned}
&1)\quad f - \bar{a} - c - \bar{e} = \bar{e}^{0} + \bar{a}^{0}\\
&\qquad\qquad\qquad\qquad = \bar{e}^{0} + f^{+}\\
&\qquad\qquad\qquad\qquad = c^{+} + f^{+}\\
&2)\quad \bar{e} - g - \bar{h} - \bar{d} = \bar{a}^{0} + \bar{h}^{0}\\
&3)\quad \bar{d} - f - \bar{a} - c = \bar{e}^{0} + \bar{a}^{0}\\
&\qquad\qquad\qquad\qquad = f^{+} + \bar{a}^{0}\\
&4)\quad c - \bar{e} - g - \bar{h} = \bar{h}^{0} + c^{+}\\
&\qquad\qquad\qquad\qquad\quad \text{etc.}\\
&5)\quad \bar{h} - \bar{d} - f - \bar{a} = \bar{a}^{0} + \bar{h}^{0}\\
&6)\quad \bar{a} - c - \bar{e} - g = c^{+} + \bar{e}^{0}\\
&\qquad\qquad\qquad\qquad = \bar{h}^{0} + \bar{e}^{0}\\
&\qquad\qquad\qquad\qquad = c^{+} \pm f^{+}\\
&7)\quad g - \bar{h} - \bar{d} - f = \bar{a}^{0} + \bar{h}^{0}
\end{aligned}
$$

Mit vorstehender Uebersicht sind alle Deutungen keineswegs erschöpft, und man wird einige Willkühr in der Auffassungsart rügen wollen. Beispielsweise ist oben der zweite Accord $= g^+ + f^+$ gesetzt. Warum nicht $= d^+ + f^+$ oder $= d^0 + f^+$ u. s. w. Gewiss sind *a priori* alle diese Auffassungen möglich; wir richten uns aber vor Allem nach der Generation der Töne. *d* ist im ton. *c*-Systeme Vertreter von g^+, ebenso unten bei 2, das $\overline{d}$ Vertreter von $\overline{a}^0$. Diesen Accordklängen verdanken die Töne *d* und $\overline{d}$ ihre Entstehung. Welche von den Auffasungen die richtige, wird, wie schon erwähnt, durch den Klang des auflösenden Accordes entschieden, zum Theil auch dadurch, dass das Wesen der Folge durch Fortlassen einzelner Töne nicht wesentlich geändert erscheint.

Einige der vorstehenden Septimenharmonieen sind, soviel mir bekannt, in der Theorie der Musik bisher nicht unterschieden worden, weil man die Stimmung des Tones *d*, oder $\overline{d}$ nicht berücksichtigte. Nennen wir die erste Kolumne T., die zweite P., so sind T. 2 und P. 3 sowie umgekehrt T. 3 und P. 2 keineswegs identisch. — Vor allem aber, wie schon früher besprochen ward, P. 5 und T. 7, sowie P. 7 und T. 5. Man vergleiche die unmittelbare aus dem Bau der Tonsysteme entnommene Klangbedeutung dieser scheinbar einander gleichen Gebilde.

Statt einer gleichzeitigen zweifachen, könnte auch eine dreifache Klangbestimmung statt haben, nie aber eine einfache. — Doch wird das Gehör stets geneigt sein, die einfachsten Beziehungen herauszusuchen. Unzweifelhaft dreifache Klangvertretung enthalten z. B. die Dissonanzen

in tonisch *c*: in phonisch $\overline{e}$:

$g—c—d—f = f^+ + c^+ + g^+$ $\overline{h}—\overline{d}—\overline{e}—\overline{a} = \overline{h}^0 + \overline{e}^0 + \overline{a}^0$

Der letzte Grund hiefür liegt darin, dass die 3 dreimal als Faktor in den Schwingungszahlen enthalten ist, nämlich in *f* im Nenner einmal, in *d* im Zähler zweimal. — *c* hat mit *g* und *d* keinen gemeinsamen Faktor; wenn statt $c \ldots \overline{h}$ dastünde, so gäbe $g - \overline{h} - d$ den gemeinsamen Faktor 3, und $g - \overline{h} - d$ verschmölze in einen Klang g^+ der mit f^+ combinirt erscheint.

2. Intonation und vielfache Klangbedeutung dissonanter Accorde.

Mehrfach findet man in der obigen Tabelle einen einzelnen Ton als Vertreter eines Klanges angenommen. Hauptmann polemisirt gegen solches Verfahren [1]), und meint, „es könne mit dem Dreiklange nur der Dreiklang, nicht das einzelne Accordmoment, der abgesonderte Ton, in Verbindung treten.“ Hauptmann betrachtet eben $\overline{h} - d - f$ als selbstständigen Dreiklang, und sieht im Septimenaccorde $g - \overline{h} - d - f$ die Dissonanz in der Zweiheit des Intervalles $\overline{h} - d$. Abgesehen davon, dass $\overline{h} - d - f$ nicht als Consonanz erfasst werden kann, muss *a priori* Hauptmanns Anschauung bezweifelt werden. Zwar kann nicht ein Ton, als Ton, wohl aber als Klang, und zwar als unvollständiger Klang mit einem anderen Klange verbunden werden. Im Sinne Hauptmanns möchte ich sagen: $g - \overline{h} - d - f$ ist nicht $= g^+ + f$, wohl aber $= g^+ + f^+$ zu setzen. So ist wiederum im Sinne der Hauptmannschen Philosophie $d - f - \overline{a} - c$ nicht $= d + f^+$, wohl aber $= g^+ + f^+$ zu setzen.

Wir sahen schon früher, dass das zweistimmige Intervall in seinem Wesen unbestimmt, und einer doppelten Deu-

1) Hauptmann l. c. pag. 96. § 116.

tung fähig ist. Wenn eine entschiedene Bestimmung durch Hinzutreten eines dritten Tones gewonnen wurde, entstand ein unzweideutig consonanter Klang. Anders im vorliegenden Fall. Die Deutung wird durch Zusammenstellung zweier zweistimmiger Intervalle noch nicht bestimmt, sondern die Auflösung fixirt die Auffassung jener. Grade in der stets möglichen mehrfachen Deutung liegt das biegsame Wesen der Dissonanz. Die oben aufgeworfene Frage darf mithin nicht dahin beantwortet werden, dass aus zwei oder gar aus einem Tone ohne Kenntniss der Auflösung eine bestimmte Klangbedeutung gewonnen werde [1]).

Die Unterschiede der Stimmung sind unter allen Umständen festzuhalten. Die Klangbedeutung von $d - f - \bar{a}$ darf nie mit der von $\bar{d} - f - \bar{a}$ verwechselt werden. Jener Accord ist $= g^{+} + f^{+}$, dieser $= \bar{a}^{0}$. Allerdings wird die Stimmung des Tones d sich dadurch ändern können, dass etwa ein $\bar{e}^{0}$-Klang $= c - \bar{e} - \bar{a}$ folgt. Der Sänger, der diese Folge erwartet, wird aber, im Vorgefühl dieser Modulation, das d anders intoniren, dagegen solches nicht thun in der Folge

$$\begin{array}{c} \bar{e} - g - c \\ f - \bar{a} - d \\ f - \bar{h} - d \\ \bar{e} - g - c \end{array}$$

Es handelt sich bei Auffassung dissonirender Gebilde nicht so sehr um *in praxi* ausgeübte Reinheit der Intonation des einzelnen Tones, als um den Zusammenhang, in welchem derselbe gebraucht wird. Ehe wir weiter die Klangbedeutung der Dissonanzen untersuchen, will ich mir über diese

1) Ich finde es nicht zweckmässig, dass in den Lehrbüchern über den Contrapunkt mit dem zweistimmigen Satze begonnen wird. Der vierstimmige Satz ergiebt eine klarere und einfachere Behandlung der Dissonanz.

Frage einige Bemerkungen erlauben, die zum Verständniss des Folgenden nicht unwesentlich sind.

Die reine Stimmung, entsprechend der wahren Bedeutung eines Accordes wird von grösstem Nutzen sein, so wie in der menschlichen Sprache die präcise Diktion einer solchen, in der die Worte nur spärlich dem Sinne entsprechen, vorzuziehen ist. Es kann aber ein Satz immer noch, selbst wenn ganze Worte verstümmmelt oder wenn sie unrichtig gebraucht sind, verständlich bleiben, und zwar dadurch, dass der Hörer den Zusammenhang erkennt, und den Inhalt der Worte erfasst, das fehlende am Satzbau aber übersieht oder ergänzt. Gerade so sind wir im Stande, einen unreinen Accord richtig aufzufassen. So wie dort, kann auch hier der Sinn des ganzen leiden, dann nämlich, wenn der Zusammenhang wirklich fehlt. Wird in der gewöhnlichen normal-tonischen Cadenz das $\bar{e}$ im Schlussaccord $c - \bar{e} - g$ unrein gegriffen, so werden wir trotzdem das Ganze richtig erfassen, zumal da, nach Helmholtz, die dem reinen $\bar{e}$ entsprechenden Fasern in unserem Gehörorgan mit afficirt werden, wenn auch nicht so stark, als dann, wenn der Ton selbst rein angegeben würde. Findet das letztere aber nicht statt, erklingt ein zwischen $\underline{es}$ und $\bar{e}$ liegender Ton, so wird der Sinn des Ganzen um so stärker getrübt, je gleichmässiger der Abstand von den beiden möglichen Tönen ist, das Urtheil wird unsicher. — Beim unreinen *es* wird schon der phon. *g*-Klang $c - \underline{es} - g$ maassgebend, und diesen Eindruck werden wir am lebhaftesten bei ganz reiner Intonation empfangen. Die ergänzende Fähigkeit des Gehörs geht aber noch weiter. Wenn weder $\bar{e}$ noch $\underline{es}$ angegeben wird, so werden wir doch aus dem Zusammenhange schliessen, ob das zweideutige Intervall $c - g$ tonische oder phonische Bedeutung hat, wir empfinden nur ein Unbehagen, als wenn in einem Satze ein leicht zu ergänzendes Prädikat fehlt [1]). Welches Prädikat hingehört, ist unter Umständen ganz unzweifelhaft, zuweilen aber doch unbestimmt, und in letzterem Falle ist der Mangel empfindlicher. — Wie kann, dürfte Mancher fragen, die kleine Terz $\overline{e}$ — g Klänge c^+ oder $\overline{h}^0$ vertreten, die sie garnicht enthält. Sollten nicht die reell erklingenden Töne eher ein Recht haben, Vertreter der Klänge zu sein? — Sobald jeder Ton für sich erklingt, — gewiss, wenn sie aber zugleich ertönen, namentlich in gewisser Klangfolge, — gewiss nicht mehr. Es verhält sich hier ganz wie mit der Sprache: zwei oder mehre Worte ausser dem Zusammenhange können einen gewissen Sinn an und für sich haben, einen andern dagegen, wenn sie sich auf Vorhergegangenes beziehen. Nicht diese ertönenden Worte (etwa Prädikat und Objekt), sondern der Zustand oder die Thätigkeit des (früher einmal) genannten Subjectes bilden den Inhalt des Gedankens. So tritt im Intervall $\overline{e}$—g die Vorstellung eines c^+-, oder in anderem Zusammenhange die eines $\overline{h}^0$-Klanges hervor. Wir erkennen daraus, dass tonischer Grundton und phonischer Oberton eine höhere Bedeutung haben, als die einzelnen Töne selbst, denn jene sind der Inhalt, der das Wesen aller Beziehung der Töne gegen einander ausmacht, diese dagegen existiren nur mit einander für einen einheitlichen Gedanken [2]). Ueber den Unterschied zwischen den Accorden d — f — $\overline{a}$ und $\overline{d}$ — f — $\overline{a}$ bemerkt Helmholtz [3]): „Freilich wird in der modernen temperirten Stimmung der consonante Accord $\overline{d}$ — f — $\overline{a}$ von dem dissonanten d — f — $\overline{a}$ nicht unterschieden, und desshalb ist der

1) So erkläre ich es mir, weshalb in neuerer Musik im Kirchenstyl, nicht mehr, wie früher üblich war, die Terz fortgelassen wird. Der Schluss ohne Terz ist aus dem angeführten Grunde unbefriedigend.

2) Vergleiche die ausgezeichnet klare Darstellung bei Hauptmann l. c. pag. 173. § 255.

3) Helmholtz, l. c. p. 458.

Sinn für diesen von Hauptmann gemachten Unterschied auch nicht deutlich ausgebildet.“ Ich möchte dagegen erwidern, dass die wahre Bedeutung des $d—f—\bar{a}$ trotz aller Temperatur nicht verloren gehen kann, und bin fest überzeugt, dass er stets anders in allen Kunstwerken der Musik behandelt worden ist, als der $\bar{a}^0$-Klang $\bar{d}—f—\bar{a}$. Mit Hülfe einer strengen Systematik wird auch der Sinn für die wahre Bedeutung dieser Gebilde bewusster hervortreten; aber die Stimmung oder Temperatur vermag nicht die richtige Auffassung zu hemmen, wenn nur die Unreinheit der Töne den Accord nicht wirklich bis zur Unkenntlichkeit verstümmelt. Eine bei d'Alembert[1]) vorkommende Stelle stimmt, glaube ich, im Wesentlichen mit meiner Auffassung überein:

„*Quelque espèce de tempérament qu'on adopte, les altérations qu'il causera dans l'harmonie ne seront que peu ou point sensibles à l'oreille, qui uniquement occupée de s'accorder avec la basse fondamentale, tolère sans peine ces altérations, ou plutôt n'y fait aucune attention, parcequ'elle supplée d'elle même à ce qui manque aux intervalles pour être justes.... Ecoutez une voix, qui chante accompagnée de différens instrumens; quoique le tempérament de la voix, et celui de chacun des instrumens diffèrent tous entr'eux, cependant vous ne serez nullement affecté de l'espèce de cacophonie, qui devrait en résulter, parceque l'oreille suppose justes des intervalles dont elle n'apprécie point la différence.*“

Bezieht sich d'Alembert's Gedanke zunächst auch nur auf Consonanzen, so tritt doch keine wesentliche Aenderung ein, sobald es sich um eine **bestimmte Klangbedeutung** dissonanter Töne handelt.

---

1) d'Alembert l. c. pag. 59.

In Bezug auf die oben aufgeworfene Frage bemerke ich noch, dass eine Combination zweier voller Dreiklänge dem Gehör nicht leicht verständlich sein kann. Mit der grössern Anzahl von Tönen wächst die Unbestimmtheit in der Klangbedeutung. Aus dem Zusammenklange

$$g — \overline{h} — d — f — \overline{a} — c$$

wird vor Allem die Auflösung

$$c — \overline{e} — g — c$$

verständlich hervorgehen. Aber, rein physiologisch, im Sinne der Helmholtzschen Untersuchungen wird die Masse der Schwebungen das Verständniss trüben, und zudem hören wir ausser den Klängen g^{+} und f^{+} noch gleichzeitig einen c^{+}-Klang, der durch zwei Töne c und g vertreten ist. (Der vorstehende Zusammenklang mag in den reinen Tonsystemen unter allen sechsstimmigen Accorden vielleicht der verständlichste sein.)

3. Septimenaccorde und dissonante Dreiklänge aller Systeme.

In sämmtlichen Septimenharmonieen giebt es Töne, die fortgenommen werden können, ohne dass die entstandenen Dreiklänge dadurch consonant werden. Mathematisch sind dieselben dahin bestimmbar, dass sie nicht an den Grenzen, der Generation nach, stehen. Die in der Verwandtschaft am entferntesten von einander stehenden Töne sind die wesentlichsten Theile der Dissonanz. Hiervon ausgenommen sind nur die Gebilde 2) und 5) (auf Seite 231), bei welchen je ein Ton einen besonderen Klang vertritt. Bei diesen kann jeder Bestandtheil des consonanten dreistimmigen Theiles fortbleiben, ohne dass die Klangbedeutung alterirt werde. Es entstünden dadurch folgende dissonante Dreiklänge, deren Klangbestimmung wiederum nicht erschöpft werden soll.

In ton. c:

1) $\left.\begin{array}{l} c - \bar{e} - \overline{h} \\ c - g - \bar{h} \end{array}\right\} c^{+} + g^{+}$

2) $\left.\begin{array}{l} d - f - c \\ d - \bar{a} - c \\ d - f - \bar{a} \end{array}\right\} g^{+} + f^{+}$

3) $\left.\begin{array}{l} \overline{e} - g - d \\ \bar{e} - \bar{h} - d \end{array}\right\} c^{+} + g^{+}$

4) $\left.\begin{array}{l} f - \bar{a} - \bar{c} \\ f - c - \bar{e} \end{array}\right\} f^{+} + c^{+}$

5) $\left.\begin{array}{l} g - \overline{h} - f \\ g - d - f \\ \overline{h} - d - f \end{array}\right\} g^{+} + f^{+}$

6) $\left.\begin{array}{l} \bar{a} - c - g \\ \bar{a} - \bar{e} - g \end{array}\right\} f^{+} + c^{+}$

7) $\left.\begin{array}{l} \overline{h} - d - \bar{a} \\ \overline{h} - f - \bar{a} \\ \overline{h} - d - f \end{array}\right\} g^{+} + f^{+}$

In phon. $\overline{e}$:

1) $\left.\begin{array}{l} f - c - \bar{e} \\ f - \bar{a} - \bar{e} \end{array}\right\} \bar{e}^{0} + \bar{a}^{0}$

2) $\left.\begin{array}{l} \bar{e} - \overline{h} - \overline{d} \\ \bar{e} - g - \overline{d} \\ g - \overline{h} - \bar{d} \end{array}\right\} \bar{a}^{0} \times \overline{h}^{0}$

3) $\left.\begin{array}{l} \overline{d} - \overline{a} - c \\ \overline{d} - f - c \end{array}\right\} \bar{e}^{0} + \bar{a}^{0}$

4) $\left.\begin{array}{l} c - g - \overline{h} \\ c - \bar{e} - \overline{h} \end{array}\right\} \overline{h}^{0} + \bar{e}^{0}$

5) $\left.\begin{array}{l} \overline{h} - f - \bar{a} \\ \overline{h} - \overline{d} - \bar{a} \\ \overline{h} - \overline{d} - f \end{array}\right\} \bar{a}^{0} + \overline{h}^{0}$

6) $\left.\begin{array}{l} \bar{a} - \bar{e} - g \\ \bar{a} - c - g \end{array}\right\} \overline{h}^{0} + \bar{e}^{0}$

7) $\left.\begin{array}{l} g - \overline{d} - f \\ g - \overline{h} - f \\ \overline{h} - \overline{d} - f \end{array}\right\} \overline{a}^{0} + \overline{h}^{0}$

Die Verwandtschaft der Klangbedeutungen in 5. und 7., auf jeder Seite verräth sich durch das doppelte Vorkommen der beiden verminderten Dreiklänge

$\overline{h} - d - f$ im tonischen System $= g^{+} + f^{+}$

und $\overline{h} - \overline{d} - f$ im phonischen System $= \overline{a}^{0} + \overline{h}^{0}$

Nur die unter 1., 4. und 6. vorkommenden disson. Dreiklänge, die kein d oder $\overline{d}$ enthalten, sind auf beiden Seiten resp. einander gleich, und ausserdem noch $g - \overline{h} - f$, und $\overline{h} - f - \bar{a}$, daher finden wir hier in jedem System 16 dissonante Dreiklänge, zusammen aber 24.

Die Umlagerung der einzelnen Bestandtheile kann die eine oder die andere Klangbedeutung beeinträchtigen, niemals dieselbe aber vollständig aufheben. Nimmt man daher jede beliebige Umlagerung als statthaft, so nimmt die Anzahl bedeutend zu. Ausserdem aber giebt es noch viele dreistimmige Gebilde, die recht wohl in der Musik vorkommen, und zwar mit verständlicher Klangbedeutung. Ihre Anzahl liesse sich reduciren, wenn man bloss die Schwingungsverhältnisse im Auge behielte. Beispielsweise sind

$$g - \overline{h} - c$$

und $$c - \overline{e} - f$$

nicht different, haben aber innerhalb des Systemes verschiedene Bedeutung.

Es dürfte überflüssig erscheinen, sämmtliche vierstimmige Combinationen, deren es in jedem Systeme offenbar 35 giebt, zu erschöpfen. Ebenso leicht liessen sich die 21 fünf-, und 7 sechsstimmigen Zusammenklänge bezeichnen. Die wichtigsten werden wir zugleich mit den Auflösungen kennen lernen, hier stellen wir blos dissonante Accorde zusammen, ohne Auflösung. Solange wir die Töne der reinen Systeme nach ihren ursprünglichen Klangbestimmungen deuten, *erscheinen in den Dissonanzen nur homonome um einen oder um zwei Quintschritte entfernte Klänge mit einander verbunden.*

Als unmittelbar verständliche Klangfolgen stellten wir aber früher noch den antinomen Wechsel hin. Offenbar kann nur in *gemischten* Systemen eine Combination antinomer Klänge auftreten. Damit nämlich eine solche Dissonanz entstehen könne, muss die Zahl 5 unter den Schwingungszahlen der Töne zweimal als Faktor vorkommen; (in den reinen Systemen ist sie nur einmal vorhanden). In diese Kategorie von Dissonanzen gehören sämmtliche verminderte Septimenaccorde, übermässige Sextenaccorde u. a. Die hauptsächlichsten derselben sind in den gemischten Systemen des Tones *d* folgende:

halbtonisch d: 1) $e - g - \underline{b} - d = a^{+} + d^{0}$

2) $g - \underline{b} - d - \overline{fis} = d^{0} + d^{+}$

3) $\underline{b} - d - \overline{fis} - a = d^{+} + d^{0}$

4) $\overline{cis} - e - g - \underline{b} = a^{+} + d^{0}$

---

halbphonisch d: 1) $d - \overline{fis} - a - c = d^{+} + g^{0}$

2) $\underline{b} - d - \overline{fis} - a = d^{+} + d^{0}$

3) $g - \underline{b} - d - \overline{fis} = d^{+} + d^{0}$

4) $\overline{fis} - a - c - \underline{es} = d^{+} + g^{0}$.

Die Klangbestimmung ergiebt sich aus der Natur der Tonsysteme. Ueberall sehen wir *antinome Klänge* verbunden. Die beiden Septimenaccorde unter 1. waren auch in den reinen Systemen vorhanden. *Hier aber unterliegen sie einer anderen Klangbestimmung*

dort in g-Dur $d - \overline{fis} - a - c = d^{+} + c^{+}$

hier in halbtonisch d: $d - \overline{fis} - a - c = d^{+} + g^{0}$

ebenso nach dem früheren

in phon. a: $e - g - \underline{b} - d = d^{0} + e^{0}$

hier in halbphonisch d: $e - g - \underline{b} - d = d^{0} + a^{+}$.

Wir setzen hier diese Klangbedeutung, geleitet durch die Generation der Töne c und e, werden sie aber später durch die Auflösung unzweideutig rechtfertigen.

Aus den Doppelleittonsystemen erwähne ich noch der Dissonanzen

$$\underline{es} - g - a - \overline{cis} = g^{0} + a^{+}$$

oder $a - \overline{cis} - \underline{es} - g = a^{+} + g^{0}$

und dreistimmig

$$\underline{es} - g - \overline{h} = g^{0} + g^{+}$$

und $\underline{f} - a - \overline{cis} = a^{0} + a^{+}$

4. Auflösung. Septimenaccord und Vorhalt.

Die Auflösung einer Dissonanz wird um so leichter verständlich sein, je einfacher die Beziehung des auflösenden Klanges zu den Klangbestandtheilen der Dissonanz. Es kann auch der eine Theil der letzteren unverändert fortbestehen, während der andere fortschreitet. Sowohl in der Folge

$$g - \overline{h} - f = g^{+} + f^{+}$$
$$g - c - \overline{e} = c^{+}$$

als

$$\overline{h} - f - \overline{a} = \overline{h}^{0} + \overline{a}^{0}$$
$$c - \overline{e} - a = \overline{e}^{0}$$

sind beispielsweise unmittelbar verständliche Quintschritte gleichzeitig ausgeführt. Der auflösende Accord ist consonant und eindeutig; er wird in gewissem Sinne eingeschlossen von beiden Bestandtheilen des Doppelklanges.

Anders wenn nur der eine Klang weicht, und zwar so, dass der andere bestimmter in der Klangmasse hervortritt, wie hier:

$$g - c - d - g = c^{+} + g^{+}$$
$$g - c - \overline{c} - g = c^{+}$$

oder

$$\overline{a} - \overline{d} - \overline{e} - \overline{a} = \overline{e}^{0} + \overline{a}^{0}$$
$$\overline{a} - c - \overline{e} - \overline{a} = \overline{e}^{0}$$

Im vorliegenden Falle kommt Hauptmann's Auffassung mit in Betracht, denn wenn g^{+} verschwindet und in c^{+} hinüberschreitet, wird der Ton g eine Quinte. Die letzte Art der Auflösung nennt man Vorhalt. Wir können, ohne mit dem bisher gültigen Begriff in Widerspruch zu treten, sagen: Vorhalt heisst diejenige Dissonanz, bei welcher die eine Klangbedeutung in der Auflösung beharrt, während die andere in derselben fortschreitet. Daraus folgt, dass allemal mehrere Auflösungen möglich sind. In vorliegenden Beispielen könnte auch g^+, resp. a^0 unverändert bleiben:

$g - c - d - g = c^+ + g^+$	$\bar{a} - \bar{d} - \bar{e} - a = \bar{e}^0 + \bar{a}^0$
$g - \bar{h} - d - g = g^+$	$\bar{a} - \bar{d} - f - \bar{a} = \bar{a}^0$

Noch andere Auflösungen sind möglich, weil die Bedeutung von $c^+ + g^+$ für den ersten Accord nicht unumgänglich nothwendig. Im phon. g-System kommt derselbe Accord vor, und ebenso im phon. d-System, ferner rechts $\bar{a} - \bar{d} - \bar{e} - \bar{a}$ in ton. $\bar{a}$ und in ton. $\bar{d}$. In diesen Fällen erhielten die Vorhaltsdissonanzen andere Deutungen:

$g - c - d - g = d^0 + g^0$	$\bar{a} - \bar{d} - \bar{e} - \bar{a} = a^+ + d^+$
$g - c - \underline{es} - g = g^0$	$\bar{a} - \bar{\bar{cis}} - \bar{e} - \bar{a} = a^+$
$g - c - d - g = d^0 + g^0$	$\bar{a} - \bar{d} - \bar{e} - \bar{a} = a^+ + d^+$
$g - \underline{b} - d - g = d^0$	$\bar{a} \quad \bar{d} - \bar{\bar{fis}} - a = d^+$

Wir wählen im letzten Falle die verzeichneten Deutungen für die Dissonanzen und nicht die früheren, nach dem Grundsatze, dass das Gehör die möglichst einfachste Bestimmung ausführe.

Eine andere Ganzton-Vorhaltsdissonanz ist nach der nebenstehenden Seite der Ton. und Phon. gerichtet

$$c - g - \bar{a} = c^+ + f^+$$
$$c - f - \bar{a} = f^+$$

$$g - \bar{a} - \bar{e} = \bar{e}^0 + \bar{h}^0$$
$$g - \bar{h} - \bar{e} = \bar{e}^0$$

Man ersieht aus allen Beispielen, dass ohne Kenntniss der Auflösung eine Deutung nicht möglich. Ein und derselbe Accord kann als Vorhalt und wiederum als Septimenharmonie aufgelöst werden:

als Vorhalt $c - \overline{e} - g - \overline{h} = c^+ + g^+$

$$c - e - \overline{g} - c = c^+$$

als fortschreitende Septimenharmonie

$$c - \overline{e} - g - \overline{h} = c^+ + g^+$$
$$c - f - \overline{a} = f^+$$

Im letzteren Falle haben wir von c^+ nach f^+ einen unmittelbar verständlichen Quintschritt, der von g^+ nach demselben f^+ erscheint durch den tonischen Accord vermittelt. Als Schlusscadenz könnte diese Folge nie befriedigen, weil f^+ nach g^+ als vorgreifender Klang von c^+ erscheint.

In der letzten Accordfolge kann das c auch fortbleiben, ohne dass dadurch die Klangbedeutung sich ändere. Dieses führt uns zu einem neuen Gesichtspunkte: Selbst consonante Dreiklänge können in dissonante Doppelklänge zerfallen; wir müssen deuten:

$$\overline{e} - g - c = c^+$$
$$\overline{e} - g - \overline{h} = c^+ + g^+$$
$$c - f - \overline{a} = f^+$$

Dagegen anders den mittleren Accord in der Folge

$$\overline{e} - g - c = c^+$$
$$\overline{e} - g - \overline{h} = \overline{h}^0$$
$$\overline{\overline{dis}} - \overline{fis} - \overline{h} = h^+$$

In den reinen Geschlechtern werden namentlich die antinomen Consonanzen (also die Terz- und Leitklänge) oft als Dissonanzen auftreten, ganz ähnlich wie der Dreiklang auf der zweiten Stufe. Im phonischen System wird ebenso der Klang $f - \overline{a} - c$ nicht immer $= f^+$ gesetzt werden dürfen. So z. B. im Spiegelbilde der zuletzt erwähnten Klangfolgen:

$$\bar{e} — \bar{a} — c = \bar{e}^0$$
$$\bar{f} — a — c = \bar{e}^0 + \bar{a}^0$$
$$g — \bar{h} — \bar{e} = \bar{h}^0$$

---

und anders $\bar{e} — \bar{a} — c = \bar{e}^0$
$$f — \bar{a} — c = f^+$$
$$f — b — \underline{des} = f^0$$

Wir müssen hier dem mittleren Zusammenklange eine in Folge des dritten Accordes eintretende Umwandelung seiner Klangbestimmung zusprechen:

$$\bar{e} — g — c = c^+$$
$$\bar{e} — g — \bar{h} = c^+ + g^+$$
$$= \bar{h}^0$$
$$\bar{h} — \bar{dis} — \bar{fis} = \bar{h}^+$$

Es ist schwer zu entscheiden, ob die consonante oder die dissonante Deutung des Mittelaccordes vorwiegt, solange man mit der Folge nicht bekannt ist. Die Bedeutung $\bar{h}^0$ tritt vielleicht erst, nachdem h^+ erklang, hervor. Ich erkläre mir zum Theil hiedurch die ganz andere Wirkung, die ein häufig vernommenes Tonstück hat. Im Hörer gehen zahlreich solche Umwandlungen vor sich, wenn er zur einfachsten Deutung geneigt, durch den Fortgang zu jener Thätigkeit des Umwandelns gezwungen wird. Dieser Reiz geht zum Theil verloren, wenn das Gehör mit dem erfolgenden Klange bereits bekannt ist; in anderen Fällen, in schwieriger Musik, entgeht man dieser Empfindung, der Genuss kann dadurch gesteigert werden.

Für den vorliegenden Fall können wir allgemein folgenden Satz aussprechen. Jeder consonante Dreiklang kann durch die Auflösung in eine Dissonanz verwandelt werden, und zwar wird der tonische Dreiklang eine Summe zweier phonischer um einen Quintschritt von einander abstehender Klänge, der phonische Dreiklang eine Summe zweier tonischer Klänge

$$c^+ = \overline{e}^0 + \overline{h}^0$$
$$\overline{e}^0 = c^+ + f^+$$

Man sieht, wie auf diese Weise die partiellen phonischen Obertöne und tonischen Grundtöne, wie wir sie Seite 36 kennen lernten, zur Geltung kommen. In erhöhtem Maasse finden solche Umwandlungen bei complicirten Dissonanzen statt, wo zugleich mehrfach Stimmungsänderungen oder enharmonische Wechsel eintreten.

Untersuchen wir noch die vorzüglichsten Vorhaltsdissonanzen, vor Allem die in der Kirchenmusik häufig vorkommenden Hàlbtondissonanzen, deren es mehrere giebt

$$1)\quad \overline{e} - f - c = c^+ + f^+$$
$$\overline{e} - g - c = c^+$$

$$2)\quad \overline{e} - \overline{h} - c = \overline{e}^0 + \overline{h}^0$$
$$\overline{e} - \overline{a} - c = \overline{e}^0$$

Dieselben Folgen unterliegen einer anderen ebenso einfachen, aber merkwürdigen Deutung, sobald sie nicht wie hier im ton. c- und phon. $\overline{e}$-System vorkommen, sondern in den gemischten Geschlechtern von halbtonisch c und halbphonisch $\overline{e}$ (letztere ist die instrum. Molltonleiter). In diesen Systemen existirt kein f^+ und resp. $\overline{h}^0$, desshalb müssen wir setzen:

$$3)\quad \overline{e} - f - c = c^+ + c^0$$
$$\overline{e} - g - c = c^+$$

$$4)\quad \overline{e} - \overline{h} - c = \overline{e}^0 + \overline{e}^+$$
$$\overline{e} - \overline{a} - c = \overline{e}^0$$

In 1) und 3) d. h. in tonischen Systemen wird die erstere Deutung 1) die gewöhnlichere sein, weil das Analogon der instrumentalen Molltonleiter, das halbtonische System uns weniger geläufig. Anders in den phonischen Systemen, wo wir an die Veränderung von *g* in $\overline{\overline{gis}}$ sehr gewöhnt sind. Daher die letztere Deutung 4) geläufiger, als die in 2. Unzweifelhaft im halbtonischen Dur-System wird die Dissonanz $g - \underline{as}$ folgendermaassen gedeutet werden:

$$c - g - \underline{as} = c^{+} + c^{0}$$
$$c - f - \underline{as} = c^{0}$$
$$c - \underline{f} - g = c^{0} + c^{+}$$
$$(b -)\ c - e - \underline{g} = c^{+} \quad (+\ b^{+})$$
$$c - f - a = f^{+}$$

Die vorstehende Folge ist eine sehr häufige. (Der letzte Accord kann, wenn nicht, wie hier nach f^{+} modulirt wird, $c - f - \underline{as}$ heissen). — Im ersten Accord kann der Ton *f* noch hinzukommen, ohne dass, bei gesteigerter Dissonanzwirkung, die Deutung sich ändere. Wie man sieht, wechseln die consonanten Auflösungen c^{0} und c^{+} mit einander.

Das Befriedigende der vorliegenden Erklärungsart liegt, wie ich meine, in der positiven Bestimmung der dissonirenden Töne und in der klaren Deutung, die, trotz der grossen Zahl von Schwebungen und Tönen, das stark dissonirende Halbtonintervall gewinnt. Die Einfachheit der Klangfolge, verbunden mit der energischen physiologischen Wirkung bildet den Grund für die Schönheit und mächtige Wirkung solcher Klangfolgen, und es ist nicht blos die Auflösung, sondern auch die Dissonanz von ästhetischer Bedeutung und wohlthuender Wirkung.

Das im halbphonischen System vorhandene Gegenbild der vorstehenden Folgen wäre:

$$\overline{\overline{gis}} - \overline{a} - \overline{e} = \overline{e}^{+} + \overline{e}^{0}$$
$$\overline{\overline{gis}} - \overline{h} - \overline{e} = \overline{e}^{+}$$
$$\overline{a} - \overline{h} - \overline{e} = \overline{e}^{0} + \overline{e}^{+}$$
$$\overline{a} - c - \overline{e} = \overline{e}^{0}$$
$$g - \overline{h} - \overline{e} = \overline{h}^{0}$$

Der Schluss in $\overline{h}^{0}$ wird in der modernen Musik dem unmittelbar durch antinomen Wechsel verständlichen $\overline{e}^{+}$ gegenüber kaum angewandt. — Eine andere Deutung muss in den reinen Geschlechtern angenommen werden, wenn nämlich $c - g - \underline{as}$ im rein phon. c-, und $\overline{\overline{gis}} - \overline{a} - \overline{e}$ im rein ton. $\overline{a}$-System erklingt. Alsdann haben wir:

$c - g - \underline{as} = c^{0} + g^{0}$	$\overline{\overline{gis}} - \overline{a} - \overline{e} = \overline{e}^{+} + \overline{a}^{+}$
$c - f - \underline{as} = c^{0}$	$\overline{\overline{gis}} - \overline{h} - \overline{e} = \overline{e}^{+}$
$c - f - g = g^{0} + c^{+}$	$\overline{a} - \overline{h} - \overline{e} = \overline{a}^{+} + \overline{e}^{+}$
$c - \underline{es} - g = g^{0}$	$\overline{a} - \overline{\overline{cis}} - \overline{e} = \overline{a}^{+}$
$c - f - \underline{as} = c^{0}$	$\overline{\overline{gis}} - \overline{h} - \overline{e} = \overline{e}^{+}$

Ein Schluss in $c - f - \overline{a}$, resp. $g - \overline{h} - \overline{e}$, also in f^{+} und $\overline{h}^{0}$, wäre unmöglich, wohl aber kann eine weitere Modulation in dieser Art eintreten. Die Klangbedeutung giebt hierüber vollkommen Rechenschaft: Statt des homonomen Quintschrittes g^{0} nach c^{0}, resp. $\overline{a}^{+}$ nach $\overline{e}^{+}$, hätten wir antinome Sekundschritte g^{0} nach f^{+}, und $\overline{a}^{+}$ nach $\overline{h}^{0}$.

5. Der übermässige Dreiklang.

Obgleich anders in der Wirkung, so ist doch die Deutung der Vorhaltsdissonanzen des sogenannten übermässigen Dreiklangs eine ähnliche. Schon Hauptmann hat bemerkt, dass im Zusammenklange $\underline{b}$ d $\overline{fis}$ ein tonisch und phonisch ausgedrückter Klang verbunden erscheint [1]). Aus den getrennten Bestandtheilen $\underline{b} - d + d - \overline{fis}$ leitet er die Auflösung $a - \overline{cis} - \underline{es} - g$ her. In dieser Weise entsteht eine neue Dissonanz, also keine beschliessende Auflösung. Doch verlangt Hauptmann auch für diese Klangfolge eine Vermittelung, die er folgendermaassen herstellt:

$$\underline{b} - d - \overline{fis}$$
$$a - d - g$$
$$a - \overline{cis} - \underline{es} - g\ .$$

so dass auf beiden Seiten stets je durch einen Ton vermittelte Folgen entstehen, und zwar ist $b - d$ nach $a - \overline{cis}$ und $d - \overline{fis}$ nach $\underline{es} - g$ übergegangen. Ich glaube dagegen unmittelbar die Hauptmann'sche Auflösung und zwar mit geänderter Beziehung der Theile erklären zu müssen:

$$\underline{b} - d - \overline{fis} = d^0 + d^+$$
$$a - \overline{cis} - \underline{es} - g = g^0 + a^+$$

Die Folge lässt sich auch umkehren. Wir haben gleichzeitig ausgeführt unmittelbar verständliche homonome Quintschritte.

Zunächst aber haben wir es mit einem Vorhaltsaccord zu thun, und erhalten die Folgen

$$\underline{b} - d - \overline{fis} = d^0 + d^+$$
$$a - d - \overline{fis} = d^+$$

und $$\underline{b} - d - \overline{fis} = d^+ + d^0$$
$$\underline{b} - d - g = d^0$$

Da wir bei allen diesen Beispielen auf die Lage der Stimmen nicht achten, so ist eine Folge wie

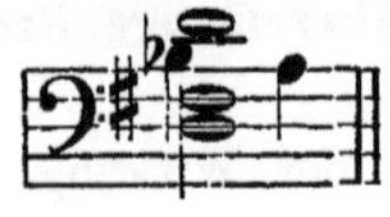

1) Hauptmann l. c. p. 154 ff.

im vorliegenden Beispiel mitenthalten. Die Auffassung wird eine andere, und es tritt in unserer Vorstellung ein enharmonischer Wechsel ein, wenn *d* nach $\overline{cis}$ oder nach $\overline{es}$ schreitet. Im ersten Falle wird aus $\underline{b}$ $\overline{\overline{ais}}$, im anderen aus $\overline{fis}$ $\underline{\underline{ges}}$. Ihrem Wesen nach ist die Vorhaltsdissonanz dieselbe. Eine schliessende unmittelbar verständliche Auflösung in einen consonanten Accord anders als im Sinne eines Vorhaltes giebt es für den übermässigen Dreiklang nicht, da gar kein Klanng existirt, der gleichzeitig von einem tonischen und demselben phonischen Klange aus unmittelbar verständlich erreicht werden kann. Jeder andere nah verwandte Schritt wird deshalb eine vorgreifende Bedeutung haben, so

$$\text{in halbph. } d\text{:}\quad \underline{b} - d - \overline{fis} = d^0 + d^+$$
$$g - c - \underline{es} - g = g^0$$
$$g - \underline{b} - \overline{d} - g = d^0$$

Wir haben hier zwei characteristisch verschiedene Klangfolgen: d^0, g^0, d^0 einerseits und d^+, g^0, d^0 andererseits; eine jede ist verständlich, in der letzteren aber greift der g^0-Klang dem unmittelbar verständlichen Gegensatz d^0 vor; noch lebendiger wird die ebenso deutliche Folge beiderseits fortschreitender Klänge:

$$\underline{b} - d - \overline{fis} = d^0 + d^+$$
$$g - c - \underline{es} - g = g^0$$
$$g - \overline{h} - d - g = g^+$$

Entweder also ist der übermässige Dreiklang ein Vorhaltsaccord, oder es muss die eine Seite des übermässigen Dreiklangs einen vorgreifenden Klang folgen lassen. Gegenbilder dieser Beispiele wären

$$\text{in halbton. } d\text{:}\quad \underline{b} - d - \overline{fis} = d^+ + d^0$$
$$a - \overline{cis} - e - a = a^+$$
$$a - d - \overline{fis} - a = d^+$$

oder modulatorisch: $\underline{b} - d - \overline{fis} = d^0 + d^+$

$$a - \overline{cis} - e - a = a^+$$

$$a - d - \underline{f} - a = a^0$$

In den Doppelleittongeschlechtern finden wir ausser den Vorhaltsauflösungen der dort vorkommenden übermässigen Dreiklänge noch folgende wenig befriedigende Cadenzen

im tonischen: $\underline{es} - g - \overline{h} = g^+ + g^0$

$$d - \overline{fis} - a - d = d^+$$

im phonischen: $\underline{f} - a - \overline{cis} = a^0 + a^+$

$$\underline{d} - g - \underline{b} - d = d^0$$

Die letzten Auflösungen führen uns aus dem Gebiete der Vorhalte, die hier in sofern immer noch implicite enthalten sind, als eine Vorhaltsauflösung die Vermittelung bildet (wie man leicht sieht), hinüber zu den Septimenaccorden und deren Auflösungen. Ebenso wenig wie bei den Vorhalten, werden wir hier den Bereich der Möglichkeiten erschöpfen.

6. Auflösung der Septimenaccorde.

Von den 7 Paaren von Septimenaccorden, die auf Seite 231 aufgeführt wurden, zeichnen sich die 3 Paare unter 2., 5., und 7., dadurch aus, dass sie nicht unmittelbar verständliche Quint-Schritte, sondern Doppelquint- oder Sekundschritte mit einander verbinden. Die hier auftretenden Doppelklänge $f^+ + g^+$, resp. $\overline{h}^0 + \overline{a}^0$ können representirt werden durch die symbolische Form $3^{-1} + 3^{+1}$. Sie nehmen sämmtlich den Ton 1 in ihre Mitte, und wir erhalten folgende 3 Paare unmittelbar verständlicher Auflösungen:

T. 1) $d - f - \overline{a} - c = f^+ + g^+$ P. 1) $\overline{e} - g - \overline{h} - \overline{d} = \overline{h}^0 + \overline{a}^0$

$c - \overline{e} - g - c = c^+$ $\overline{e} - \overline{a} - c - \overline{e} = \overline{e}^0$

T. 2) $g - \overline{h} - d - f = g^+ + f^+$ P. 2) $\overline{h} - \overline{d} - f - \overline{a} = \overline{a}^0 + \overline{h}^0$

$g - c - \overline{e} = c^+$ $c - \overline{e} - \overline{a} = \overline{e}^0$

T. 3) $\overline{h} - d - f - \overline{a} = g^+ + f^+$ P. 3) $g - \overline{h} - \overline{d} - f = \overline{a}^0 + \overline{h}^0$

$c - \overline{e} - g = c^+$ $\overline{a} - c - \overline{e} = \overline{e}^0$

und die beiden letzten in fünfstimmiger Dissonanz

T. 4) $g - \overline{h} - d - f - \overline{a} = g^+ + f^+$ P. 4) $g - \overline{h} - \overline{d} - f - \overline{a} = \overline{a}^0 + \overline{h}^0$

$g - c - \overline{e} - g = c^+$ $\overline{a} - c - \overline{e} - \overline{a} = \overline{e}^0$

Der Ton *d* resp. $\overline{d}$ spielt hier eine wesentliche Rolle. Mit grossem Unrecht hat man, wie schon früher vorläufig besprochen ward, unter P. 3., einen Trugschluss gesehen, denn alsdann müsste unter allen Umständen auch T. 3 ein solcher genannt werden. Dass man letzteres nicht gethan, ist ein deutlicher Beweis, dass die heutige Systematik die Mollgeschlechter herabgewürdigt hat. Vielmehr können beide Klangfolgen Trugschlüsse sein, oder nicht, je nach dem Zusammenhange. So z. B. in folgenden Beispielen; in welchen die Stimmung des *d* im dritten Accorde unbestimmt ist, wenn der Spieler oder Sänger auf beide Folgen, c^+ oder $\overline{e}^0$, gefasst ist.

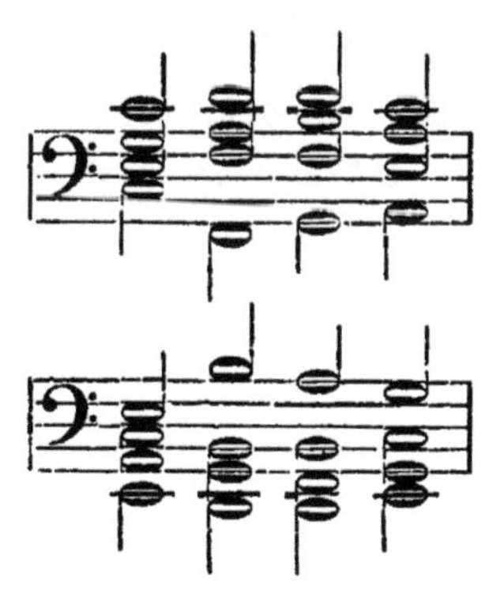

Man hat bisher die beiden Septimenaccorde und ihre Folgen (P. 2 und T. 2) ganz anders erklärt. Für den Dominantaccord nahm man den Ton *f* im Verhältniss zu *g*, wie 7 : 4, und sogar im erweiterten Gebilde, im Nomenaccorde (unter T. 4 und P. 4) wurde statt $g : \overline{a} = 9 : 20$ das Verhältniss $g : a = 4 : 9$ der Erklärung zu Grunde gelegt [1]). Wenn dieses richtig wäre, namentlich der Ton 7 hinzugelassen würde, so wäre unsere gesammte Systematik verloren. Das Wesen einer Dissonanz, welches darin besteht, ein harmonischer Doppelklang zu sein, wäre aufgehoben. Nun aber spricht die Erfahrung dafür, dass der Ton 7 nicht mit dem Grundton consonirend empfunden wird, wir haben also keinen Grund einen *g*-Klang allein im Zusammenklange $g — \overline{h} — d — f$ vor uns zu sehen. Die natürliche Septime klingt uns unrein; wir vermissen die einfachere Quintbeziehung zum Tone *c*. Im Gegentheil finden wir die schönsten und verständlichsten Dissonanzen nebst ihren Auflösungen in den Beispielen 2), 3), 4). — Ueber die Klangfolgen unter 1) haben wir früher schon ausführlich gesprochen, und auf den Vorrang, den die Oberdominant- und Unterregnantseite hat, hingewiesen, hier bleibt noch zu bemerken übrig, dass die dissonanten Accorde unter 2) und 3) denen unter 1) vor der Auflösung folgen können, so dass die tonischen und phonischen Klänge allmählig mit allen ihren Bestandtheilen dem Gehör vorgeführt werden.

Die Auflösung der aus dem vorstehenden Septimenaccord hergeleiteten dreistimmigen Accorde erleidet keine wesentliche Aenderung. Wer unserer Darstellung beipflichtet, wird weit davon entfernt sein, bei der Klangfolge

---

1) Helmholtz, l. c. pag. 524 und 527. S. auch Marx, l. c., F. Bellermann l. c. u. a.

$$c - \bar{e} - g - c$$
$$f - \bar{a} - d$$
$$f - \bar{h} - d$$
$$\bar{e} - g - c$$

in dem zweiten Zusammenklange einen *d*-moll Accord zu sehen. Wohl aber mag und wird die Stimmung des *d* in $\bar{d}$ sich ändern, wenn $\bar{a}$ statt *g* im letzten Accorde erwartet wird. Analog wird das $\bar{d}$ seine Stimmung behaupten können in der Folge:

$$\bar{e} - \bar{a} - c$$
$$\bar{d} - g - \bar{h}$$
$$\bar{d} - f - \bar{h}$$
$$\bar{e} - \bar{a} - c.$$

Man bemerke, dass die Intonation der Art wesentlich vom Zusammenhange des Ganzen getragen wird, dass im zweistimmigen Satz eine Unbestimmtheit übrig bleibt, die nur durch strenges Festhalten des Gehörs am Prinzipe der Tonalität und Phonalität gehoben wird.

7. Veränderte Klangbedeutung der Septime je nach der Auflösung.

Von allergrösstem Interesse sind aber die Deutungen der vier Septimenaccorde unter 1) und 2), wenn sie mit veränderter Terz aufgelöst werden. Man pflegte bisher einfach aus den Systemen von *c*-moll die Cadenz

$$g - \bar{h} - d - f$$
$$g - c - \overline{es}$$

herzunehmen, ohne dass die Verständlichkeit dieser Folge begründet werden konnte. Wir finden sie in der geänderten Bedeutung des Tones f, der nicht mehr f^+ sondern c^0 repräsentirt. Ebenso wird für die wohl verständliche Folge

$$\bar{h} — \bar{d} — f — \bar{a}$$
$$\bar{\bar{cis}} — \bar{e} — a$$

sich das $\bar{h}$ nicht mehr als Vertreter von $\bar{h}^0$, sondern von $\bar{e}^+$ erweisen. In den Dissonanzen unter 1) werden wir ebensolche Aenderungen des Tones d und resp. $\bar{d}$ nachweisen.

Unter den drei Paaren (Seite 252) unterscheidet sich das unter 3) dadurch von den ersten, dass in den beiden Bestandtheilen des Doppelklanges, beide Ober-, resp. Unterterzen, vorkommen. Nicht so bei den anderen: denn unter 1) fehlt $\bar{h}$, die Terz in g^+, resp. f, die Terz in $\bar{a}^0$ in 2) fehlt $\bar{a}$, die Terz in f^+ resp. g, die Terz in $\bar{h}^0$. Dadurch ist für d resp. $\bar{d}$ in 1) die Deutung d^0 und resp. $\bar{d}^+$, dagegen für f und resp. $\bar{h}$ in 2) die Deutung c^0 und resp. $\bar{e}^+$ ermöglicht. Führen wir diese Aenderung ein, um *a priori* die dieser Deutung entsprechende Auflösung zu suchen. Es ist

1) $d — f — \bar{a} — c = d^0 + f^+$	1) $\bar{e} — g — \bar{h} — \bar{d} = \bar{h}^0 + \bar{d}^+$
2) $g — \bar{h} — d — f = g^+ + c^0$	2) $\bar{h} — \bar{d} — f — \bar{a} = \bar{a}^0 + \bar{e}^+$

Das erste der beiden Paare giebt gar keine unmittelbar verständliche Lösung, denn die Folgen

$$c — \underline{es} — g — c = g^0 \text{ und } \bar{e} — \bar{a} — \bar{\bar{cis}} — \bar{e} = \bar{a}^+$$

weisen einseitig homonome Quintschritte auf; unvermittelt aber bleibt der antinome Sekundschritt f^+ nach g^0, und $\bar{h}^0$ nach $\bar{a}^+$. — Fremd und widrig klingen daher die Folgen

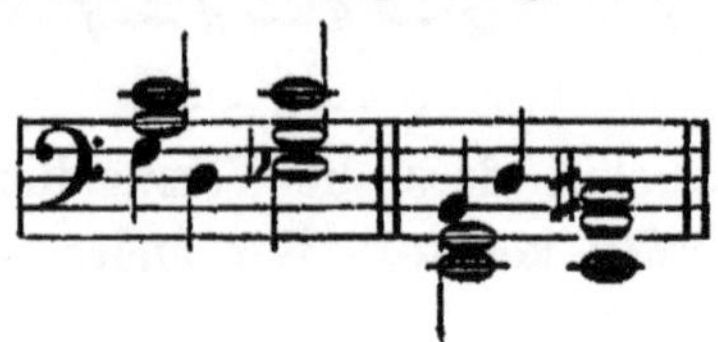

Ganz anders mit dem anderen Paare, wo der Schwerpunkt sich willig findet in den Folgen:

$$2)\ g - \overline{h} - d - f = g^{+} + c^{0} \qquad 2)\ \overline{h} - \overline{d} - f - \overline{a} = \overline{a}^{0} + \overline{e}^{+}$$

$$g - c - \underline{es} = g^{0} \qquad \overline{\overline{cis}} - \overline{e} - \overline{a} = \overline{a}^{II}$$

In keinem unserer sechs Systeme existirt eine Cadenz ähnlich dem vorstehenden Notenbeispiel. Wohl aber kommen die letzten in den gemischten Systemen vor, und zwar das Beispiel links in halbphonisch g (instrum. c-Moll), das andere rechts in halbtonisch $\overline{a}$, dessen Skale $\overline{a} - \overline{h} - \overline{\overline{cis}} - \overline{d} - \overline{e} - f - \overline{\overline{gis}} - \overline{a}$. Für das Paar 3) gestattet unsere Theorie auch keinen unmittelbar verständlichen Schluss, der in der schwer verständlichen Folge gegeben wäre

$$\overline{h} - d - f - \overline{a} = g^{+} + f^{+} \text{ und } g - \overline{h} - \overline{d} - f = \overline{a}^{0} + \overline{\overline{h}}^{0}$$

$$c - \underline{es} - g = g^{0} \qquad \overline{a} - \overline{\overline{cis}} - \overline{e} = \overline{a}^{+}$$

Ganz wie früher erscheint der antinome Sekundschritt dem Gehör unvermittelt. Anders dagegen wenn man Aenderungen der Bestandtheile selbst vornimmt, und das führt uns zur Darstellung der in der modernen Musik so wirkungsreich benutzten, verminderten Septimenaccorde. — Die überraschende Einfachheit ihrer Deutung, besonders auch der Nachweis über das Verständniss zweier sich unmittelbar folgender Gebilde dieser Art, dürfte am meisten geeignet sein, unserer Theorie Anhänger zu schaffen.

8. Der verminderte Septimenaccord, die Nonenaccorde und ihre Auflösung.

Der verminderte Septimenaccord ist, wie wir schon früher sahen, die Verbindung zweier um eine Quint von einander abstehender antinomer Klänge. Stets findet der obere Ton tonische, der untere phonische Klangvertretung. (Umgekehrt entstünde die Discordanz $c - \underline{es} - \overline{e} - g$).

Da drei neben einander liegende kleine Terzen, unter welchen eine pythagoräische, in den reinen Geschlechtern nicht vorkommen, so sind wir an den Inhalt und die Generation der gemischten Systeme gewiesen. Diese lehren uns sofort als Analogon der früher (S. 252) unter 3) gegebenen Auflösungen folgende Klangfolgen nebst Deutungen:

3) $\overline{h} - d - f - \underline{as} = g^{+} + c^{0}$	3) $\overline{\overline{gis}} - \overline{h} - \overline{d} - f = \overline{a}^{0} + \overline{e}^{+}$
$c - \overline{e} - g = c^{+}$	$\overline{a} - c - \overline{e} = \overline{e}^{0}$

Unmittelbar aber fordern wir mit demselben Recht und nicht minder verständlich

$\overline{h} - d - f - \underline{as} = g^{+} + c^{0}$	$\overline{\overline{gis}} - \overline{h} - \overline{d} - \overline{f} = \overline{a}^{0} + e^{+}$
$c - \underline{es} - g = g^{0}$	$\overline{a} - \overline{\overline{cis}} - \overline{e} = \overline{a}^{+}$

Die Auflösungen sind alle vier vollkommen befriedigend zu nennen. Es erfolgt in allen Fällen gleichzeitig ein antinomer Wechsel und ein homonomer Quintschritt.

Den Schwingungsverhältnissen nach sind die vorstehenden vier Auflösungen wechselseitig, zu je zweien, identisch. Sie mussten wiederholt werden, damit für jeden einzelnen seine doppelte Auflösung dargethan werde.

Eine höchst bemerkenswerthe Eigenschaft besitzt der verminderte Septimenaccord: die reciproken Werthe seiner Schwingungszahlen geben wiederum einen verminderten Septimenaccord, denn die reciproken Werthe von $\frac{15}{16} : \frac{9}{8} : \frac{4}{3} : \frac{8}{5}$ sind $\left\{\frac{5}{8} : \frac{3}{4} : \frac{8}{9} : \frac{16}{15}\right\}$ und jene verhalten sich zu diesen, wie $\frac{3}{2} : 1$ oder $d = 1$ gesetzt, ist $\overline{cis} - e - g - \underline{b} = \frac{3}{2} \cdot (\overline{fis} - a - c - \underline{es})$.

Wir bemerkten früher in der Festsetzung der Schwingungszahlen der Töne d oder $\overline{d}$ eine Schwierigkeit, insofern dieselbe nicht von dem dissonanten Gebilde, sondern von der Auflösung abhängig erschien; hier steht die Sache nicht anders. In einer Modulation von *c*-dur aus kann sowohl $\bar{h} - d - f - \underline{as}$ als $\bar{h} - \bar{d} - f - \bar{\bar{gis}}$ vorkommen, ersteres z. B. wenn nach phon. $\underline{g}$, letzteres wenn nach ton. $\bar{a}$ oder phon. $\bar{e}$ modulirt werden soll. Ob der Ton $\bar{\bar{gis}}$ oder $\underline{as}$ geschrieben wird, ist somit nicht einerlei. Der Zuhörer wird aber erst bei der Auflösung zur bestimmten Auffassung gelangen.

Suchen wir die vorstehenden Gebilde in unseren gemischten Systemen auf, so finden wir

in halbtonisch *c*: $\bar{h} - d - f - \underline{as}$

$c - \bar{e} - g$

in halbphonisch *c*: $\bar{e} - g - b - \underline{des}$

$f - \underline{as} - c$

oder in unsere *d*-Systeme transponirt:

$\overline{cis} - e - g - \underline{b} = a^{+} + d^{0}$

$d - \overline{fis} - a = d^{+}$

$\overline{fis} - a - c - \underline{es} = d^{+} + g^{0}$

$g - \underline{b} - \bar{d} = d^{0}$

Hiemit identisch in der Deutung die beiden Nonenaccorde, unter *d* in ersterem, über *d* in letzterem:

1) $\overline{cis} - e - g - \underline{b} - d = d^{0} + a^{+}$

$d - \overline{fis} - a - d = d^{+}$

und

2) $d - \overline{fis} - a - c - \underline{es} = d^{+} + g^{+}$

$g - g - \underline{b} - \bar{d} = d^{0}$

und ganz ähnlich über *a* in ersterem, unter *g* in letzterem

3) $a - \overline{cis} - e - g - \underline{b} = a^{+} + d^{0}$

$d - \overline{fis} - a - d = d^{+}$

und

$$4)\ \overline{fis} - a - c - \underline{es} - g = d^+ + g^0$$
$$g - g - \underline{b} - d = d^0$$

Diese vier Nonenaccorde können offenbar auch nach a^0 (1 u. 3) resp. nach g^+ (2 u. 4) befriedigend aufgelöst werden. Man nehme statt $\overline{fis}$ — $\underline{f}$ und statt $\underline{b}$ — $\overline{h}$.

Nicht so die Nonenaccorde der reinen Geschlechter, deren Klanganalyse keine zweifache Auflösung (in den Dur- und den gleichnamigen Mollaccord nach gewöhnlichem Sprachgebrauch) gestattet.

$$\text{auf } a\text{: } a - \overline{cis} - e - g - \overline{h} = a^+ + g^+$$
$$d - d - \overline{fis} - a = d^+ \text{ (nicht } a^0\text{)}$$
$$\text{unter } g\text{: } \underline{f} - a - c - \underline{es} - g = a^0 + g^0$$
$$g - g - \underline{b} - d = d^0 \text{ (nicht } g^+\text{)}$$

und ebenso

$$\overline{cis} - e - g - \overline{h} - d = a^+ + g^+$$
$$d - d - \overline{fis} - a = d^+ \text{ (nicht } \overline{a^0}\text{)}$$
$$d - \underline{f} - a - c - \underline{es} = a^0 + g^0$$
$$g - g - \underline{b} - d = d^0 \text{ (nicht } g^+\text{)}$$

Diese gestatten nur eine Lösung, weil der Doppelklang nur eindeutig fortzuschreiten vermag. Aehnliche Schlussfolgerungen gelten für den zweistimmigen Satz. Die Auflösung

$$\overline{cis} - \underline{b}$$
$$d - a$$

und

$$\overline{fis} - \underline{es}$$
$$g - d$$

ist doppeldeutig. Das Intervall $d - a$ kann als d^+ oder als a^0 gedeutet werden, und ähnlich das andere $g - d$.

Aber eindeutig

$$\begin{array}{l} \overline{cis} - \overline{h} \\ d - a = d^+ \text{ (nicht } a^0\text{)} \end{array}$$

und

$$\begin{array}{l} \underline{f} - \underline{es} \\ g - d = d^0 \text{ (nicht } g^+\text{)} \end{array}$$

Man sollte glauben, dass unserer Theorie gemäss die Auflösung ebenso verständlich bleiben müsse, wenn dem Accord $a^+ + d^0$ der zur Vervollständigung des d^0 dienliche Ton d hinzugefügt werde. Allein in der Dissonanz

$$a - \overline{cis} - e - g - \underline{b} - d = a^+ + d^0$$

ist die Tonmasse wiederum so gross, dass auch andere Deutungen Raum finden. Namentlich die Töne a und d könnten sowohl $= d^+$, als $= a^0$ gefasst werden, und bilden antinome Elemente der Nonenaccordes. Lösen wir den sechsstimmigen Accord nach a^0 auf, so sehen wir zwei gleichzeitig ausgeführte Cadenzen:

$$\begin{array}{l} a^+ + d^0 = a - \overline{cis} - e - g + e - g - \underline{b} - d = a^+ + d^0 \\ \qquad\qquad\qquad\qquad\qquad d - d - \underline{f} - a = a^0 \end{array}$$

Das Beharren der Töne d und a giebt der Auflösung den Character eines doppelten Vorhaltes. Uebrigens kommt in der Musik die vorstehende Klangfolge nicht selten vor.

Ganz dem letzten Beispiel entsprechend ist in einem irischen Liede: „Heimkehr nach Ulster“, von Beethoven bearbeitet, folgende Stelle zu deuten:

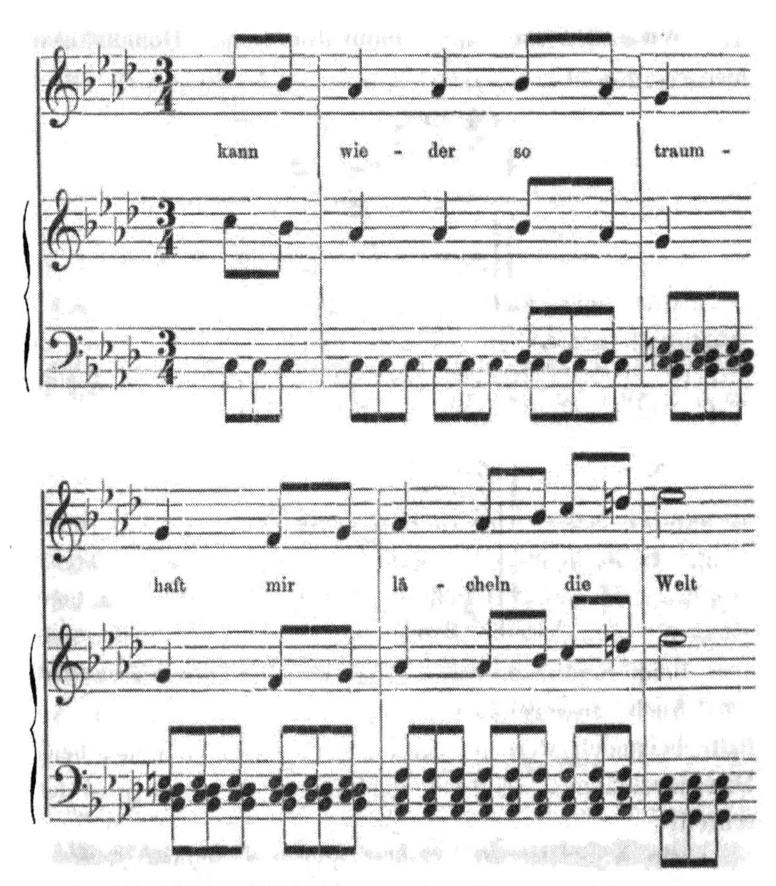
kann wie - der so traum -
haft mir lä - cheln die Welt

und später im Nachspiel:

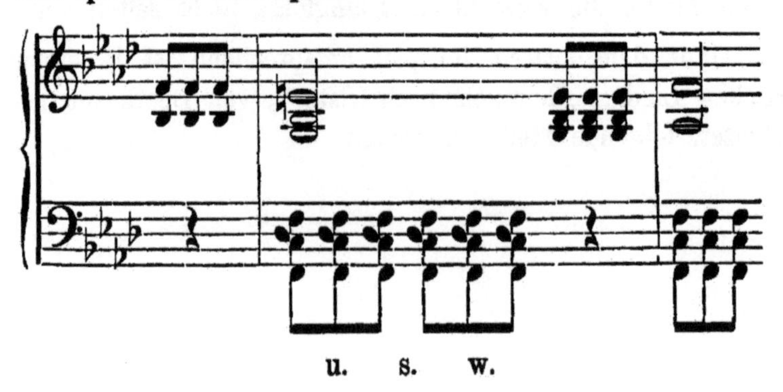

u. s. w.

Wir sehen hier die Combination eines Dominantseptimenaccordes über $c = c - \overline{e} - g - b = c^{+} + f^{0}$

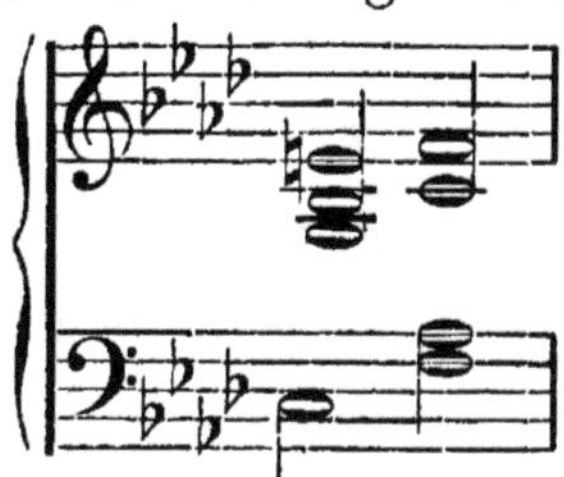

und eines Regnantseptimenaccordes unter $f = g - b - \underline{des} - f = c^{+} + f^{0}$

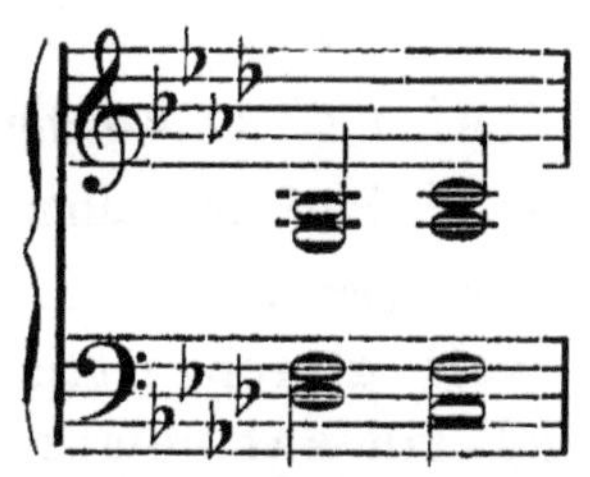

Beide Septimenaccorde gehen gleichzeitig nach c^{0} über[1]).

Auch die verminderten Septimenaccorde können als Vorhalte behandelt werden. Alsdann beharrt der eine der beiden Dissonanzklänge, während der andere vorgreifend fortschreitet

$$\overline{cis} - e - g - \underline{b} = a^{+} + d^{0}$$
$$d - g - \underline{b} = d^{0}$$
$$\text{und } c - \underline{es} - \overline{fis} - a = g^{0} + d^{+}$$
$$d - \overline{fis} - a = d^{+}$$

Der Schritt $a^{+} - d^{0}$, und resp. $g^{0} - d^{+}$ ist eine vorgreifende Folge, weil der vermittelnde Klang d^{+} resp. d^{0}

1) Man vergleiche Hauptmanns Darstellung § 238. Sein Prinzip, die Bestandtheile einer gegebenen Dissonanz allmählig und einzeln übergehen zu lassen, führt ihn zu dem Resultat, dass die Auflösung des Nonenaccordes durch eine ganze Reihe schwerverständlicher Harmonieen und Dissonanzen vermittelt werde.

verausgesetzt wird. Daher diese beiden Accorde vollständig die Cadenz beschliessen:

$$\overline{cis} - e - g - \underline{b} = a^+ + d^0$$
$$d - g - \underline{b} = d^0$$
$$d - \overline{fis} - a = d^+ \text{ (od. } a^0 \text{ (} \underline{f} \text{ statt } \overline{fis}\text{))}$$
$$c - \underline{es} - \overline{fis} - a = g^0 + d^+$$
$$d - \overline{fis} - a = d^+$$
$$d - g - \underline{b} = d^0 \text{ (od. } g^+ \text{ (} \overline{h} \text{ statt } \underline{b}\text{))}$$

Jeder verminderte Septimenaccord kommt ohne Veränderung seiner Stimmung in 2 Tonarten vor:

$e - g - \underline{b} - \overline{cis} = a^+ + d^0$ in halbphon. *a* u. halbton. *d*

$\underline{es} - \overline{fis} - a - c = d^+ + g^0$ in halbphon. *d* u. halbton. *g*

Die Folge zweier verminderter Septimenaccorde muss befriedigend sein, weil gleichzeitig zwei homonome Quintschritte und ein antinomer Wechsel ausgeführt werden:

$$\overline{cis} - e - g - \underline{b} = a^+ + d^0$$
$$c - \underline{es} - \overline{fis} - a = d^+ + g^0$$

oder umgekehrt erst der untere, dann der obere Accord.

Da stets ein tonischer und ein phonischer Klang verbunden sind, und wir in der aufsteigenden, sowie in der absteigenden Reihe verminderter Septimenaccorde in Quintschritten nach einer Richtung uns fortbewegen, entgegengesetzte Richtungen aber im tonischen und im phonischen Systeme gleiche Hauptbedeutung haben, so wird die eine Bewegung vorzüglich in dem einen System, die andere im anderen Geltung haben. Beim Hinabsteigen gehen wir z. B.

von $a^+ + d^0$ nach
$d^+ + g^0$

und beide Klänge schreiten nach einer unteren Quinte. Das ergiebt für die tonischen Klänge eine rückgehende, für die phonischen eine vorwärtsschreitende Fortbewegung. Umgekehrt ist in der aufsteigenden Folge der Töne des verminderten Dreiklanges

$$d^{+} + g^{0}$$
$$a^{+} + d^{0}$$

die Bewegung der phonischen eine rückwärts-, die der tonischen eine vorwärtsschreitende. — Daher kommt es, dass beim Abwärtsschreiten die phonische Auflösung eine unmittelbarere. In der Folge

$$\overline{cis} - e - g - \underline{b} = a^{+} - d^{0}$$
$$c - \underline{es} - \overline{fis} - a = d^{+} + g^{0}$$
$$g - \underline{b} - d - g = \quad d^{0}$$

kann statt des letzten Klanges allerdings die andere Auflösung g^{+} folgen, allein die vorstehende steht in unmittelbarer Beziehung zum ersten Doppelklange, indem d^{0} wiedergekehrt ist.

Dasselbe gilt für die nachstehende Folge

$$c - \underline{es} - \overline{fis} - a = d^{+} + g^{0}$$
$$\overline{cis} - e - g - \underline{b} = a^{+} + d^{0}$$
$$d - \overline{fis} - a \quad = d^{+}$$

Der Klang $d - \underline{f} - a = a^{0}$, würde als eine fortschreitende Folge, eine wohlverständliche Modulation bedingen, während d^{+} die Cadenz tonisch abschliesst durch die Rückkehr aus a^{+} nach d^{+}, aus der Oberdominante nach der Tonica; im ersten Beispiel dagegen bezeichnet die Folge g^{0} nach d^{0} die Rückkehr aus der Unter-Regnante in die Phonica. Ohne sämmtliche ferner liegende Auflösungen zu berühren, wollen wir noch eine möglichst übersichtliche Darstellung des Schematismus und der Enharmonik der verminderten Septimenaccorde geben. Dasselbe, was durch Betrachtung der entsprechenden Schwingungsverhältnisse erzielt werden könnte, ergiebt sich einfacher, wenn wir uns an das Seite 15 gegebene, der Generation der Töne entsprechende, Schema halten:

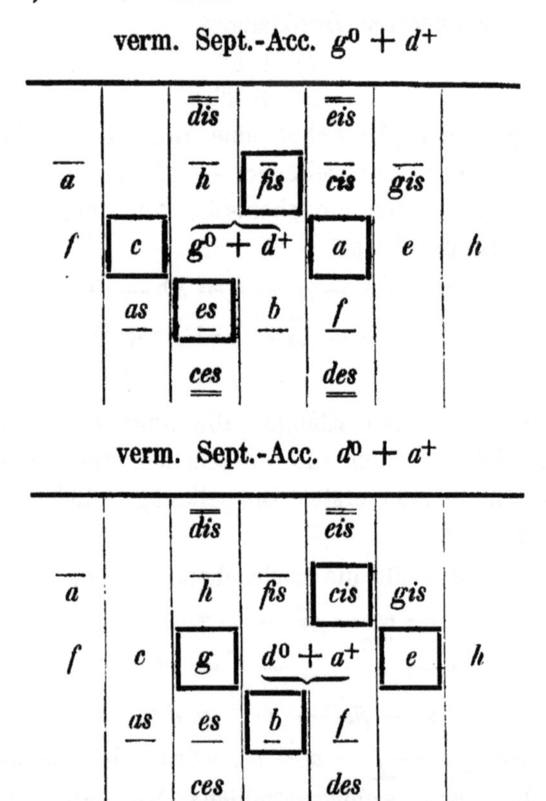

Je vier rösselsprungartig mit einander verbundene Felder in der unendlich weit gedachten Tabelle auf Seite 15 geben sämmtliche verminderte Septimenaccorde. — Je zwei eingeschlossene Felder stellen, wie in vorstehenden Diagrammen zu sehen, die Klangbedeutung dar, zugleich auch die beiden gemischten Tonarten, in welchen derselbe Accord in unveränderter Stimmung vorkommt. Das zweite Schema ist das vollkommen symmetrische Spiegelbild des ersten, nur muss man sich analog dem quadratisch gebildeten Schema zwei auf einander und zugleich auf der Ebene des Papiers senkrechte Spiegel wirksam denken. Eine doppelt geänderte Schreibart in Bezug auf die Generation ergäbe unmittelbar identische Lagen der Bilder.

Entwirft man in dieser Art ein Schema für andere Harmonieen, so ergäben sich identische Lagen für sämmtliche vollkommen symmetrische Accorde und Accordfolgen.

An vier verschiedenen Septimenaccorden nimmt ein jeder Ton in unveränderter Stimmung Theil. Ebenso zwei in Rösselsprunglage von einander abstehende Töne an zwei Septimenaccorden; drei Tönen gehört nur ein bestimmter Accord zu. Man findet leicht im Diagramm (S. 265) folgende den Ton *d* enthaltende verminderte Septimenaccorde:

Accorde.	Klangbedeutung.	gehörig zu den Tonarten	
		halbphon.	halbton
1) *eis* — *gis* — *h* — *d* =	*cis*⁺ + *fis*⁰	*cis*	*fis*
2) *gis* — *h* — *d* — *f* =	*e*⁺ + *a*⁰	*e*	*a*
3) *h* — *d* — *f* — *as* =	*g*⁺ + *c*⁰	*g*	*c*
4) *d* — *f* — *as* — *ces* =	*b*⁺ + *es*⁰	*b*	*es*
		Töne des verminderten Septimenaccordes in halbtonisch *d*	halbphon. *d*

Die vier mit dem Tone *d* verbundenen verminderten Septimenaccorde sind Bestandtheile derjenigen acht Tonarten, deren Namen in den beiden verminderten Septimenaccorden der gemischten Geschlechter des Tones *d* vertreten sind.

Wollen wir im combinirten *d*-System bleiben, so kennen wir nur die Folge zweier verminderter Septimenaccorde. Modulatorisch steht aber nichts im Wege, weiter fortzuschreiten. Denn es giebt zwei Accorde, die sich unmittelbar an jene beiden des combinirten *d*-Systems anschliessen, nämlich

$\overline{h} - d - f - \underline{as}$ und $\overline{\overline{gis}} - \overline{h} - \overline{d} - f$
$= g^+ + c^0$ und resp. $e^+ + a^0$.

In dieser Weise entstünden weiter die unmittelbar verständlichen Folgen:

$d - \underline{f} - \overline{gis} - h = e^+ + a^0$ $\quad$ $f - \underline{as} - \overline{h} - d = c^0 + g^+$
$\overline{cis} - e - g - \underline{b} = a^+ + d^0$ $\quad$ $\overline{fis} - a - c - \underline{es} = g^0 + d^+$
$c - \underline{es} - \overline{fis} - a = d^+ + g^0$ $\quad$ $g - \underline{b} - \overline{cis} - e = d^0 + a^+$
$\overline{h} - d - f - \underline{as} = g^+ + c^0$ $\quad$ $\overline{gis} - h - d - \underline{f} = a^0 + e^+$
$b - \underline{des} - \overline{e} - g = c^+ + f^0$ $\quad$ $a - \underline{c} - \overline{dis} - fis = e^0 + h^+$

Jede neue Dissonanz löst hier die vorhergehende auf, bedarf aber selbst einer Auflösung.

Einen wesentlichen Unterschied bemerken wir in den beiden vorstehenden Reihen. Die erste, absteigende, wird befriedigender phonisch abgeschlossen, im vorliegenden Falle mit c^0 und nicht mit f^+. Die andere, aufsteigende, wird umgekehrt beruhigender tonisch schliessen mit e^+ und nicht mit h^0.

Man wird aber leicht finden, dass statt e^+, auch b^+ befriedigend schliesst. Diesen Schluss in b^+ nach der aufsteigenden Reihe erkläre ich folgendermaassen:

1) $f - \underline{as} - \overline{h} - d = c^0 + g^+$
2) $\overline{fis} - a - c - \underline{es} = g^0 + d^+$
3) $g - b - \underline{des} - \overline{e} = f^0 + c^+$
(zu halbphon. c und halbton. f gehörig)
4) $\underline{as} - \overline{h} - d - f = c^0 + g^+$
5) $\overline{a} - c - es - \underline{ges} = b^0 + f^+$

Auflösung $b - \overline{d} - f = b^+$
oder $b - \underline{des} - f = f^0$;

die letztere Auflösung ist **befriedigender**, weil f^0 bereits vertreten war, und in der ersteren der Ton *d* seine Stimmung ändert.

In der Erinnerung an die Klangbedeutung des ersten Accordes ist hier der 3te vorgreifend erfasst, so dass der 4te mit dem 1sten identisch wird.

Nun ist der 5te Accord, je nach der Auflösung, wie vorstehend zu verständigen, oder er wird identisch mit dem 2ten, wenn die Auflösung $= g^+$ oder d^0, wobei kein enharmonischer Wechsel nothwendig.

$$
\begin{aligned}
&1)\ f - \underline{as} - \overline{h} - d = c^0 + g^+ \\
&2)\ \overline{fis} - a - c - \underline{\underline{es}} = g^0 + d^+ \\
&3)\ g - b - \underline{des} - \overline{e} = f^0 + c^+ \\
&4)\ \underline{as} - \overline{h} - d - f = c^0 + g^+ \\
&5)\ a - c - \underline{es} - \overline{fis} = g^0 + d^+
\end{aligned}
$$

Auflösung $g - \overline{h} - d = g^+$ (verständlicher)
oder $g - \underline{b} - d = d^0$

Wenn hiernach die Stimmung durch mehre Accorde hiedurch zweifelhaft bleibt, so wird auch die Intonation unsicher werden müssen. Die Auflösung nach e^+ dürfte vom Zuhörer vielleicht am wenigsten erwartet werden, weil ein Fortschreiten nach einer Richtung in lauter Quintschritten sehr ungefällig.

Welche Auflösung auch erfolgen mag, niemals gelangen wir durch eine Folge von verminderten Septimenaccorden aus der herrschenden Quintgeneration hinaus. Hiedurch unterscheidet sich diese Folge wesentlich von einer anderen, die wir bald kennen lernen werden.

Innerhalb eines Tonsystemes giebt es höchstens einen verminderten Septimenaccord, im combinirten halbton. und halbphon. deren zwei. Es ist gewiss bedeutsam, dass ein dritter sich nicht einfindet, und nur auf dem Wege der Modulation zu gewinnen ist. Die Folge

$$c - \overline{\overline{dis}} - \overline{fis} - \overline{a} - c$$
$$c - \overline{e} - g - c$$

kommt aber in der Musik häufig vor, und zwar wird oft *dis* und nicht *es* geschrieben *). Wäre letzteres allein richtig, so müsste man g^{+} als vermittelnden Accord sich denken. Unsere Notenschrift pflegt aber instinktiv sehr richtig zu sein, und desshalb, meine ich, muss die vorstehende Folge von der folgenden unterschieden werden:

$$c - \underline{es} - \overline{fis} - a - c = d^{+} + g^{0}$$
$$g - \underline{d} - g - \overline{h} \quad = g^{+}$$
$$c - \overline{e} - g - c \quad = c^{+},$$

wo der dritte Accord als doppelt vorgreifender Klang auch vor dem zweiten verständlich ist. (So z. B. bei Beethoven in der *A*-dur Sonate Op. 2 No. 2: im Rondo grazioso. Modulation in *C*-dur mit Ausweichung nach halbton. *g*).

Ich glaube nicht, dass man dieses vermittelnden Klanges bedarf; eine vielleicht manchem Leser gewagt erscheinende Deutung wäre die folgende:

$$\overline{\overline{dis}} - \overline{fis} - \overline{a} - c = \overline{h}^{+} + \overline{e}^{0}$$
$$\overline{e} - g - c = \overline{h}^{0} + \overline{e}^{0}$$

Ich halte dieselbe für die einzig berechtigte. Dieser Gestalt finden wir wirklich die Auflösung innerhalb unserer Systeme, nur darf die vorstehende Folge nicht in *c*-dur, sondern im halbphonischen $\overline{h}$-System gesucht werden. Der Dreiklang $c \quad \overline{e} - g$ erscheint als Dissonanz und die vorstehende Folge als Vorhalt, da $\overline{e}^{0}$ verharrt, während aber $\overline{h}^{+}$ nicht in $\overline{e}^{0}$ übergeht. Letzteres würde die Auflösung als vorgreifenden Klang erscheinen lassen. Die Um-

---

*) Marx sagt von dieser Folge (Compositionslehre Bd. I pag. 222): „So liebt jugendlicher Ungestüm (im Componisten oder in der Situation) Wendungen, wie diese etc."

wandlung des Zusammenklanges $c - \overline{e} - g = \overline{h} + \overline{e}^0$ in c^+ kann erst durch die Folge bedingt werden:

$$\begin{aligned} \overline{\overline{dis}} - \overline{fis} - a - c &= \overline{h}^+ + \overline{c}^0 \\ \overline{e} - g - c &= \overline{h}^0 + \overline{e}^0 \\ &= c^+ \\ f - \underline{as} - c &= c^0. \end{aligned}$$

Verständlicher dagegen ist ganz ohne Modulation

$$\begin{aligned} \overline{\overline{dis}} - \overline{fis} - a - c &= \overline{h}^+ + \overline{e}^0 \\ \overline{e} - g - c &= \overline{h}^0 + \overline{e}^0 \\ \overline{e} - g - \overline{h} &= \overline{h}^0 \\ \overline{\overline{dis}} - \overline{fis} - \overline{h} &= \overline{h}^+. \end{aligned}$$

Hier folgen sich zwei Vorhalte, bis zur befriedigenden Auflösung. Demgemäss gehört die Folge

$$\begin{aligned} d - \overline{\overline{eis}} - \overline{gis} - \overline{h} - d &= \overline{cis}^+ + \overline{fis}^0 \\ d - \overline{fis} - a - d &= \overline{cis}^0 + \overline{fis}^0 \end{aligned}$$

nicht in ein tonisches oder phonisches d-System, sondern in das nahverwandte halbphon. $\overline{cis}$. Die vorstehenden Darstellungen enthalten den Schlüssel zu einer Theorie der Chromatik, die schliesslich auf die nahe und eigenthümliche Verwandtschaft antinomer Leittonarten zurückgeführt wird.

Auffallender Weise erscheint schwerer verständlich das Spiegelbild

$$\begin{aligned} g - b - des - \overline{e} &= c^+ + f^0 \\ \overline{a} - c - \overline{\overline{e}} &= c^+ + f^+ \end{aligned}$$

dessen weitere Behandlung in consequenter Symmetrie des vorigen keine Schwierigkeit macht. Hier aber ist das $\overline{e}$ unzweifelhaft Vorhaltsnote vor f, und verständlich ist

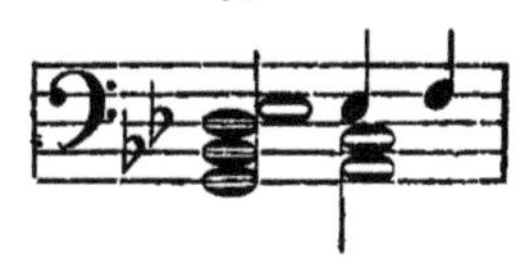

während die Umwandlung dem Gehör empfindlich wird in:

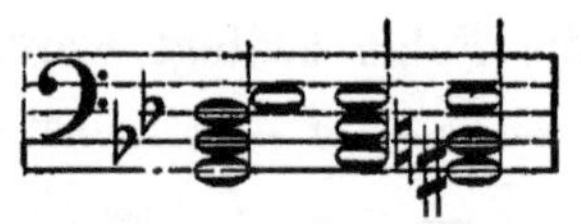

Der Theorie nach fügt sich $\underline{as}$ [1]) tief unten im Bass

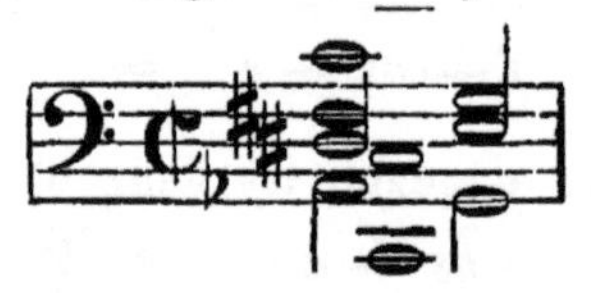

Dann wäre zu setzen:

$$c - \underline{as} - \overline{\overline{dis}} - \overline{fis}\,(-\overline{a}) - c = c^0 + \overline{h}^+ + (\overline{e}^0)$$

$$c - \overline{\overline{e}} - g - c = c^+ (+\overline{h}^0 + (\overline{e}^0))$$

Die Umwandlung des aufgelösten Dissonanzklanges in ein reines c^+ geschieht schon unmittelbar durch die Aufnahme des c^0-Elementes. Im ersten Accorde kann $\overline{a}$ hinzugenommen werden, ohne Beeinträchtigung des Verständnisses. Mit vorstehender Dissonanz darf nicht identificirt werden

$$\underline{as} - c - \underline{es} - \overline{fis}$$

die wir sogleich untersuchen wollen. — Diese Art Auflösung, in unsere d-Systeme, auf die ihnen eigenthümlichen verminderten Septimenaccorde übertragen, gäbe

$$\underline{b} - \overline{\overline{cis}} - e - g - \underline{b} = a^+ + d^0$$

$$\underline{b} - d - \underline{f} - \underline{b} = a^0 + d^0 = (\underline{b}^+)$$

---

und $\overline{fis} - a - c - \underline{es} - \overline{fis} = d^+ + g^0$

$$\overline{fis} - \overline{h} - d - \overline{fis} = d^+ + g^+ = (\overline{fis}^0)$$

Die erste Auflösung und weitere Behandlung gehört in das halbphonische d-System, das andere in das halbtonische d-System, und kann sogleich die Modulation nach $\underline{b}$-dur und

1) So z. B. bei Fr. Schubert „Am Meer.“

phon. $\overline{fis}$ fixirt werden. Schliesslich erwähne ich noch einer Auflösung durch doppelte Vorhalt-Dissonanzen in leicht verständlichen Klangfolgen

$$e - g - \underline{b} - \overline{cis} = a^+ + d^0$$
$$d - \overline{fis} - a - \overline{cis} = a^+ + d^+$$
$$d - \overline{fis} - a - d = d^+$$

$$\underline{es} - \overline{fis} - a - c = d^+ + g^0$$
$$\underline{es} - g - \underline{b} - d = d^0 + g^0$$
$$d - g - \underline{b} - d = d^0$$

9. Der übermässige Sextenaccord.

Ein beachtungswerthes Gebilde finden wir in beiden Doppelleittongeschlechtern vor, und sonst nirgendwo, welches von um so grösserem Werthe erscheint als neue Belege gewonnen werden für die Richtigkeit der Theorie, namentlich für die veränderte Bedeutung der Septime im Dominantseptimenaccorde. Der Doppelklang

$$\underline{es} - g - a - \overline{cis} = g^0 + a^+$$

verbindet zwei Klänge, die durch die antinomen Klänge d^0 und d^+ vermittelt werden. Unmittelbar wird also die vorliegende Klangmasse sich niemals auflösen lassen; vollständige Befriedigung gewährt erst die Aufeinanderfolge von d^+ und d^0:

$$\underline{es} - g - a - \overline{cis} = g^0 + a^+$$
$$d - \overline{fis} - a - d = d^+$$
$$g - g - \underline{b} - d = d^0$$

$$\text{oder } \underline{es} - g - a - \overline{cis} = g^0 + a^+$$
$$g - g - \underline{b} - d = d^0$$
$$d - \overline{fis} - a - d = d^+$$

In beiden Fällen ist der mittlere Accord in Bezug auf den einen Bestandtheil der Dissonanz ein vorgreifender. Lässt man je den letzten fort, so hat der Schluss den Character einer Cadenz in die Dominante oder Regnante. Weder beim verminderten Septimenaccorde, noch hier bei dem früher betrachteten übermässigen Dreiklange $\underline{b} - d - \overline{fis}$ darf ein bestimmter Grundbass angenommen werden, wie d'Alembert schon bemerkt hat.

Lehrreich sind die obigen Beispiele in so fern, als die Terztöne $\overline{fis}$ und $\underline{b}$ nicht wie sonst früher in $\underline{f}$ und $\overline{h}$ verwandelt werden dürfen. Denn in

$$\underline{es} - g - a - \overline{cis} = g^0 + a^+$$
$$d - \underline{f} - a - d = a^0$$

$$\text{und in } \underline{es} - g - a - \overline{cis} = g^0 + a^+$$
$$d - g - \overline{h} - d = g^+$$

findet für die eine Seite des Doppelklanges ein verständlicher Schritt in den reciproken Klang statt; gleichzeitig hören wir aber die ganz unvermittelten Doppelquintschritt-Folgen. Das erste der vorliegenden Beispiele ist dasjenige, welches Helmholtz für eine „unverstandene Ruine der alten Tongeschlechter“ ansieht[1]). Ich glaube, dass im Vorliegenden ein genügender Beweis dafür gegeben, dass beide Cadenzen wohl zu keiner Zeit verstanden worden sind. Später (Seite 471) kommt Helmholtz noch einmal auf diesen sogenannten übermässigen Sextenaccord $\underline{es} - g - \overline{cis}$ zurück

1) Helmholtz l. c. pag. 438.

und erklärt ihn fast ebenso, wie wir. Wenigstens unterscheidet er die gesonderten Bestandtheile $\underline{es}$ — *g*, und hiemit verbunden ein Bruchtheil von *a* — $\overline{cis}$ — *e*. Da aber dort die rein dorische Leiter behandelt wird (des Tones *d*) so bleibt der Ton $\overline{cis}$ unerklärt; dann aber ergäbe sich nach Helmholtz nur die soeben von uns verworfene Folge [1]).

Wir lernen aber hier noch mehr: Wir hatten gefunden, dass der Dominantseptimenaccord *e* — *g* — *a* — $\overline{cis}$ und der Regnantseptimenaccord $\underline{es}$ — *g* — *a* — *c* der erstere sowohl nach d^+, als auch nach a^0, letzterer sowohl nach d^0 als auch nach g^+ aufgelöst werden könne, dass alsdann aber die Septime *g*, resp. *a* eine Umdeutung erlitt in d^0, resp. d^+. Einen Beleg fanden wir dafür in der Natur der Nonenaccorde. — Hier im Accorde $\underline{es}$ — *g* — *a* — $\overline{cis}$ können *g* und *a* nicht mehr die Klänge d^0 und d^+ vertreten, weil die selbstständige Bedeutung von *g* und *a* als g^0 und a^+ unter allen Umständen durch die Terztöne $\underline{es}$ und $\overline{cis}$ fixirt ist. Die Deutung der Klänge ist eng, unzweideutig fest und bestimmt, ebenso die Auflösung nach d^+ oder d^0, d. h. nach den beiden eingeschlossenen Klängen

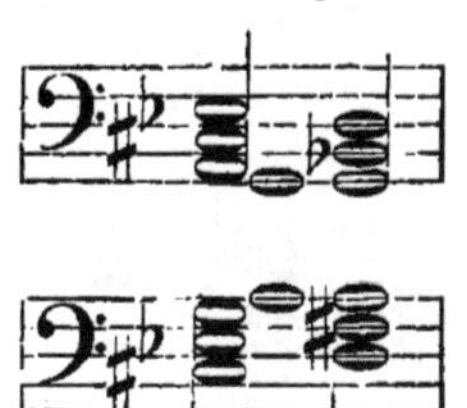

Derselbe Accord $\underline{es}$ — *g* — *a* — $\overline{cis}$ kann, ohne dass irgend ein Ton seine Stimmung ändert, auch nach $\underline{b}^+$ auf-

1) Nämlich um Helmholtz's Bezeichnung beizubehalten

F — $\underline{a}$ — $\overline{Dis}$ transp. = $\underline{es}$ — *g* — $\overline{cis}$
e — $\overline{G}$ — $\overline{h}$ $\overline{d}$ — $\underline{f}$ — *a*

gelöst werden, und andererseits auch nach $\overline{fis}^0$. Diese Auflösungsaccorde sind alsdann, wie ich meine, auch als in Consonanzen umgewandelte Dissonanzen zu verstehen, so dass

$$\underline{b} - d - \underline{f} = d^0 + a^0 = \underline{b}^+$$
$$\overline{h} - d - \overline{fis} = d^+ + g^+ = \overline{fis}^0$$

Solche Umwandlung wird, wenn die Sequenz einem bekannt ist und nicht unerwartet erscheint, unmerklich schnell ausgeführt, und es bedarf kaum besonderer weiterer Accorde zur Fixirung der neuen Tonart ton. $\underline{b}$ oder phon. $\overline{fis}$. Immer aber berührt eine sofortige Rückkehr nach ton. oder phon. d angenehm das Gehör. Besonders gleich nach $\underline{b}$-dur resp. $\overline{fis}^0$, die Accorde

$$a - \overline{cis} - e - g - a = a^+ + g^+$$
$$\text{resp. } g - a - c - \underline{es} - g = a^0 + g^0$$

die d^+, resp. d^0 einschliessen; also:

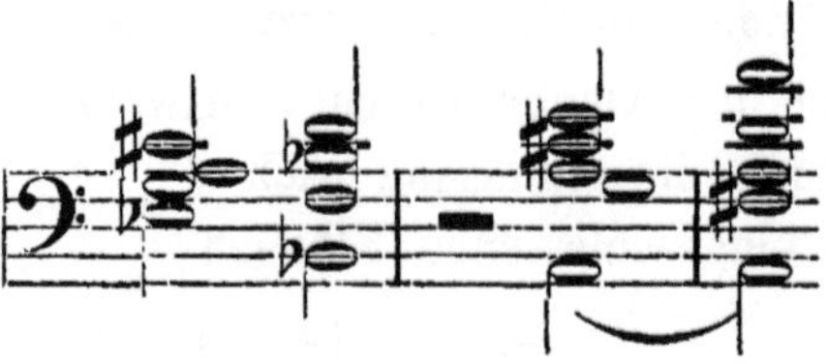

und als Spiegelbild:

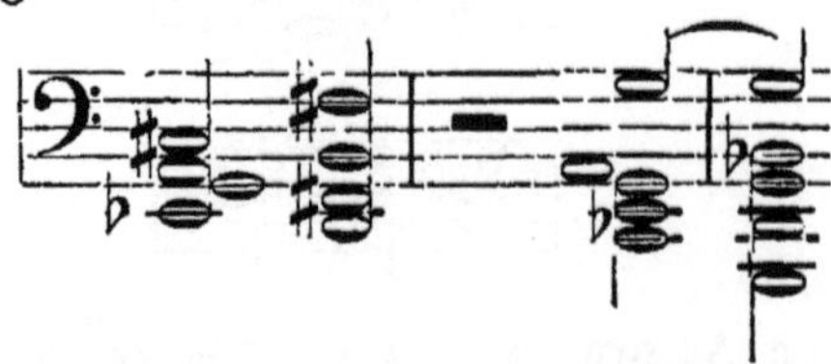

Derselbe übermässige Sextaccord erscheint in den reinen Cadenzen, wenn z. B. in c-dur der Ton d über $\overline{dis}$ nach $\overline{e}$ schreitet. Solche „Durchgangsnoten“ sind meist unter dem Schutze einer „melodischen Stimmführung“ ohne harmonische Begründung in der Harmonielehre eingeführt.

Ich verkenne nicht die offenbare Schwierigkeit, die hier obwaltet. Nehmen wir ein einfaches Beispiel.

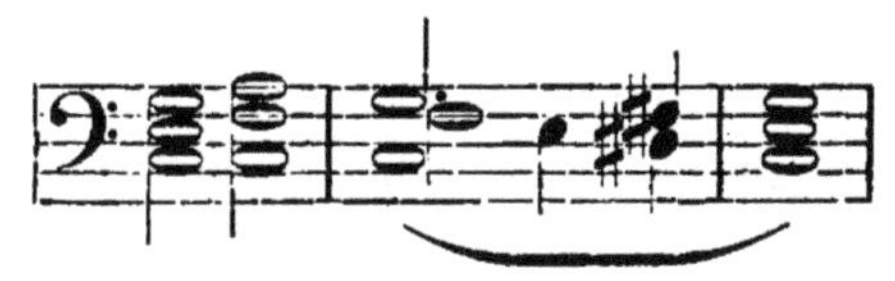

Dass die Töne $\overline{\overline{dis}}$ und $\overline{fis}$ harmonisch zu rechtfertigen, erkennt man schon daraus, dass man nicht $\underline{es}$ und *ges* schreiben darf. Ich glaube, dass im Tone $\overline{\overline{dis}}$ sowohl als in $\overline{fis}$ ein $\overline{h}^{+}$-klang zu sehen ist. In der That ist ja, wie wir von früher her wissen, der tonische *c*-Klang zugleich phonischer $\overline{h}$-Klang. Der auflösende Accord lässt aber sogleich seine tonische Bedeutung hervortreten, schon desshalb weil der *c*-Klang durch alle Accorde hindurch beharrt. So bietet die phonische Eigenschaft des tonisch consonanten Dreiklangs die Brücke für das Verständniss der sich unmittelbar folgenden um einen Halbton von einander entfernten tonischen Dreiklänge. Allerdings könnte man auch den Accord $\overline{e} - g - \overline{h} = \overline{h}^{0}$ als Vermittler der Folge ansehen. Ich glaube nicht, dass u n v e r m i t t e l t die Folge $\overline{h}^{+}$, c^{+} gefasst werden kann. Lehrreich ist hier wiederum das Spiegelbild der obigen Cadenz, dem man wohl kaum in der Kirchenmusik begegnen dürfte, und welches in consequenter Schreibweise folgendes wäre:

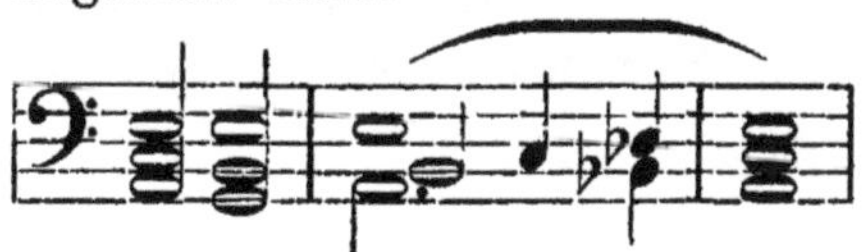

Nach meinem Urtheil befriedigt dieser Schluss nicht. Die Töne *b* und $\underline{des}$ klingen fremd und widrig. Ja der Schlussaccord macht wirklich den Eindruck einer Dissonanz, die am einfachsten sich nach *f* auflöst dadurch, dass $\overline{e}$ in der oberen Stimme nach *f* übergeht.

Daraus lässt sich schliessen, dass die chromatischen Töne für die tonische Cadenz desshalb unmittelbar verständlich erscheinen, weil wir an die Folge gewöhnt sind. Auch die letztere phonische Cadenz, missfällt immer weniger, je häufiger man sie spielt, namentlich wenn man den Grundbass $\overline{a}$ verstärkt.

Meinem Urtheile nach ist eine Cadenz sowohl tonisch als phonisch verständlich, wenn in *c*-dur der Ton *d* durch $\overline{\overline{dis}}$ nach $\overline{e}$, und in phon. $\overline{e}$, $\overline{d}$ durch $\underline{des}$ nach *c* führt, sobald man im ersten Falle die None $\overline{a}$ über der Dominante *g*, im letztern die None *g* unter der Regnante $\overline{a}$ hinzunimmt:

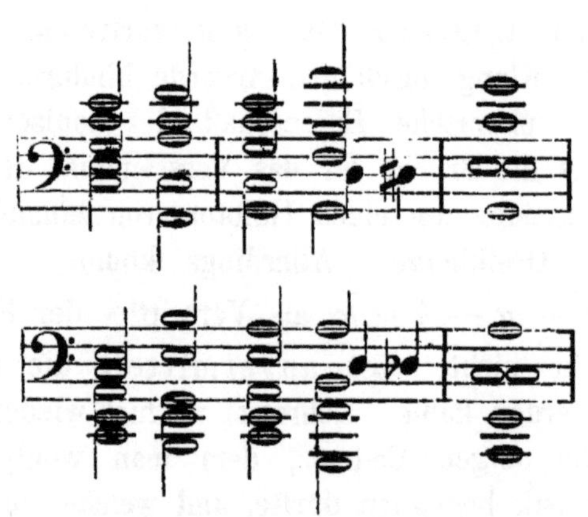

Hier wird der Schlussaccord stets mit doppelter Terz auftreten. Die Klangbedeutung ist, wie ich meine, für die letzten Accorde

$$g^{+} + f^{+} + \overline{h}^{+}$$
$$c^{+}$$

$$\text{resp. } \overline{a}^{0} + \overline{h}^{0} + f^{0}$$
$$\overline{e}^{0}$$

Den Character einer schwerverständlichen oder wenigstens stark diskordirenden Dissonanz wird solch reiches

Tonmaterial *f*, *g*, $\overline{a}$, $\overline{h}$, $\overline{dis}$ stets behalten. In der neueren Musik kommen oft Auflösungen vor, die dem Gehör, wenn auch nicht sogleich, so doch allmählig durchaus zugänglich, die aber trotzdem schwer theoretisch zu rechtfertigen sind.

In Joachim Raff's Op. 74 No. 2 kommt im Scherzo eine Stelle vor, auf welche ich von dem Herrn Otfried Rötscher aus Berlin aufmerksam gemacht wurde, und deren Analyse zwar Schwierigkeiten darbietet, zugleich aber interessant ist:

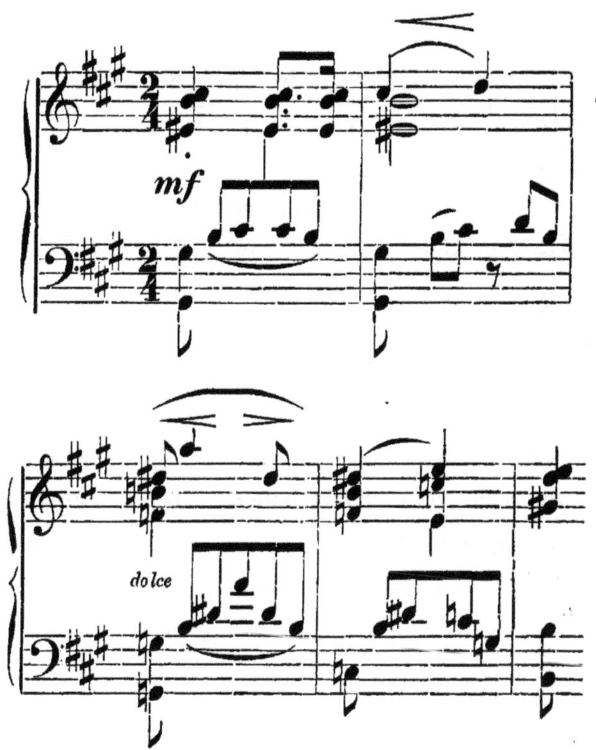

Nach meiner Deutung der Klänge, ist die vorliegende Schreibweise der Töne vollkommen correct. Wir haben offenbar eine Modulation vom Dominantaccord auf $\overline{cis}$ (oder Terz-Quartaccord auf $\overline{gis}$) aus nach *c*-dur; nach dem vierten

Takte beginnt ganz dieselbe Sequenz vom Dominantaccord auf $\overline{e}$ aus und löst sich im achten Takte nach $\underline{es}$-dur auf. Man bemerke zunächst, dass der dritte und vierte Takt ganz dieselbe Cadenz giebt, wie wir sie soeben behandelt haben, nämlich in reiner Stimmung:

$$f - g - \overline{h} - \overline{\overline{dis}} - \overline{a} = f^{+} + g^{+} + \overline{h}^{+}$$

Auflösung $$c - \overline{e} - g - c = c^{+} \quad (+ \overline{h}^{0})$$

Die vorliegende Deutung ergab sich vorhin, wo die Hauptklänge der c-dur-Tonart schon vorhergegangen waren, verhältnissmässig leicht. Hier aber wird der Accord ganz anders eingeführt. Wir haben in reiner Stimmung die Folge

1) $\overline{\overline{eis}} - \overline{gis} - \overline{h} - \overline{cis} = \overline{cis}^{+} + \overline{fis}^{0}$
2) $\overline{\overline{eis}} - \overline{gis} - \overline{h} - d = \overline{cis}^{+} + \overline{fis}^{0}$
3) $f - g - \overline{h} - \overline{\overline{dis}} - \overline{a} = g^{+} + (\overline{h}^{0}) + \overline{h}^{+} + f^{+}$
4) $\overline{e} - g - c - \overline{e} = c^{+} + (\overline{h}^{0})$

Zunächst steht fest, dass der Ton $\overline{h}$ der einzige unveränderliche Stimmung und Klangbedeutung bestimmende Ton ist, der schliesslich nach c übergeht. Nach dem Eintritt des Accordes 3) empfindet man den enharmonischen Wechsel in der Stimmung des zweiten Accordes, da offenbar $\overline{\overline{eis}}$ und $\overline{gis}$ in f und $\underline{as}$ sich verwandelt haben. Diese Umwandelung geschieht durch den Ton $\overline{h}$, der zunächst g bestimmt, und dieses wiederum wandelt $\overline{gis}$ in $\underline{as}$ (dieses geschieht in der Auffassung, die Notenschrift kann es nicht wiedergeben). Der Klang f entsteht, weil die Bedeutung von $\overline{\overline{eis}}$ zu weit abliegt; der $\overline{cis}^{+}$-Klang verschwindet, ohne sich direkt aufzulösen. Nun könnte das hinzutretende $\overline{a}$ in 3) in Verbindung mit f sehr wohl einen $\overline{a}^{0}$-Klang geben. Dann wäre Accord 3) $= \overline{h}^{0} + \overline{h}^{+} + \overline{a}^{0}$ und die einfachste Auflösung statt 4) wäre $\overline{e}^{+}$, und zwar, wegen der unvermittelten Folgen vorgreifend zu $\overline{e}^0$. Die faktische Auflösung fordert aber die Deutung $f - \overline{a} = f^+$. Nun beginnt dieselbe Sequenz mit vollem Recht und grosser Wirkung im fünften Takte wiederum mit $\overline{e}^+$, und zwar, abgesehen von der Lage der Stimmen, mit dem zu halbphonisch $\overline{e}$ gehörigen Dominantaccorde auf $\overline{e}$, dessen Deutung

$$\overline{e} - \overline{\overline{gis}} - \overline{h} - \overline{d} = \overline{e}^+ + \overline{a}^0, \text{ nicht } \overline{e}^+ + \overline{d}^+.$$

Die obige Klanganalyse führt das Gehör nur dann aus, wenn man mit der Sequenz sehr bekannt ist. Ich gestehe, dass mir anfänglich eine unverständliche Tonfolge vorzuliegen schien. Namentlich der Ton $\overline{a}$ erschien mir absolut diskordant. Jetzt behaupte ich, das $\overline{a}$ vollkommen rein erfassen, ja intoniren zu können. Die Auflösung nach c^+ erscheint mir sogar verständlicher, als die andere nach e^+, dann $\overline{e}^0$. Immer aber behält die Wiederaufnahme von $\overline{e}^+ + \overline{a}^0$ seine Wirkung.

Ich habe auch das Spiegelbild jener Harmoniefolgen untersucht, und glaube, dass, — weil jetzt die Schwingungszahlen sämmtlicher Töne reciprok sind, — auch die reciproke Erklärung, wenn ich so sagen darf, statthaft ist. Ohne Rücksicht auf die Lage der Stimmen setze ich die Gegenbilder her:

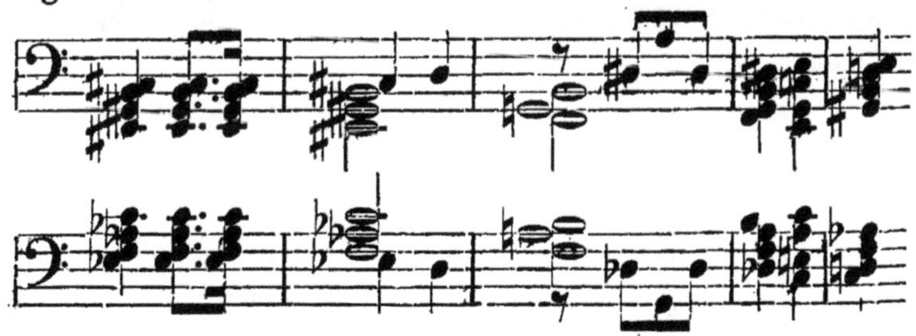

Wie in der ersten Zeile das a im dritten Takte, ebenso unvermittelt klingt das g in der zweiten Zeile. Der vierte Takt an sich ist gewiss verständlich. Wie oben $\overline{e}$, so ist auch in der Auflösung die Unterterz c verdoppelt. Wir sind vom Regnantaccord unter es nach phonisch $\overline{e} = c^+ + f^+$ gelangt, daher verständlich der Regnantaccord $c—d—f—\underline{as}$ $= c^0 + g^+$ dieselbe Sequenz wieder aufnimmt. — Endlich bemerke ich noch, dass der Ton $\overline{h}$ selbst fortgelassen werden kann, ohne dass die Klanganalyse sich ändert. Wenn man ferner die enharmonische Umwandlung in f und $\underline{as}$ nicht zugeben will, und demgemäss der auflösende Accord nicht $= c^+ (+ \overline{h}^0)$ sondern $= \overline{\overline{his}}^+$ ist, so widerspricht dem der Ton g, der als $\overline{\overline{fisis}}$ nicht die Stimmung neben $\overline{h}$ sich erhalten kann.

10. Septimenharmonieen der gemischten Geschlechter. Der consonante Dreiklang als Dissonanz.

Wir besprachen am Anfange des letzten Kapitels den mit seinem reciproken Accorde selbst identischen in die Doppelleittongeschlechter gehörenden Zusammenklang

$$\underline{es} — g — a — \overline{cis} = g^0 + a^+$$

Die Dissonanzwirkung steigert sich, wenn in den letzten Beispielen auf Seite 273 statt $\underline{a} \ldots b$, resp. statt $g \ldots \overline{fis}$ genommen wird. Die Deutung wird eine dreifache. Das hinzutretende Element vermittelt ebenfalls die befriedigende Auflösung

$$\underline{es} — g — \underline{b} — \overline{cis} = g^0 + d^0 + a^+$$
$$d — \overline{fis} — a — d = d^+$$

$$\underline{es} — \overline{fis} — a — \overline{cis} = a^+ + d^+ + g^0$$
$$d — g — \underline{b} — d = d^0$$

Milder scheint mir die Auflösung, wenn man als Vorhalt je den ersten Accord behandelt und den Klang von d^0, resp. d^+ beharren lässt, also:

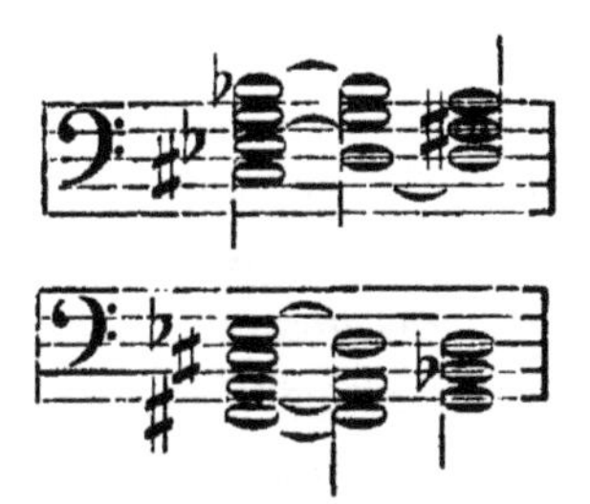

Wird stadt $\overline{cis}$ — $\underline{des}$, statt $\underline{es}$ — $\overline{dis}$ genommen, so entstehen ganz andere Klänge für die Accorde

$$\underline{es} - g - \underline{b} - \underline{des}$$

und

$$\overline{dis} - \overline{fis} - a - \overline{cis}$$

Die Klangbedeutung ist ganz und gar geändert, obgleich drei Töne identisch geblieben sind

aus $g^0 + a^+ + d^0$ wird $\underline{es}^+ + \underline{des}^+$

und $g^0 + a^+ + d^+$ wird $\overline{cis}^0 + \overline{dis}^0$

Die Folge zweier um einen grossen Halbton entfernter homonomer Klänge erhalten wir unmittelbar aus dem früheren Schema, wenn wir die Töne $\overline{cis}$, resp. $\underline{es}$ fortlassen. Hier wird durch die Auflösung der erste consonante Dreiklang in einen dissonanten verwandelt:

$$\underline{es} - g - \underline{b} = g^0 + d^0$$
$$d - \overline{fis} - a = d^+$$

$$\overline{fis} - a - \overline{cis} = d^+ + a^+$$
$$g - \underline{b} - d = d^0$$

Es erscheinen die Auflösungen immer nur als vorgreifende Accorde, denen befriedigend die reciproken Klänge folgen. Umkehrbar sind diese Folgen nur in so fern, als die Klangbedeutung ähnlich bleibt der vorstehenden, wenigstens scheint $d - \overline{fis} - a$ vor $\underline{es} - g - \underline{b}$ nicht als Doppelklang gedeutet werden zu können. Dass solche Klangfolgen nicht in reinen Systemen vorkommen und nur auf Grund der gemischten verständlich, leuchtet unmittelbar ein. In vorstehendem Beispiel ist die Lage der einzelnen Stimmen nicht weiter beachtet. Die umgewandelte Deutung der consonanten Gebilde als dissonante, oder als Doppelklänge dürfte vielleicht klarer hervortreten, wenn der Grundton $\underline{es}$ nach oben, der phonische Oberton $\overline{cis}$ nach unten versetzt würde. Wenn mit dem auflösenden Accorde dieselbe Umwandlung vorgenommen wird,

$$d - \overline{fis} - a = d^{+}$$
$$= \overline{fis}^{0} + \overline{cis}^{0},$$

so kann er weiter nach $\overline{cis} - \overline{\overline{eis}} - \overline{gis} = cis^{+}$ aufgelöst werden u. s. w. So entsteht ein chromatischer Gang abwärts in Sexten-, und aufwärts in Quartsextenaccorden, der schnell in entfernte Quintgenerationen führt, und kaum in dieser Gestalt gefasst werden könnte, wenn man nicht je den aufsteigenden oder absteigenden Leitton, der die Klangumwandlung bedingt, (also zu $d - \overline{fis} - a \ldots \overline{\overline{his}}$) hinzufügt [1]. Wie früher

---

1) Also etwa folgendermaassen:

$$\underline{es} - g - \underline{b} - \overline{cis} = g^{0} + d^{0} + a^{+}$$
$$d - \overline{fis} - a - d = d^{+}$$
$$„ \quad „ \quad „ \quad \overline{\overline{his}} = \overline{fis}^{0} + \overline{cis}^{0} + \overline{gis}^{+}$$
$$\overline{cis} - \overline{\overline{eis}} - \overline{gis} - \overline{cis} = \overline{cis}^{+}$$
$$„ \quad „ \quad „ \quad \overline{\overline{\overline{aisis}}} = \overline{\overline{eis}}^{0} + \overline{\overline{his}}^{0} + \overline{\overline{fisis}}^{+}$$
$$\overline{\overline{his}} - \overline{\overline{\overline{disis}}} - \overline{\overline{fisis}} - \overline{\overline{his}} = \overline{\overline{his}}^{+}$$

etc. etc.

$$\underline{es} - \overline{fis} - a - \overline{cis} = a^{+} + d^{+} + g^{0}$$
$$d - g - \underline{b} - d = d^{0}$$
$$\underline{\underline{fes}} \quad „ \quad „ \quad „ = \underline{b}^{+} + \underline{es}^{+} + \underline{as}^{0}$$
$$\underline{es} - \underline{as} - \underline{\underline{ces}} - \underline{es} = \underline{es}^{0}$$
$$\underline{\underline{\underline{geses}}} \quad „ \quad „ \quad „ = \underline{\underline{ces}}^{+} + \underline{\underline{fes}}^{+} + \underline{\underline{bb}}^{0}$$
$$\underline{\underline{fes}} - \underline{\underline{bb}} - \underline{\underline{\underline{deses}}} - \underline{\underline{fes}} = \underline{\underline{fes}}^{0}$$

etc. etc.

auf Seite 245 bemerkt, zerfällt auch hier der consonante Dreiklang in zwei durch partielle phonische Obertöne und tonische Grundtöne bestimmte Klänge.

Mannigfach ist noch die Combination der Auflösungen in neue Dissonanzen. Eine Folge von Dominantseptimenaccorden, ist, wenn auch musikalisch selten anwendbar, so doch unmittelbar verständlich durch lauter reine Quintschritte.

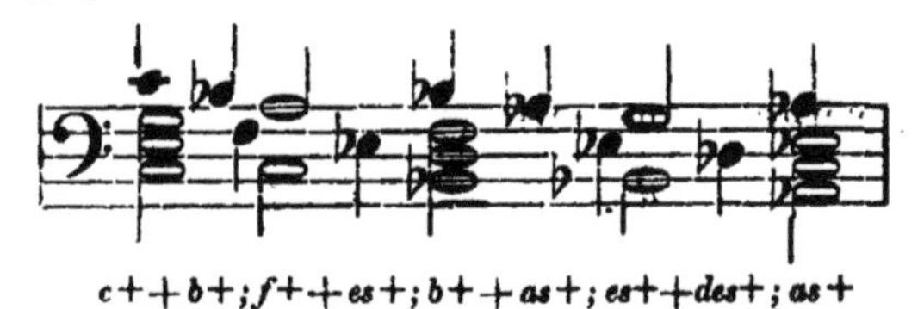

Die neu eintretende Septime kann sofort ergriffen werden, ohne dass der Gang aufhört verständlich zu sein. Das Gegenbild ist folgendes:

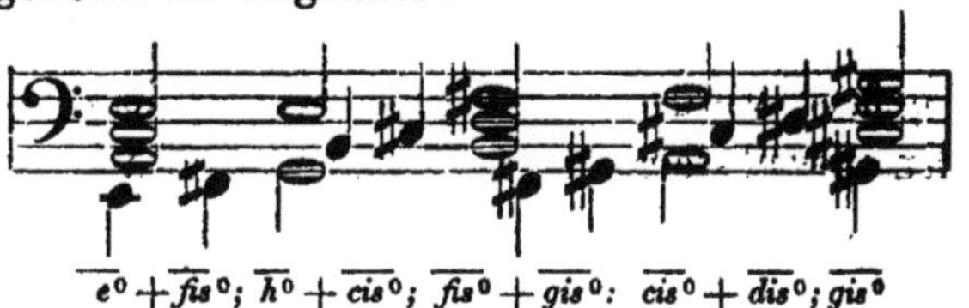

Merkwürdigerweise kann, nach meinem Gehör, hier die neueintretende Septime nicht sofort ergriffen werden, ohne Beeinträchtigung des Verständnisses. Da jeder Dominantseptimenaccord und jeder Regnantseptimenaccord eine tonische und eine phonische Auflösung zulässt, ein jeder tonische Accord aber durch Hinzufügung einer Septime wiederum eine tonische und eine phonische Auflösung, ebenso wie jeder phonische Accord, dem eine Septime unter dem phonischen Oberton zugefügt wird, wiederum eine doppelte Auflösung gestattet, so bietet sich eine unerschöpfliche Mannigfaltigkeit von Fortschreitungen in Doppelklängen dar. Die Deutung der Septime ändert sich, jenachdem die Auflösung eine tonische oder phonische. Die phonischen Septimenharmonieen führen hinauf, die tonischen hinab, der antinome tonisch-phonische Wechsel vertieft das System um vier Erniedrigungs-, der phonisch-tonische erhöht dasselbe um vier Erhöhungs-Zeichen. Die Quintgeneration bleibt dieselbe.

Folgendes Beispiel diene als Schema der Klangbedeutung; die umgedeuteten Septimen sind mit Sternchen bezeichnet. Wir nehmen sogleich auch das Spiegelbild auf.

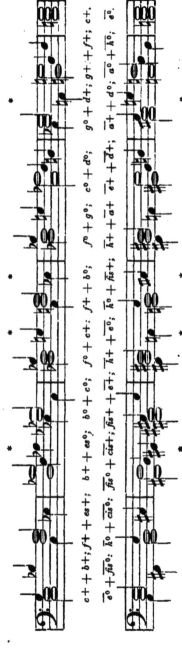

Ganz identisch in der Analyse der Klangbedeutung sind folgende Sequenzen von Nonenaccorden. Die None fixirt durch den hinzutretenden Terzton die stets durch die Auflösung bestimmten Dissonanzdoppelklänge [1]). Es handelt sich hier selbstverständlich nicht um einen musikalisch-aesthetischen Satz, sondern um ein Beispiel für die durch die Auflösung und durch die Klanganalyse bedingten Töne des Nonenaccordes:

---

1) Ich brauche wohl kaum zu bemerken, dass alle diese Beispiele, ein oder zwei Octaven höher gespielt, besser klingen. Es kam hier auf den umkehrbaren F-Schlüssel an.

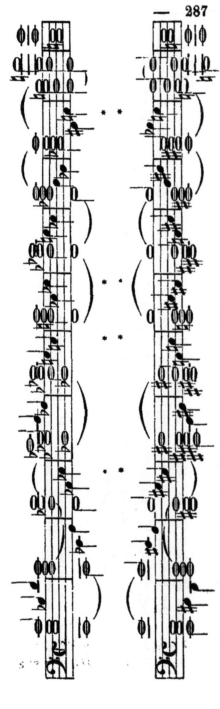

Im 7. Takte der ersten Zeile wird man lieber $\overline{e}$ statt $\underline{es}$ nehmen wollen. Beides ist statthaft, der Ton $\bar{e}$ aber würde nicht nach phonisch *c*, sondern nach halbphonisch *c* führen. Auch mir klingt $\bar{e}$ gefälliger, offenbar, weil halbphonisch *c* (oder *F*-moll) mir leichter verständlich oder gewohnter ist. Umgekehrt aber befriedigt im Spiegelbilde entschieden der zu ton. $\overline{e}$ gehörenden Ton $\overline{\overline{cis}}$; denn *c*, zu halbtonisch $\overline{e}$ gehörig, führt in ein in der europäischen Musik nicht anerkanntes gemischtes Geschlecht. Dieselben Bemerkungen beziehen sich auf den Ton *b* der ersten, und $\overline{fis}$ der zweiten Zeile im 8. Takte. Umgekehrt wiederum greifen wir im 2. Takte der letzten Zeile vielleicht lieber $\overline{\overline{ais}}$ statt $\overline{a}$, nicht aber im Spiegelbilde, in der ersten Zeile $\overline{ges}$ statt *g*.

11. Bemerkungen über den enharmonischen Wechsel.

So einfach der Begriff der Dissonanz als eines Doppelklanges im Sinne der Klangvertretung sich gestaltete, so complicirt und schwierig kann die Deutung der in der neueren Musik gebräuchlichen Harmoniefolgen werden. Wir haben nur einzelne Beispiele herangezogen, die zunächst dem Gehör statthaft und verständlich erschienen. Ich muss es andern Theoretikern, und namentlich in der praktischen Musik vertrauten, überlassen, — wofern sie einen gesunden Anhaltspunkt in unseren Grundsätzen sehen, — in diesem Sinne fortzuarbeiten. Die Klangfolgen und Dissonanzauflösungen innerhalb der siebenstufigen reinen und gemischten Geschlechter, sie ergaben sich in überraschend einfacher Art. Erst wo entschieden Ausweichungen oder Modulationen in entferntere Tonarten eintraten, begann eine Schwierigkeit, die wir in der Theorie des enharmonischen Wechsels zu lösen haben. Ein Hauptgesichtspunkt galt für uns; der nämlich, dass niemals alle Töne einer vollständigen Harmonie zugleich sich enharmonisch ändern können. An einem Tone wenigstens muss sich die geänderte Stimmung der übrigen bestimmen lassen. Wenn man aber bedenkt, dass die Klanganalyse, selbst dann, wenn dieser eine Ton fortgelassen wird, unverändert dieselbe bleiben kann, so wird man zugestehen, dass wir von einer durchläuterten, klaren und bestimmten Theorie der Enharmonik noch sehr weit entfernt sind.

Vielleicht liesse sich die Beschränkung für enharmonische Verwandlungen, — denn eine Schranke suchen wir, um feste Bestimmungspunkte zu gewinnen, — dahin feststellen, dass ein gewisser Theil der Klänge einer Dissonanz in die partiellen durch die tonischen Grundtöne oder durch die phonischen Obertöne gegebenen Klänge zerlegt werde. Bedenkt man, dass die Dissonanz nicht blos ein Doppelklang zu sein braucht, sondern selbst drei, vielleicht auch noch mehr Klänge vertreten kann, so sieht man leicht, dass die Theorie für die complicirten Klangfolgen und Dissonanzauflösungen nicht leicht das Gesammtgebiet der praktischen Musik erschöpfen kann. Namentlich aber wird es dem Theoretiker schwer werden, eine Grenze zu ziehen zwischen dem, was berechtigte Klangfolge ist, und was absolut unverständlich und verwerflich erscheint. Für den Componisten liegt hierin keineswegs ein Triumph. Seinem Genius mag er folgen, aber diejenige Schranke, die allein ihm ein Recht giebt, gehört werden zu wollen, die müsste er preisen. Leider ist es eben in der Musik, — anders als in der Dichtkunst, — schwerer zu entscheiden, was Sinn, und was keinen Sinn hat. Auch in einer Dichtung mag Manches „gut klingen"; — dass das nicht genügt, bedarf wohl keiner Erläuterung. Ich würde in keiner Schreibweise folgende Zeile verständlich wiederzugeben vermögen, und ich hoffe, dass Theoretiker und Praktiker darin übereinstimmen werden, dass die Sequenz, wenigstens in vorliegender Schreibweise, ganz und gar einer Berücksichtigung unwerth:

„Prometheus-Ouvertüre:"

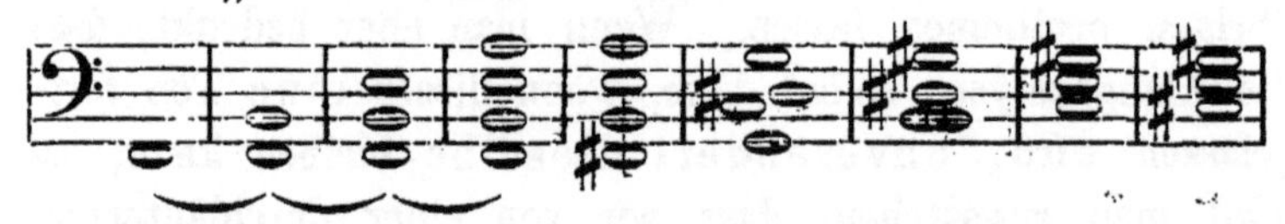

Man lasse von vier Männerstimmen diese neun Takte singen! Ueber die Tonhöhe wird jeder Sänger ebenso wenig wissen, wie — vielleicht — der berühmte Componist selbst[1]).

---

1) Herr Weitzmann rechtfertigt diese Stelle. s. C. F. Weitzmann „Neues Harmoniesystem". Gekrönte Preisschrift. Leipzig, bei Kahnt (ohne Jahreszahl). Nach Weitzmann sind alle Probleme der theoretischen Musik gelöst. Denn was man nicht erklären kann, das sehe man als eine „Verzögerung" an. „Jedem consonanten Accorde kann jeder andere consonante Accord folgen!"

Freilich wird der neunte Takt seine Wirkung nie verfehlen, weil man von allen vergangenen Qualen befreit wird.

In andern Fällen möchte man unabhängig vom Zusammenhange ebenfalls die Berechtigung der Sequenz läugnen, und doch lässt sie sich rechtfertigen.

Herr Rötscher machte mich auf folgende interessante Stelle aus Meyerbeers „Struensee" aufmerksam: (1ster Zwischenakt: der Aufruhr:)

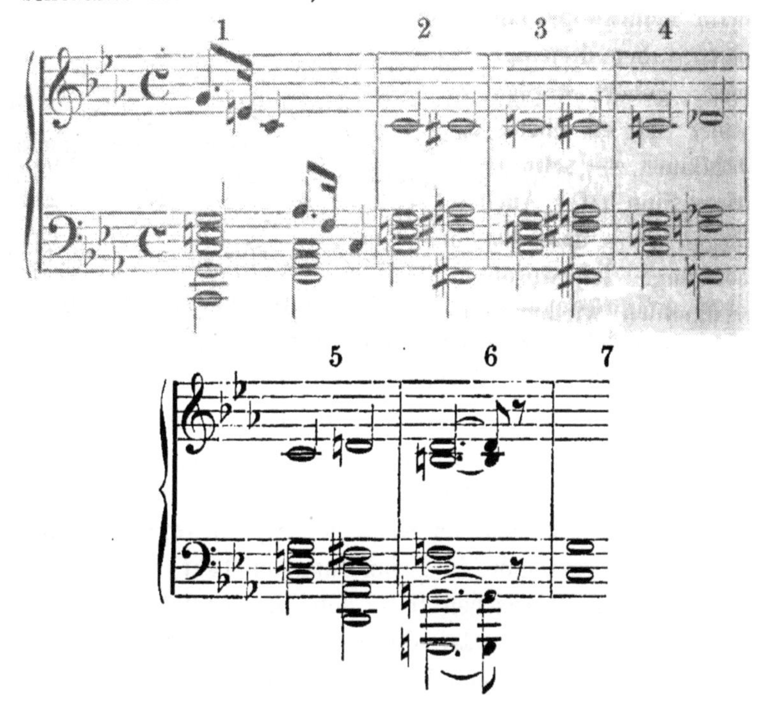

Man möchte fast glauben, auf dem von Marx vertretenen Gebiete einer „sprungweisen Modulation" sich zu befinden, und dann hätte unsere Harmonielehre mit vorstehender Sequenz gar nichts zu thun. Lassen wir den ersten und vierten Takt fort, so liesse sich die Stimmung sicher bestimmen. Der $\overline{fis}$-moll-Accord ($= \overline{cis}^0$) ist vorgreifend vor d^+ zu fassen, und wird durch die mächtig wirkenden Takte 5 und 6 verständlich. Ich leite alsdann die Intonation aus der Verwandtschaft her, wie sie Seite 164, Tab. A sub II dargestellt ist. Nach *c*-dur folgt, durch drei Schritte vermittelt gedacht, unmittelbar $\overline{cis}^0$, und dieses wird nachträglich durch die Folgen

$$d^+ + c^+$$
$$g^+ + f^+$$
$$c^+$$

gerechtfertigt. Einen ähnlichen Fall fingirten wir schon auf Seite 155. Was soll aber der vierte Takt? In Erinnerung an die Klänge von Takt 2 und 3, wird man nach dem Accord $\overline{cis}^0$ vielleicht $\overline{\overline{eis}} - \overline{gis} - \overline{cis} = \overline{cis}^+$ glauben zu hören. Dann wäre vorstehend nur eine bequeme Schreibweise gewählt, und dagegen liesse sich kaum etwas anderes einwenden, als dass der Klang $\underline{des}^+$ entschieden weit näher mit c^+ verwandt als $\overline{cis}^+$. (s. Seite 164 Tab A sub 4).

Nun aber wird $\underline{des}^+$ durch den ersten Takt und überdiess durch Alles Vorhergehende gerechtfertigt, denn das Stück bewegt sich in *c*-moll. Die Frage, die ich hier unbeantwortet lassen möchte, ist diese: kann in vorstehenden Zeilen der 2. und 3. Takt, noch als vorbereitend zum 5. erfasst werden, namentlich wenn der 4., enharmonisch mit 2. und 3. verwandt, in Erinnerung an Takt 1 und früheres noch einmal dazwischen tritt? Ich bin geneigt, die Frage zu bejahen, und dann wäre die ganze Stelle, zwar nicht leicht verständlich, aber doch berechtigt. Dass der Theorie hierüber zu entscheiden obliegt, das scheint mir, steht fest.

12. Schlusswort.

Leider ist es mir nicht vergönnt, meine Untersuchungen in der eingeschlagenen Richtung weiter zu verfolgen. Auch erkenne ich wohl, dass ein gründliches Studium der

Lehre vom musikalischen Satz erforderlich wäre, um, auf Grundlage der Prinzipien unseres dualen Harmoniensystems an die Gesetze der Stimmführung, an die Lehre vom Contrapunkt, an die Theorie der Fuge, endlich auch an den Bau des umfangreichen Kunstwerkes heranzutreten. Dass neue Gesichtspunkte für die Bedeutung des „Fugenthemas“, des „dux“ und „comes“, oder der „Nachahmung“ wie Lobe sie nennt, namentlich auch für die Theorie der Gegenbewegung oder Umkehrung sich ergeben müssen, — das wird man selbst bei oberflächlicher Betrachtung schon erkennen. Auch die Analyse der Fugen gewinnt auf Grund unseres Harmoniesystems eine ganz andere Gestalt. — Ich habe einige Bachsche Fugen in dieser Hinsicht untersucht, und gefunden, dass die Modulation sehr häufig normal nach dem Prinzip der Phonalität gebildet, während andere Schriftsteller gerade hier Ausnahmen von der gegebenen Regel zu finden glaubten. Rein phonische Fugen sind mir zwar nie zu Gesichte gekommen, immer ist das halbphonische Geschlecht angewandt. Ich habe die bekanntesten Lehrbücher der musikalischen Composition zur Hand genommen, und bemerkt, dass kein einziges Gesetz, das für das Dur-Geschlecht aufgestellt wird strenge und consequent auf die Moll-Systeme übertragen worden. Schon die Dispositionen der Fugen nebst Erläuterungen gestalten sich meist bei weitem einfacher nach unserem System. Wenn statt der Phonica, Regnante und Oberregnante eines phonischen oder selbst halbphonischen Geschlechts die Dominante, die [Tonica] und die [Unter-Dominante] als Hauptklänge hingestellt werden, so darf man sicher auf mehr Ausnahmen als Regeln rechnen[1]).

---

1) Sieh Lobe „Lehrbuch der musikalischen Composition.“ Leipzig 1860, Breitkopf und Härtel. Bd III. Auf Seite 21 giebt der Verfasser die Disposition einer *as*-dur Fuge von Bach. Lobe findet bei der letzteren in den Nachahmungen V. und VI. Modulationen in die kleine Unterterz (*F*-moll) und grosse Ober-

Lobe hat gewiss in vielen Stücken Recht, wenn er die hergebrachten Theorieen rügt. Derselbe Vorwurf aber wird und muss auch sein System treffen, so lange er die Begriffe Tonica und Dominante in ganz gleicher Art für Dur- und Moll-Systeme anwendet.

Am schlimmsten ist die Verbannung des rein phonischen Geschlechts aus der europäischen Musik. Gerade Bach, der stets als Muster für alle Jünger der Musik dagestanden, kannte ausschliesslich das rein tonische und das halbphonische Geschlecht.

Es hat die Theorie der Fuge die Aufgabe, die Anwendung aller für das tonische oder Dur-System gefundenen Regeln im symmetrischen Gegensatz auf das phonische Geschlecht zu prüfen, dann aber die nothwendigen Abweichungen, die für das halbphonische Geschlecht gefordert werden, auf das nicht minder berechtigte halbtonische zu übertragen.

Auch für die Lehre vom Orgelpunkt dürfte sich manch neuer Gesichtspunkt ergeben, wenn man, wie im Dur-Systeme über Dominante oder Tonica, jetzt im phonischen unter Regnante oder Phonica die Harmonieen zu erbauen versucht.

Es liegt ein besonderer Reiz darin, von einer neuen, bestimmten, theoretischen Vorstellung aus das reiche Material der Kunst zu durchforschen. In keinem Gebiete der praktischen Musik dürften zudem die „Fesseln des Grundbasses" weniger empfindlich sein, als gerade in dem der Fuge.

Wesshalb ich weiteren Forschungen zu entsagen gezwungen bin, darüber habe ich schon im Vorwort mich ausgesprochen. Der Kampf gegen Gewohnheit und Vorurtheil,

---

sekunde (*B*-moll), wir würden statt dessen solche in die Paralleltonart (phon. c) und deren Regnante (phon. *f*) sehen. Ebenso in Nachahmung XI., wo Lobe angiebt: (gemischt) kleine Unterterz (*F*-moll), grosse Oberterz (*C*-moll), da haben wir die Leit-Tonart von *as*, nämlich *g*, und zwar halbphonisch *g*.

gegen Gestalten und Begriffe, die, wenn auch mit Irrthum behaftet, doch Jahrhunderte hindurch sich behauptet haben, dieser Kampf ist kein leichter. Um so mehr fühle ich mich hier zum Schluss gedrungen, wegen der Form meiner Darstellung den Leser nochmals um Nachsicht zu bitten, damit in gerechter Weise die Sache, soweit sie ihren Werth und ihre innere Wahrheit selbst bezeugt, gefördert werde.

Lightning Source UK Ltd.
Milton Keynes UK
UKHW022300191021
392503UK00002B/157

9 780341 624028